SOCIÉTÉ D'ÉTUDES

DE LA

PROVINCE DE CAMBRAI

(Fondée en 1899)

MÉMOIRES

Tome XIX

HISTOIRE

DE LA

CHIRURGIE A LILLE

Tome II

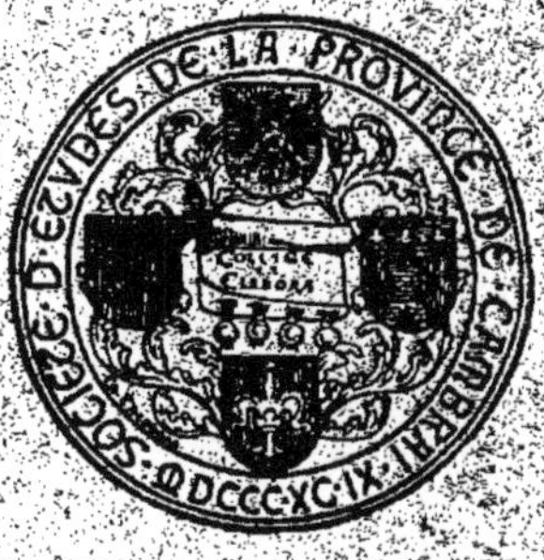

LILLE
IMPRIMERIE H. MOREL
77, rue Nationale, 77
—
1912

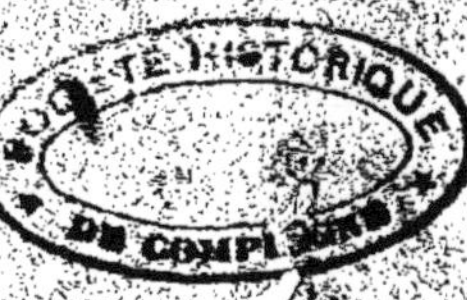

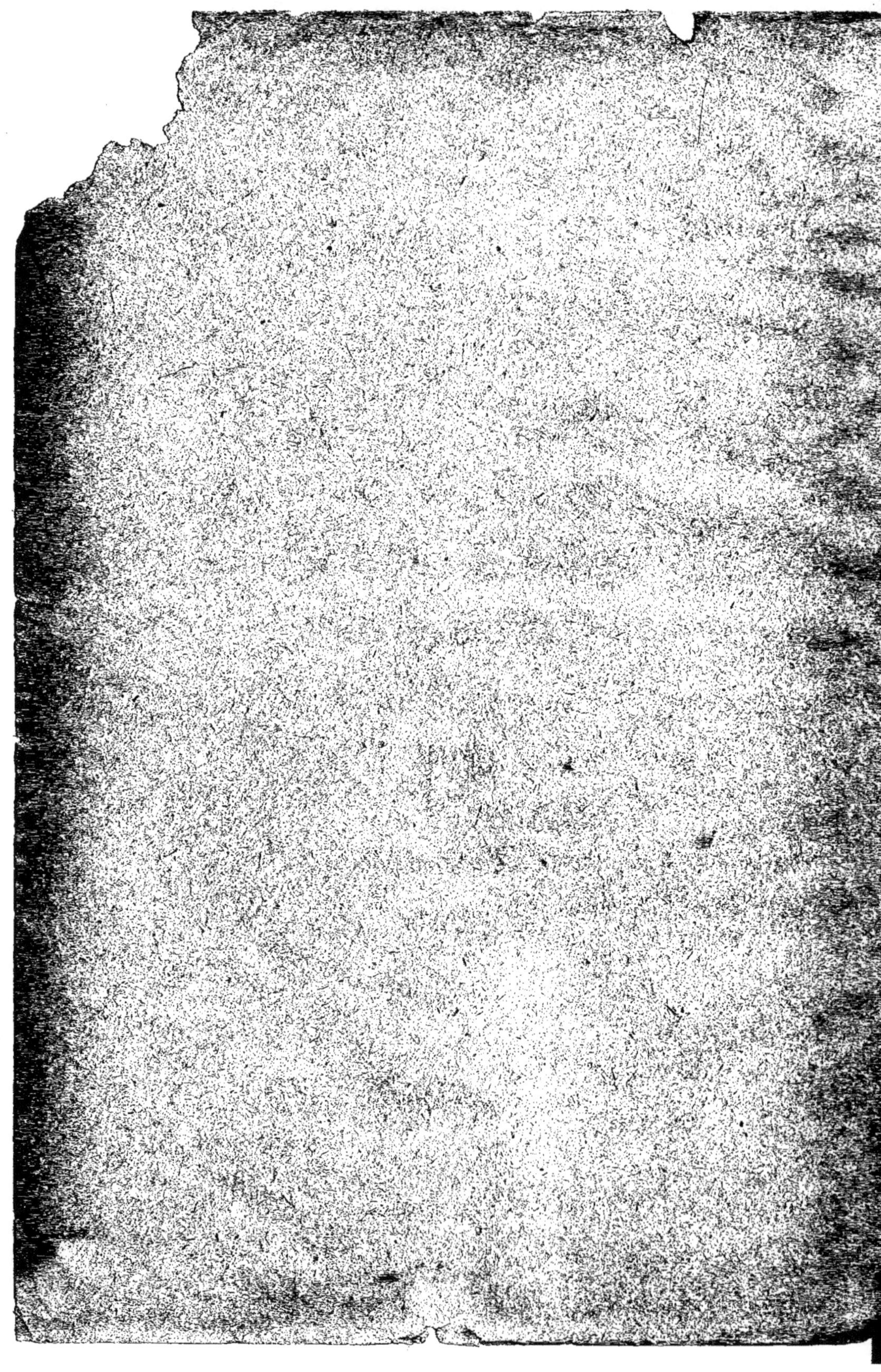

MÉMOIRES

DE

LA SOCIÉTÉ D'ÉTUDES

DE LA

PROVINCE DE CAMBRAI

Tome XIX

HISTOIRE

DE LA

CHIRURGIE A LILLE

Tome II

SOCIÉTÉ D'ÉTUDES

DE LA

PROVINCE DE CAMBRAI

MÉMOIRES

Tome XIX

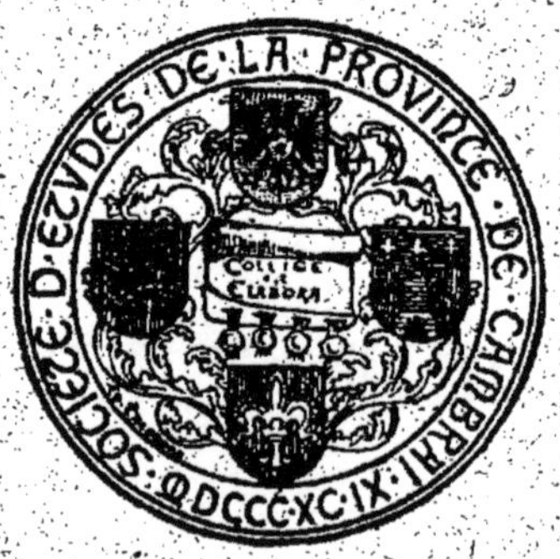

LILLE
IMPRIMERIE H. MOREL
77, rue Nationale, 77
—
1912

HISTOIRE

DE LA

CHIRURGIE

A LILLE

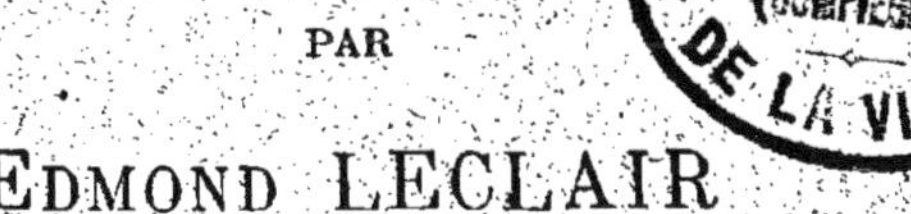

PAR

EDMOND LECLAIR

DOCTEUR DE L'UNIVERSITÉ DE PARIS (PHARMACIE)
PHARMACIEN EN CHEF DE L'HÔPITAL DE LA CHARITÉ
SECRÉTAIRE GÉNÉRAL DE LA SOCIÉTÉ D'ÉTUDES
MEMBRE TITULAIRE DE LA SOCIÉTÉ D'ÉMULATION DE ROUBAIX

Tome II

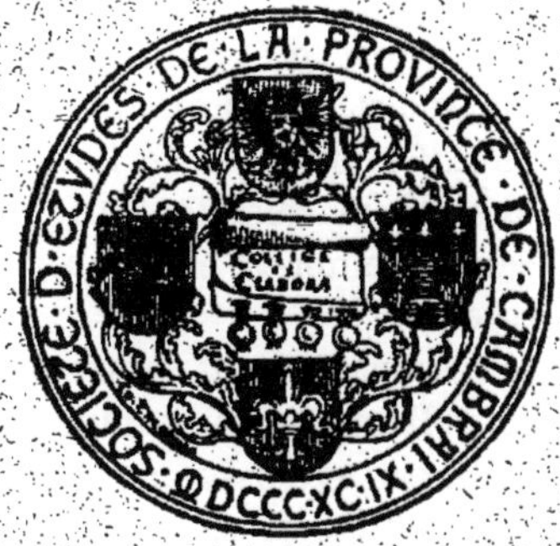

LILLE
IMPRIMERIE H. MOREL
77, rue Nationale, 77

1912

EXTRAIT
DES
STATUTS DE LA SOCIÉTÉ D'ÉTUDES

(Autorisation préfectorale du 29 avril 1899)

ARTICLE I. — La *Société d'études de la Province de Cambrai* a pour but de recueillir, de mettre en œuvre et de publier les documents de toute nature relatifs à l'histoire de cette province.

ART. IV. — La Société se compose de membres titulaires et de membres associés.

ART. V. — Sont membres titulaires ou membres associés toutes les personnes qui adhèrent aux présents statuts et s'inscrivent, à leur choix, dans l'une ou l'autre catégorie.

ART. VI. — Les membres titulaires versent une cotisation annuelle de douze francs. Ils reçoivent gratuitement le Bulletin et les Mémoires.

ART. VII. — Les membres associés versent une cotisation annuelle de six francs. Ils reçoivent gratuitement le Bulletin.

ART. IX. — Les cotisations annuelles peuvent être rachetées au moyen d'un versement unique de 240 francs pour les membres titulaires et de 120 francs pour les membres associés.

ART. X. — Tous les membres titulaires ou associés peuvent assister aux séances et y présenter toutes communications, écrites ou verbales, relatives à l'objet spécial des études de la Société.

ART. XIII. — Les publications de la Société comprennent deux séries parallèles :

1°. — Un *Bulletin* périodique destiné aux comptes rendus des séances, aux travaux de peu d'étendue, aux notes et documents séparés et à de courts articles variés émanant des membres titulaires et des membres associés. Ce Bulletin sert de lien et d'intermédiaire entre tous les membres de la Société, qui peuvent y faire insérer leurs demandes de renseignements et y trouvent les réponses que ces demandes provoquent.

2°. — Des *Mémoires* réservés aux travaux plus étendus, aux inventaires d'archives et de collections, aux monographies et aux cartulaires. Cette seconde série est exclusivement réservée à la publication des travaux des membres titulaires.

Toute communication relative à la *Société d'études* doit être adressée à **M. Th. LEURIDAN, président, 14, rue des Arts, à Roubaix,** ou à **M. Edm. LECLAIR, secrétaire général, 35, rue de Puébla, à Lille.**

FRONTISPICE

Reproduction du frontispice des *Tables anatomiques avec les pourtraicts et déclaration d'iceulx; ensemble un dénombrement de cinq cens maladies diverses au Roy,* par Jac. Guillemeau, *d'Orléans, chirurgien du Roy et juré à Paris.* — A Paris, chez Jean Charron, à l'arche, rue Sainct Jacques, 1586.

(Bibliothèque Nationale). [1]

1. Nous devons la communication de cette gravure à notre aimable collègue de la Société Française d'Histoire de la Médecine, M. le Dr Dorveaux, bibliothécaire de l'École supérieure de Pharmacie de Paris.

EXTRAIT

DES

STATUTS DE LA SOCIÉTÉ D'ÉTUDES

(Autorisation préfectorale du 29 avril 1899)

ARTICLE I. — La *Société d'études de la Province de Cambrai* a pour but de recueillir, de mettre en œuvre et de publier les documents de toute nature relatifs à l'Histoire [illegible]

ART. IV. — La Société se compose de membres titulaires et de membres associés.

ART. V. — Sont membres titulaires ou membres associés toutes les personnes qui [illegible] leur choix [illegible]

ART. V[illegible] [illegible] titulaires versent une cotisation [illegible] de douze [illegible] annuellement [illegible]

ART. VII. — Les membres associés versent [illegible] de six francs. Ils reçoivent gratuitement [illegible]

ART. IX. — [illegible] cotisations annuelles peuvent être rachetées au moyen d'un versement unique de 2[illegible]0 francs pour les membres titulaires et de 120 francs pour les membres associés.

ART. X. — Tous les membres titulaires ou associés peuvent [illegible] aux séances et y présenter toutes communications, écrites ou verbales, relatives à l'objet spécial des études de la Société.

ART. XIII. — Les publications de la Société comprennent deux séries parallèles :

1°. — Un *Bulletin* périodique destiné aux comptes rendus des séances, aux travaux de peu d'étendue, aux notes et documents séparés et à de courts articles [illegible] émanant des membres titulaires et des membres associés. Ce Bulletin sert de lien et d'intermédiaire entre tous les membres de la Société, qui peuvent y [illegible] leurs demandes de renseignements et y trouvent les réponses à ces demandes provoquées.

2°. — Des *Mémoires* réservés aux travaux plus étendus, aux inventaires d'archives et de collections, aux monographies et aux [illegible] [illegible]. Cette seconde série est exclusivement réservée à la publication des travaux des membres titulaires.

Toute communication relative [illegible] doit être adressée à M. TH. LEURIDAN, président, 14, rue des [illegible], [illegible] ou à M. Edm. LEC[illegible], secrétaire [illegible], [illegible] à Lille.

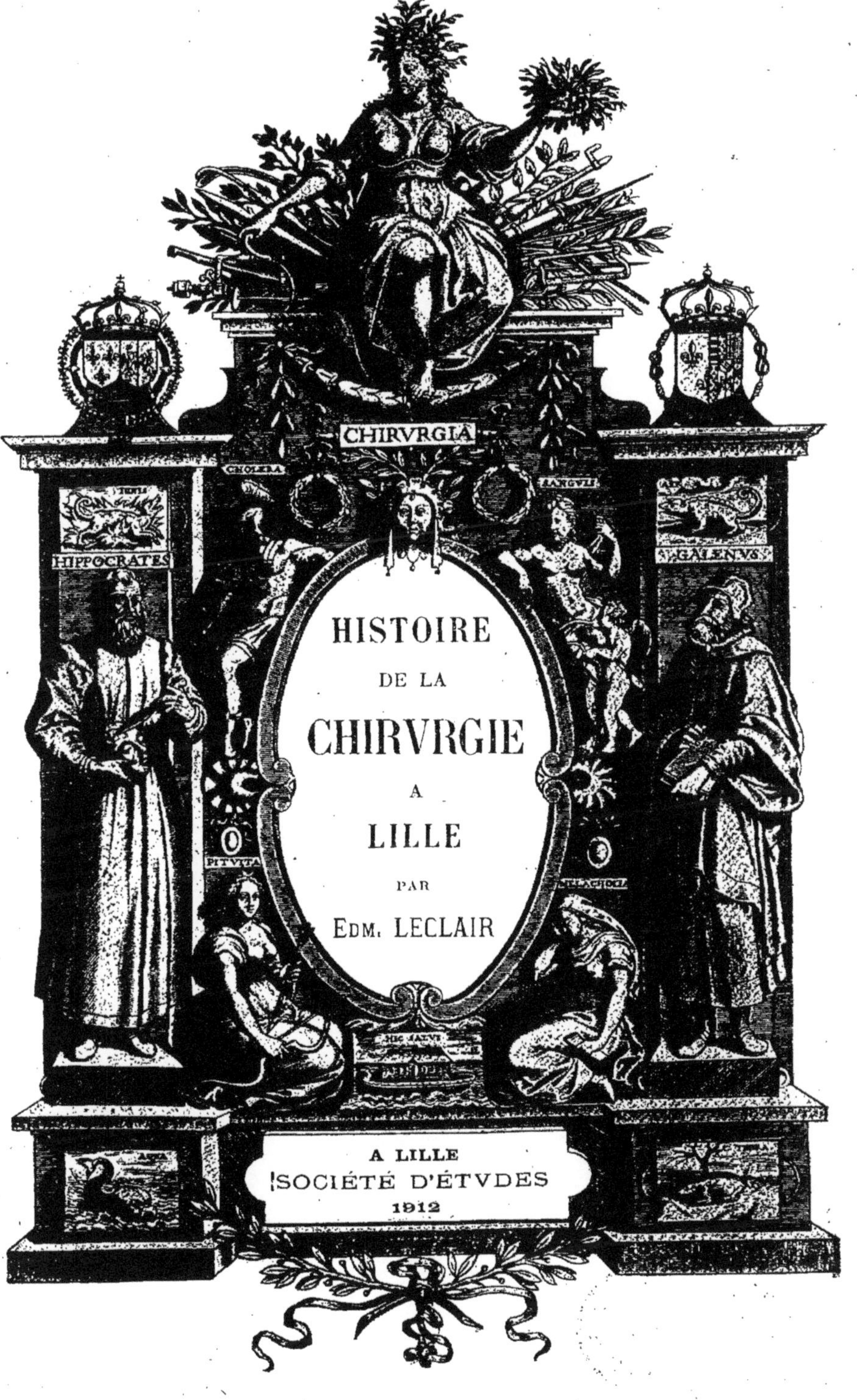
CHIRVRGIA
HIPPOCRATES
GALENVS
PITVITA
HISTOIRE
DE LA
CHIRVRGIE
A
LILLE
PAR
EDM. LECLAIR
A LILLE
SOCIÉTÉ D'ÉTVDES
1912

HISTOIRE

DE LA

CHIRURGIE A LILLE

PRÉFACE

L'histoire de la Chirurgie à Lille a été l'objet d'une esquisse fort sommaire écrite, il y a vingt ans, par feu le docteur Alex. Faidherbe, de Roubaix[1]*. Notre regretté collègue n'a pu, malgré son désir, approfondir ce sujet, n'ayant eu à sa disposition qu'un petit nombre de documents.*

Il nous a semblé que la vieille corporation lilloise des chirurgiens méritait une étude plus complète, à l'aide des nombreux documents de nos Archives municipales restés jusqu'ici inexplorés, ou peu s'en faut.

Cette pensée a donné naissance au présent travail dont la partie « Documents » *a été distribuée en janvier* 1911. *Si la seconde partie s'est fait attendre aussi longtemps, la cause en est à la multiplicité des impressions entreprises par la* Société d'études, *et aussi, avouons-le, à nos occupations professionnelles qui ne nous ont point toujours laissé les loisirs nécessaires pour une publication plus rapide.*

15 *Novembre* 1912.

---

1. Dr A. Faidherbe. *Les médecins et les chirurgiens de Flandre avant 1789.* — Lille, Danel, 1892, in-octavo.

LA CHIRURGIE A LILLE

CHAPITRE I

PREMIÈRES MENTIONS DE CHIRURGIENS A LILLE. — PLAN DE CE TRAVAIL.

Ce premier chapitre est une simple entrée en matière ; il sera donc très court. Il nous paraît superflu de donner ici de longues considérations sur les origines de la chirurgie et sur son évolution générale : nous nous occupons de l'histoire de la chirurgie à Lille, et nous jugeons préférable de nous en tenir à ce qui est lillois. Les considérations et les notes qui concernent la chirurgie en général ne doivent trouver place dans ce travail qu'autant qu'elles peuvent être nécessaires pour éclairer la marche de notre récit ; elles ne peuvent dépasser les dimensions d'un cadre très sobre et très modeste.

Il nous suffira donc de constater que l'art de la chirurgie est vieux comme le monde lui-même et qu'il exista dès que l'homme fut sujet aux accidents corporels et aux blessures.

Dans le principe et jusqu'au xive ou xve siècle, on ne distingua point les deux grandes branches de l'art de guérir : la médecine et la chirurgie. Dans notre vieux langage national le nom de *Mire* s'appliqua indifféremment à tous ceux qui exerçaient l'un ou l'autre de ces deux arts.

« Il n'est point d'homme versé dans l'histoire de la médecine qui ne reconnoisse et n'avoue présentement que ce ne fut qu'aux xive et xve siècles qu'il exista pour la première fois des médecins et des chirurgiens vraiment distincts et séparés, ayant leurs domaines distincts et séparés comme eux [1]. »

Cette séparation des deux arts de guérir se fit sous le pape Boniface VIII et sous les papes qui siégèrent à Avignon [2].

Il est bien certain cependant qu'avant cette époque, il y eut des praticiens qui s'intitulèrent spécialement *chirurgiens*. Nous en trouvons une preuve dans le premier registre aux bourgeois conservé aux Archives communales de Lille [3]. Entre la Toussaint 1294 et la même fête de 1295, maistre Adans de la Bassée « li surgiiens » fut reçu bourgeois de Lille.

Dès ce moment, la distinction semble établie à Lille : en 1334, la ville paye une somme de 43 sous 8 deniers à des « mires et surgiiens » pour soins, « onghemens et amplastres » donnés à un malade [4], et, dès la seconde moitié du xive siècle, comme nous le dirons plus loin, la ville eut son chirurgien juré.

---

1. Peyrilhe, *Recherches critiques et historiques sur l'origine, sur les divers états et sur les progrès de la chirurgie en France*. Paris, 1744. Tome I, p. 87.

2. Cæterum tempore Bonifacii octavi et Clementis quinti, pontificum romanorum, tum decreto apud Avenionem facto, tum Philippi pulchri, Francorum regis, concilio, quorum diplomata apud Navarræ collegium recondita sunt, chirurgia a medicina separata est.

3. Folio 63 verso.

4. Voir : Documents, n° 3.

Dès lors, les mentions de chirurgiens lillois vont se multiplier. Mais il faut bien reconnaître qu'avant cette mention de 1294, que nous venons de citer, nous n'en avons rencontré aucune, non seulement sous le nom spécial de chirurgien, mais même sous l'appellation générique de mire. Cette pénurie de documents ne nous permet donc pas de commencer notre histoire de la chirurgie avant la fin du XIIIe siècle.

D'autres historiens locaux ont déploré, avant nous, cette absence presque complète de documents. Le docteur A. Faidherbe, dans sa thèse inaugurale sur *Les médecins et les chirurgiens en Flandre avant* 1789 [1], n'a pu donner qu'une légère esquisse de l'histoire de la chirurgie à Lille, « faute de renseignements ». Le docteur Coulon, de Cambrai, qui, depuis de longues années, a recueilli patiemment tout ce qui intéresse cet art dans le Cambrésis, a éprouvé la même déception : « Dans nos recherches sur les anciens chirurgiens de la ville de Cambrai, dit-il, nous n'avons trouvé à leur sujet aucun document antérieur à l'an 1366 [2]. »

Plus heureux que lui, nous remontons, comme on l'a vu, à 1294, et, depuis 1364, nous possédons une bonne série de documents. Mais encore ces documents ne concernent que des chirurgiens isolés, des individualités.

On trouve bien çà et là des mentions de « maîtres chirurgiens » admettant un nouveau collègue à l'exercice de leur profession.

C'est là, évidemment, un commencement d'organisation professionnelle et une preuve évidente de

1. Lille, 1892. In-octavo.

2. Dr Coulon, *La communauté des chirurgiens-barbiers de Cambrai* (Paris, 1908), p. 1.

l'existence d'une corporation. Mais à quelle époque remontait la formation de cette corporation ? L'absence ou plutôt la perte des documents ne nous permet point d'être affirmatif sur ce sujet.

En 1472, elle existait certainement, déjà tout organisée, car nous voyons, le 28 avril de cette année, un barbier reçu comme fils de maître « en payant les droits de métier[1]. » D'autres réceptions « en l'art de chirurgie » ont lieu en 1478, en 1487, en 1549, en 1551[2]. Mais les statuts du corps de métier étaient perdus depuis quelque temps déjà en 1561 ; les premiers qui ont été conservés dans les archives datent du 3 juin de cette année.

Ce n'est donc, à parler strictement, qu'à dater de 1561 que nous pourrons quitter le domaine des individualités et des situations particulières pour entrer dans l'histoire de la Chirurgie organisée à Lille.

Exposons maintenant le plan que nous avons adopté pour notre étude.

Dans une PREMIÈRE PARTIE nous considérerons la PROFESSION elle-même. Dans quelles conditions pouvait-on l'exercer ? Il fallait tout d'abord un *apprentissage* dont la durée varia plusieurs fois ; mais il fallait aussi joindre quelque instruction théorique et scientifique à la pratique manuelle.

Nous examinerons donc quelles furent les *études* auxquelles devaient se livrer les apprentis ou élèves chirurgiens. Malgré de louables efforts pour obtenir une école, ces études restèrent, jusqu'en 1772, limitées

1. Documents, n° 26.
2. Documents, n°s 29, 32, 40 à 42.

à un simple *cours d'anatomie* institué en 1693 et auquel on adjoignit, en 1748, un *cours de botanique.* Après la déclaration de 1772, ces études furent moins rudimentaires, moins superficielles et, en tout cas, mieux réglementées, grâce à la création de l'*École royale de chirurgie.* Nous consacrerons un chapitre spécial à cette école, aux professeurs qui y enseignèrent et au programme des études.

Quand il avait terminé son apprentissage et ses études, l'aspirant chirurgien devait produire un *chef-d'œuvre,* comme dans toutes les corporations, et passer un ou plusieurs *examens* théoriques et pratiques. Il ne lui restait plus qu'à prêter le *serment,* et désormais il était en droit de se livrer à l'*exercice de la profession,* c'est-à-dire d'ouvrir une *boutique* et d'avoir une *clientèle* en ville. Nous décrirons cette curieuse officine de nos anciens chirurgiens, tout à la fois « salon de barbe », cabinet de consultation et salle d'opérations ; puis nous dirons les multiples prescriptions qui réglementaient l'exercice de la chirurgie et les innombrables difficultés, les fréquentes et longues procédures auxquelles il donnait lieu.

Jusqu'ici il n'a été question, pour ainsi dire, que de l'individualité du chirurgien lillois ; il est temps de parler de ses rapports avec ses confrères, avec ses voisins et rivaux les médecins, et avec les autorités municipales. C'est l'objet de la DEUXIÈME PARTIE de notre travail.

Nous y étudierons d'abord les origines de la *Corporation des chirurgiens lillois,* ses statuts, son fonctionnement, ses fêtes religieuses et ses coutumes. Nous raconterons ses luttes contre le premier chirurgien du Roi et même contre le Magistrat de Lille. Nous dirons ensuite comment elle disparut pour faire place à un nouveau régime, celui de la *Communauté*.

Celle-ci fut instituée par l'importante *Déclaration royale du 1er juin* 1772 qui transforma complètement l'organisation de la profession chirurgicale et plaça les corps de chirurgiens sous l'autorité des lieutenants du premier chirurgien du Roi. Nous donnerons le texte complet de cette Déclaration, en y ajoutant quelques renseignements particuliers sur la Communauté lilloise, sur ceux qui la composaient et la dirigeaient, sur son fonctionnement et sur ses usages.

Nous terminerons cette deuxième partie par un chapitre consacré à l'*Académie de chirurgie* qui nous fournira l'occasion d'exposer avec quelque détail l'épisode le plus intéressant de la lutte séculaire des médecins contre les chirurgiens. On verra que l'animosité et et la prétentieuse jalousie du Collège des médecins finirent par faire échouer le projet de fondation de cette Académie, quoiqu'elle eût pu devenir un puissant moyen d'émulation et de perfectionnement.

Une TROISIÈME PARTIE sera consacrée à l'histoire des FONCTIONS SPÉCIALES publiques, civiles ou militaires, remplies par nos chirurgiens lillois.

Elle comprendra quatre chapitres, dans lesquels nous étudierons :

1° L'institution des *Chirurgiens jurés de la ville*, dont on constate l'existence à Lille dès le XIVe siècle ; leurs fonctions, presque uniquement judiciaires, correspondaient assez bien à celles des médecins légistes de notre époque. En 1692, le Roi créa des offices royaux de chirurgiens jurés, mais la Ville s'empressa de les racheter.

2° *Les chirurgiens des pauvres et des hôpitaux civils*,

que le Magistrat ou les administrations charitables subventionnaient pour les soins nécessaires aux indigents, et auxquels nous assimilons les *chirurgiens de peste.* Quant aux chirurgiens des hôpitaux civils, nous avons recueilli tout ce que nous avons pu de documents sur l'époque où les principaux hôpitaux virent s'organiser le service chirurgical et sur la manière dont ce service fonctionna.

3° *Les chirurgiens des armées et des hôpitaux militaires de Lille.* Les soldats blessés, d'abord soignés dans les hôpitaux civils, le furent, dès 1667, dans un hôpital spécial, dit de Saint-Louis, remplacé en 1781 par l'Hôpital militaire qui existe encore. En 1774, Lille fut désignée pour être le siège d'un des trois hôpitaux d'instruction militaire créés par édit royal ; nous donnerons quelques détails sur l'organisation de cet enseignement spécial. Enfin nous dirons quels furent les rapports, parfois très tendus, entre les chirurgiens civils et les chirurgiens militaires qui, malgré les défenses à eux faites, prenaient clientèle en ville.

4° *Les sages-femmes*, au sujet desquelles il nous suffira de donner un court résumé d'un travail spécial que nous avons publié en 1910 dans le *Journal des Sciences médicales de Lille.*

La QUATRIÈME PARTIE sera consacrée à l'*exercice illégal de la chirurgie* et aux *spécialités ;* nous y résumerons quelques-uns des plus intéressants procès intentés par la corporation, puis par la communauté des chirurgiens aux praticiens qui s'avisaient d'exercer la chirurgie sans diplôme et sans agrégation ; puis nous passerons en revue les « spécialités » chirurgicales, les lithotomistes, les oculistes, les dentistes, les herniaires, les paucheurs et même les vulgaires charlatans.

Un Appendice contiendra *quelques notes bio-bibliographiques sur les chirurgiens lillois* dont nous avons pu trouver mention.

Une triple table des noms de *lieux*, des noms de *personnes* et des *matières*, terminera notre travail ; elle facilitera les recherches.

PREMIÈRE PARTIE

LA PROFESSION

CHAPITRE II

L'APPRENTISSAGE

Première réglementation de l'apprentissage par les statuts de 1561. — Durée de l'apprentissage. — Obligations réciproques des apprentis et des maîtres. — Droit d'apprentissage. — Prolongation de la durée de l'apprentissage en 1678. — Dérogations diverses aux règlements. — L'apprentissage sous la Communauté. — L'apprentissage a l'armée.

Dans le principe, et pendant bien longtemps, la chirurgie fut considérée comme une profession purement manuelle, pour laquelle les études théoriques, voire même l'intelligence, étaient considérées comme superflues ; il s'agissait simplement d'acquérir le « tour de main » nécessaire. Ceux qui le possédaient et passaient pour habiles dans leur art l'enseignaient à d'autres, sans se voir astreints à aucune réglementation.

A Lille, dès le XVIe siècle, et sans doute bien avant cette époque, la profession s'organisa, mais il faut attendre les statuts de 1561 pour trouver la première réglementation de l'apprentissage.

Première réglementation. — L'article VI de ces statuts [1] défend aux maîtres barbiers ou chirurgiens de prendre en leur ouvroir plus d'un apprenti à la fois. Cet apprenti devait, à son entrée chez le maître, prêter serment entre les mains des commis du métier qui l'inscrivaient au registre de réception. Il était tenu de résider au logis de son maître l'espace de deux ans complets et ne pouvait, sauf motif reconnu légitime, changer de maître, à péril d'être privé de l'exercice de la chirurgie et barberie dans la ville de Lille. Quant au maître qui eût pris un nouvel apprenti durant ces deux années, il était passible d'une amende de trois florins carolus, dont un tiers au profit de la Bourse des pauvres, un tiers au profit des commis du métier, et le dernier tiers au profit de la chapelle.

Pour la réception à l'apprentissage le droit à acquitter au profit du métier n'était que de cinq patars.

Pareillement a esté ordonné que nulz maistres barbieurs ou chirurgiens ne polront tenir et avoir en leur ouvroir en ung meisme temps plus d'ung apprentif, lequel sera tenu de faire serment ès mains desdicts commis dudict mestier, lesquelz seront tenus tenir registre du jour de la réception d'icelluy ; lequel apprentif sera tenu de résider au logis dudict maistre l'espace de deux ans, sans pooir chambgier de maistre, n'est qu'il euist cause ou excuse légitime, à péril de ne pooir exercer lesdictz stilz de chirurgie et barberie en ceste dicte ville ; et ledict terme de deux ans expiré, ledict maistre sera tenu le faire enregistrer par lesdits commis. Et ne polra ledict maistre prendre nouvel apprenty durant lesdicts deux ans, à péril de trois florins carolus d'amende aplicable si comme ung tierch au prouffit de la Bourse des povres, ung aultre tierch au prouffict desditcs commis et l'aultre tierch au prouffict de ladicte chappelle, et payera ledict apprentif pour sa réception et serment au prouffict dudit mestier cinq pattars.

Les « lettres du corps des stils des chirurgiens et barbieurs » accordées par le Magistrat de Lille le 7 février 1632 [2] ne modifièrent point les conditions

1. Documents, nº 53.
2. Documents, nº 89.

de l'apprentissage. Elles élevèrent seulement à huit livres parisis le droit de réception de cinq patars, et à douze livres l'amende infligée aux maîtres qui recevaient plus d'un apprenti.

Durée de l'apprentissage. — Cette durée de deux années n'était pas suffisante pour permettre à l'apprenti d'acquérir complètement les connaissances et l'habileté opératoire nécessaires à l'exercice de son art. En 1678, le doyen et les quatre maîtres du stil demandèrent que la durée de l'apprentissage fût fixée à trois années. Le Magistrat réclama l'avis des médecins sermentés. A l'unanimité ceux-ci estimèrent qu'un terme assez long était indispensable pour apprendre parfaitement « l'art si excellent et nécessaire de la chirurgie » et qu'il serait bon de fixer pour la durée de cet apprentissage « pour le moins l'espace de trois ans continuels », afin de rendre les apprentis « plus capables et expérimentés en leur art et expérience si dangereuse, où l'ignorance est si périlleuse et où la moindre erreur commise devient souvent mortelle. » Par son ordonnance du 21 octobre 1678, le Magistrat porta à trois ans, au lieu de deux, la durée de l'apprentissage des chirurgiens. « Messieurs ont ordonné que doresnavant ceux qui viendront se faire enregistrer pour s'affranchir dudit stil seront tenus de faire l'apprentissage requis par les lettres dudit corps l'espace de trois ans, au lieu de deux, en dessoubz francqz maistres, ainsy qu'est porté èsdites lettres[1]. »

L'apprentissage sous la communauté. — Quand les chirurgiens lillois furent constitués en communauté,

---

1. Documents, n° 112.

les conditions de l'apprentissage ou, si l'on veut, de l'accession à la maîtrise furent modifiées. L'article LX des statuts du 1er juin 1772[1] les réglementa ainsi :

« Aucun aspirant ne pourra être admis à la maîtrise qu'il n'ait rempli, au moins pendant une année, le cours complet des études en chirurgie, soit dans l'école de Lille, soit dans quelque autre des collèges de chirurgie du Royaume et qu'il n'ait de plus exercé, avec application et assiduité, pendant quatre années au moins, la chirurgie chez les maîtres ou dans les hôpitaux ; desquels études et services il rapportera des certificats en bonne et due forme. »

Ces mêmes statuts accordent aux fils de maîtres certains privilèges relativement aux examens pour les grades et aux droits fiscaux y afférents ; il en sera question plus loin. Bornons-nous à observer que ces privilèges ne pouvaient être revendiqués que par un seul membre d'une même famille.

Dérogations aux règlements. — Le Magistrat qui avait édicté les règlements de 1561, de 1632 et de 1678, s'était réservé le droit d'y apporter, le cas échéant, les dérogations qu'il jugeait légitimes. Lorsque des sujets, dont la capacité lui était connue et prouvée par des attestations authentiques, se présentaient pour être reçus à la maîtrise, sans avoir fait les trois années requises d'apprentissage, le Magistrat les en dispensait parfois, surtout lorsque ces aspirants avaient travaillé pendant un certain temps dans les hôpitaux.

Plusieurs furent ainsi reçus à la maîtrise, par exemple Jean *Labbé*, le 5 mai 1692 ; Charles-Antoine *Morel*, le 24 septembre 1706 ; Jean-Baptiste *Lambert*, le 10 mai

---

1. Ces statuts seront reproduits in extenso au chapitre VIII.

1709 ; Pierre *Laurent*, le 2 mai 1719 ; François-Joseph *Dubois*, le 22 août 1723 [1].

Le 11 février 1745, le Magistrat accordait la dispense de l'apprentissage et admettait à la franchise de chirurgie, moyennant toutefois les examens requis, Augustin-François *Vandergracht*, natif de Gand. Cet aspirant avait fait son apprentissage dans sa ville natale, avait travaillé vingt-cinq mois sous le sieur *Dupont*, chirurgien-juré de Tournai, trois ans et trois mois comme premier garçon chez le sieur *Théry*, chirurgien-juré à Lille, trois ans dans l'hôpital royal de Rocroy, et enfin huit mois dans les hôpitaux militaires de Lille [2]. Ces états de services étaient jugés suffisants par le Magistrat, d'autant plus que *Vandergracht* avait fait apprentissage à Gand, l'une des villes considérées comme franches et privilégiées par le Magistrat lillois et dans lesquelles pouvait se faire le stage ou apprentissage requis pour l'entrée dans les corporations de Lille [3].

Ce fut aussi le cas de Gervais-Jacques *de Noyelle*, natif de Gand, et y ayant fait trois années d'apprentissage, après lesquelles il fréquenta cinq ans l'hôpital de la Biloke, fut durant deux ans et cinq mois premier garçon du chirurgien *Goddecharle*, de Bruxelles, et suivit l'Hôtel-Dieu et les leçons de Saint-Côme, à Paris, pendant quatre ans, ainsi que les cours d'accouchements, d'anatomie et de chirurgie de Lille pendant quatre autres années. Le Magistrat lui accorda dispense le 15 octobre 1766 [4]. Cependant *de Noyelle* échoua à son premier examen ; découragé sans doute par cet

1. Documents, n° 279.
2. Documents, n° 246.
3. Voir : *Bulletin de la Société d'études*, t. III, p. 281.
4. Documents, n° 422.

échec, il n'affronta point de nouvelles épreuves [1].

Un autre aspirant, Pierre-François *Dupuis*, de Willems, n'avait fait que deux années d'apprentissage sous Me *Guffroy*, chirurgien juré et pensionné de Lille, mais il avait servi, depuis dix ans, sous différents maîtres et dans plusieurs hôpitaux, notamment à la Salpétrière, à Paris, et dans les asiles établis à Lille pour traiter les blessés de la bataille de Fontenoy. Il obtint la dispense le 16 septembre 1745 [2].

A Arnould *Warocquier*, d'Orchies, la même dispense fut accordée le 14 août 1752, toujours à la condition de subir les examens et d'acquitter les droits ordinaires, et, de plus, à charge de payer « double droit de chapelle pour rédemption [3]. »

L'APPRENTISSAGE A L'ARMÉE. — Après 1772, on ne trouve plus trace de ces sortes de dispenses, mais l'article LXII des statuts de cette année tenait expressément compte du service des aspirants dans les hôpitaux d'armées : « Lorsque les maîtres serviront une armée, les certificats qu'ils donneront aux élèves pour le service d'une campagne leur tiendra lieu d'une année. »

1. Registre aux examens (A. C. L., n° 4480).
2. Documents, n° 250.
3. Documents, n° 279.

CHAPITRE III

LES ÉTUDES AVANT 1772

I. — Demande d'une école de chirurgie en 1664.

II. — Cours d'anatomie. — Jean-Louis Petit en 1693. — André Muyron en 1705. — Gilles Flahault en 1717. — Lettre des chirurgiens de Lille a ceux de Cambrai. — Pierre Laurent en 1728. — Jacques Flahault en 1730. — Suspension du cours. — Pierre Boucher en 1739 et jusqu'en 1773. — Intervention d'Arnould Warocquier en 1753.

III. — Cours de botanique. — Pierre Cointrel en 1748. — Plan du cours. — Le jardin botanique. — Suspension du cours. — Jean-Baptiste Lestiboudois en 1770.

Demande d'une école de chirurgie

Les chirurgiens lillois comprirent bientôt que l'apprentissage manuel, sans études théoriques, était notoirement insuffisant. En juillet 1664, un certain nombre d'entre eux, Philippe *vañ Stivort*, Allard *Vanhove* et consors, demandèrent au Magistrat de Lille l'autorisation d'ouvrir une école de chirurgie.

Cette requête fut confiée au conseiller Fruict, avec ordre de demander sur cet objet l'avis des médecins sermentés [1]. Ceux-ci ne furent point favorables à l'établissement d'une école de chirurgie. Il paraît même que leur réponse contenait « aucune chose couchée au déshonneur des chirurgiens et au dehors de la vérité [2]. »

---

1. Documents, nº 98.
2. Documents, nº 100.

C'est une première manifestation de l'animosité et de l'antagonisme qui divisèrent les médecins et les chirurgiens lillois dès leur séparation. Il faut d'ailleurs avouer que ce fait n'était pas spécial aux praticiens lillois, mais bien un peu général.

La réponse des médecins sermentés n'a pas été conservée, non plus que les autres documents du dossier. Après le 15 septembre 1664, nous n'avons plus aucun renseignement sur cette affaire et nous ne trouvons point de trace de l'école projetée par les chirurgiens. Il faut donc conclure que l'opposition manifestée par les médecins fut victorieuse et que le Magistrat refusa l'autorisation d'ouvrir cette école.

Cours d'anatomie

Jean-Louis Petit. — En 1693, nous trouvons une première mention d'un cours d'anatomie professé par Jean-Louis *Petit.*

A la recommandation de ses supérieurs, les Magistrats de Lille lui accordèrent une salle dans la Maison de Ville où il démontra publiquement l'anatomie pendant l'hiver de 1693. Les hivers suivants il fit des démonstrations à Mons et à Cambrai [1] avec la même protection des Magistrats, et toujours avec de nouveaux succès.

Quel était ce chirurgien ? Il était né à Paris le 13 mars 1674 ; il n'avait donc que dix-neuf ans quand il enseigna à Lille. Mais il avait commencé très tôt ses études anatomiques, car il avait à peine sept ans qu'il assistait régulièrement aux leçons du célèbre anato-

1. Voir : Dr Coulon, *La communauté des chirurgiens-barbiers de Cambrai* (Paris, 1908), p. 33.

miste *Littré*[1]. Après plusieurs années d'études, son professeur lui confia le soin entier de son amphithéâtre qu'il abandonna en 1690, pour aller étudier la chirurgie chez M. *Castel*. En 1692, il fut employé aux hôpitaux de l'armée du maréchal de Luxembourg ; en 1693, il était à Lille. A la paix de 1697, il conserva la place de chirurgien aide-major de l'Hôpital de Tournai ; il en partit, vers le mois de mars 1698, pour Paris où il fut reçu maître en chirurgie le 27 mars 1700. Il devint prévôt de la compagnie des chirurgiens et entra à l'Académie royale des Sciences où ses travaux étaient grandement appréciés. En 1730, il était censeur royal, en 1731 directeur de l'Académie royale de chirurgie ; en 1737 et en 1749, il était prévôt de la Compagnie des chirurgiens. Il mourut le 20 avril 1750[2].

André Muyron. — Vers 1705, le chirurgien André *Muyron* démontra l'anatomie « dans une salle haute de l'Hôtel de ville destinée et aménagée à cet effet »[3].

Son enseignement fut de peu de durée. D'ailleurs, s'il faut en croire le Procureur syndic de 1717, il n'avait pas les capacités requises pour l'enseignement. « Ça été, dit-il, parce que vous avez donné la permission de démontrer l'anatomie aux maistres du corps qui sont amovibles tous les deux ans, qu'elle a croulé, et parce que des maistres ont esté choisis maistres du corps qui n'avoient peu ou point de capacité pour donner des

1. Alexis Littré, né à Cordes près d'Albi en 1658, mort à Paris en 1725, membre de l'Académie des sciences.

2. *Mémoires de l'Académie royale de chirurgie.* — Paris, 1753. Tome II, p. LXI. — *Éloge de M. Petit*, par M. Louis.

3. Nous donnons cette date de 1705, d'après cette indication d'un avis du Procureur syndic du 1er août 1717 : « Il y a douze ans que vous avez permis aux maistres du corps des chirurgiens de démontrer l'anatomie dans l'Hôtel de Ville. » (Documents, n° 178).

leçons et démontrer l'anatomie ; il faut pour cela des personnes permanentes et capables »[1].

André *Muyron* ne nous est connu que par cette mention du *Second mémoire des chirurgiens*[2] : « La leçon d'anatomie et de chirurgie avait été toujours à Lille entre les mains des chirurgiens ; le fameux Petit, Muyron, Flahaut, Laurent l'avoient successivement donnée aux élèves ». Un acte des registres aux bourgeois de Lille complète les renseignements précédents : « Martin Muiron, fils de feu André et de Marie Bailly, natif de Reims en Champagne, ayant espousé Marie-Joseph-Louise Lelcu, de laquelle il n'a point d'enfant, de profession maître chirurgien ; par achat, le 6 de may 1726 ; payé 15 livres »[3].

Les recherches que nous avons fait faire à Reims sont demeurées infructueuses[4].

Gilles Flahault. — En 1717, ce chirurgien sollicita du Magistrat l'autorisation d'enseigner l'anatomie, moyennant une pension annuelle à fixer. Le Magistrat comprenait très bien la nécessité de cet enseignement ; les médecins eux-mêmes, consultés selon l'usage, estimaient « qu'il est très utile au public et avantageux aux aspirants à l'art de chirurgie de faire faire les dites démonstrations »[5]. Chose étrange, les chirurgiens s'opposaient à cette demande ; ils firent valoir leurs raisons au tribunal des échevins, mais sans succès. Le 24 septembre, une ordonnance autorisa *Flahault* à ouvrir un cours d'anatomie, pour une année, et lui

---

1. Documents, n° 178.
2. Lille, Lalau, 1755.
3. Arch. Comm. de Lille, Registre aux bourgeois, n° 10, f° 127.
4. Lettre de M. Demaison, archiviste de Reims, 8 juillet 1909.
5. Documents, n° 178.

accorda cent florins d'appointements « à charge de suivre les instructions qui lui seraient données par le sieur Six, médecin et échevin »[1].

Flahault ouvrit son cours en novembre ; mais les chirurgiens lui gardaient rancune et s'opposaient à ce que leurs apprentis assistassent à ses leçons. « Nous avions cru, disait le Magistrat, que les apprentis et les garçons chirurgiens se seroient portés d'eux-mêmes d'aller escouter les leçons dudit *Flahault ;* nous voyons cependant qu'il y en a très peu ». En conséquence, il jugea opportun de publier, le 11 décembre 1717, une ordonnance par laquelle il obligea les garçons chirurgiens et les apprentis à assister à ces leçons qui avaient lieu deux fois la semaine, ou tout au moins à l'une de ces deux leçons, « à peine qu'ils ne seront point reçus maistres à l'expiration de leur apprentissage »[2].

L'enseignement de *Flahault* donna toute la satisfaction possible ; aussi le Magistrat lui renouvela-t-il son mandat et sa pension, pour une année, le 24 octobre 1718, puis pour deux ans, le 7 octobre 1719, le 5 novembre 1721 et le 27 octobre 1725[3]. *Flahault* étant mort en avril 1727, le Magistrat accorda à sa veuve la gratification de l'année entière, soit cent florins[4].

Gilles *Flahault*, fils de Jacques[5], chirurgien, et de Marie Blauwart, était né à Lille, le 5 juillet 1693[6].

1. Documents, nº 179.
2. Documents, nº 180.
3. Documents, nºs 181 à 184.
4. Documents, nº 185.
5. Né à Bailleul, se fixa à Lille en 1682, et acheta la bourgeoisie le 7 septembre 1691. (*Registre aux bourgeois*, nº 9, fº 97.)
6. 1693, 5 julii. Egidius Flahault, filius legitimus D. Jacobi, chirurgi, et Mariæ-Joseph Blauwart ; patrinus Egidius Blauwart ; matrina Margarita Descamps. (*Registre de la paroisse Sainte-Catherine*).

Il passa ses examens de chirurgien les 15 février, 4, 24 et 31 mars 1717 [1], après avoir suivi les démonstrations anatomiques de la Faculté de médecine et de l'Hôtel-Dieu de Paris [2]. Il épousa, à Lille, le 18 février 1718, Françoise-Élisabeth *du Breucq* [3], et releva la bourgeoisie le 27 mai suivant [4]. Il mourut à Lille, le 15 avril 1727 et non le 14 mai, comme le porte la requête de sa veuve citée ci-dessus [5], et fut inhumé dans la chapelle des apothicaires en l'église Saint-Étienne [6].

Lettre aux chirurgiens de Cambrai. — En 1719, les chirurgiens de Cambrai refusaient de laisser faire des cours d'anatomie dans cette ville, sous prétexte qu'à Rouen, Amiens, Laon, Arras, Lille, Valenciennes et autres villes importantes, aucune démonstration anatomique n'avait encore été faite [7].

En ce qui concerne Lille, le fait paraît invraisemblable et cependant les chirurgiens de Cambrai exhibaient le certificat suivant :

« Nous, doïen et quatre maistres jurez de l'art de chirurgie de cette ville de Lille, certifions à tous ceux qu'il appertiendra que l'on ne fait point l'anatomie, tant en préparation qu'en dissection et discours, par médecin, conformément à l'arrêt du Roy de l'année

1. Arch. Comm. de Lille, *Registre aux examens des chirurgiens*, n° 4480.

2. Documents, n°s 178 et 179.

3. 18 februarii 1718. Juncti sunt matrimonio Egidius Flahault et Francisca-Elisabeth Dubreucq, præsentibus Egidio-Francisco Blauwart, Christophoro Gratteri et Jacobo Flahault, prius sine obice proclamato uno banno et obtenta dispensatione super duobus. (*Registre de la paroisse Saint-Pierre*).

4. A. C. L., Registre aux bourgeois, n° 10, f° 50 verso.

5. Documents, n° 185.

6. Le 15 avril 1727, Gilles Flahaut, enterré dans le chapelle Sainte Marie Magdelaine ; rue Esquermoise (*Registre de la paroisse Saint-Étienne*).

7. Dr Coulon, *Loc. cit.*, p. 189.

1692, la chose n'aïant jamais esté icy faite jusques à présent. Ce pourquoi nous avons signé ce présent certificat pour servir au besoing. Fait à Lille, ce 26 d'avril 1720. — *Dupuis*, doïen ; P. *Pollet* ; Jacque *Vinchant*, A. *Le Roux*, Barthélemy-François-Michel *Defontaine* »[1].

A s'en tenir strictement aux termes du certificat, nos chirurgiens avaient raison, car ceux qui donnaient à Lille les leçons d'anatomie étaient tous *chirurgiens* et non *médecins*. Mais ils oubliaient, volontairement ou involontairement, que l'édit du Roi de 1692 n'était pas applicable à Lille, comme nous le verrons plus loin.

Pierre Laurent. — Le 8 juin 1727, on lut à l'assemblée des « députés ordinaires et des permanents » la note suivante :

Il est très important pour le bien public que les démonstrations ou les cours de la chirurgie ne soient confiés qu'à gens d'une capacité reconnue ; c'est par des moïens sy sagement establis que, depuis un siècle, la chirurgie a fait quantité d'heureux progrès et qu'il s'est formé un grand nombre d'excellens maistres en cette art.

Les démonstrations qu'il conviendroit de faire, à l'exemple de Paris, dans un amphithéâtre public en cette ville, seroient : sçavoir :

Un cours d'ostéologie ou la démonstration de tous les os quy composent le corps humain, avec des observations sur chacun d'eux en particulier.

Le second, un cours des maladies des os, c'est-à-dire des fractures, des luxations et de toutes les autres maladies qui leur arrivent, avec leurs bandages et les remèdes quy conviennent à leur guérison.

Le troisième, un cours d'anatomie sur le cadavre humain.

Le quatrième, un cours de toutes les opérations de chirurgie, où il sera parlé de la nature des accidents ou maladies quy demandent les différentes opérations, la manière moderne de les bien faire, avec les différentes observations que l'on doit faire, ensemble les instruments nécessaires et la manière de s'en servir.

Chacun de ces cours comprendra au moins deux démonstrations ; on peut en faire deux l'esté et deux l'hiver.

---

1. Arch. comm. de Cambrai, HH. 46, nº 60.

Le prix que l'on peut et qu'il convient de donner à celuy quy sera chargé de ces soins est au moins de 400 florins par chaque année ; ensemble luy accorder l'exemption des boissons ; et luy seroient fournis, aux frais de la ville, un amphithéâtre et les cadavres nécessaires ; le démonstrateur sera chargé des autres frais ou dépenses. A Paris, l'on donne pour chacun des cours cy dessus 500 livres, faisant 2000 livres pour les quatre cours [1].

La nomination de Pierre *Laurent*, chirurgien juré, fut faite sur cette base, le 17 juillet, mais on ne lui accorda que 300 florins de pension annuelle [2].

Le zèle du nouveau professeur ne fut pas de longue durée. Dans l'assemblée du 18 mars 1730, on constate « qu'il y a plus de quatre mois que Laurent ne donne point de leçons aux apprentis chirurgiens, de sorte qu'il profite de sa pension de 300 florins sans rien faire » [3]. On lui demanda des explications qui ne furent point satisfaisantes sans doute, car, le 27 mai, on « résolut de faire donner par Laurent sa démission » [4].

Pierre *Laurent* était natif de Guise (Aisne) ; nous le croyons fils d'Antoine et d'Anne Cambronne, mais on n'a point trouvé son acte de naissance [5]. Il passa ses examens de chirurgien à Lille, les 24 mai, 5, 12 et 15 juin 1719 [6]. Il fut chirurgien-major de l'Hôpital Saint-Louis et chirurgien juré de la ville ; nous le retrouverons plus loin en cette qualité. Il mourut le 4 octobre 1741 [7].

---

1. Documents, nº 197.
2. Documents, nº 200.
3. Documents, nº 206.
4. Documents, nº 207.
5. Lettre de M. le Maire de Guise, 31 octobre 1906.
6. Registre aux examens, fos 10 et 11.
7. Le 4 octobre 1741 est décédé Mre Pierre Laurent, chirurgien-major de l'hôpital royal de Saint-Louis, époux de Marie-Élisabeth Diratte, et inhumé dans cette église le 5, en présence de Jacques-Pierre Blondel et de Noël Planchon. Le Cat, pasteur. (*Registre de la paroisse Saint-Sauveur*).

Jacques Flahault. — Il fut autorisé à démontrer l'anatomie pour remplacer *Laurent* démissionnaire, mais il n'enseigna que peu de temps, jusqu'en 1732 ; il mourut le 17 novembre 1734. Sa veuve, Élisabeth *Carpentier*, obtint une pension égale à la moitié des émoluments de l'office de chirurgien-juré qu'avait possédé son mari[1].

Suspension du cours. — De 1732 à 1736, le cours d'anatomie fut suspendu ; du moins tous les documents de nos archives, nombreux à cette époque, ne font aucune mention de cet enseignement pendant ces quelques années.

En décembre 1735, deux candidats se présentèrent au Magistrat ; *de Scheppers* et *Boucher*, tous deux médecins.

Louis *de Scheppers* était élève de l'Université de Paris, docteur en médecine de l'Université de Montpellier, agrégé du collège de médecine de Lille ; il fut syndic de ce collège de 1747 à 1749. Il se flattait, disait-il dans sa requête, de faire revivre l'émulation parmi les chirurgiens[2]. Malgré cette promesse, on lui préféra le second candidat.

Pierre-Joseph Boucher. — Il fut nommé professeur d'anatomie le 22 décembre 1735[3], aux émoluments annuels de 300 florins[4]. En 1739, pour répondre au désir de plusieurs de ses collègues, il proposa au Magistrat d'ajouter à ses leçons un cours d'opérations de chirurgie sur des cadavres « ce qui est la partie principale, la plus essentielle et la plus épineuse

---

1. Documents, n° 214.
2. Documents, n° 215.
3. Documents, n° 216.
4. Documents, n° 219.

de la chirurgie ». Il demandait seulement qu'on lui accordât une indemnité qui lui permît de se rendre à Paris « pour s'instruire à fond du manuel des opérations sous M. *Moraud* ou quelque autre fameux maître de l'art ». Sa demande fut accueillie avec bienveillance et son traitement annuel porté en conséquence à 500 florins [1].

Il faut l'avouer, les apprentis chirurgiens de 1740 n'étaient pas plus zélés que leurs devanciers de 1717, et les maîtres en chirurgie ne montraient pas plus de sympathie à *Boucher*, que n'en avaient manifesté à *Flahault* leurs prédécesseurs de cette époque. Le Magistrat dut renouveler, le 4 novembre 1740, son ordonnance rendant obligatoire la fréquentation des cours [2] et cette ordonnance fut confirmée, le 3 février 1741, par le lieutenant général de la Gouvernance de Lille :

De par le Roy. Le Lieutenant général civil et criminel de la Gouvernance et souverain Bailliage de Lille. Sur ce qui nous a été remontré par le procureur du Roy qu'une grande partie de ceux qui se présentoient à ce siège pour exercer la chirurgie dans l'étendue de la Châtellenie ne satisfaisoient point aussy bien qu'il étoit à désirer aux questions qui leur étoient faites dans l'examen qu'ils étoient tenus de subir avant d'être admis à l'exercice de cet art ; que d'ailleurs il lui étoit revenu que plusieurs opérations avoient eu de très mauvaises suites pour avoir été mal dirigées, ce qui ne pouvoit provenir que d'un défaut de connoissance que jusques aujourd'huy il leur avoit été très difficile d'acquérir faute d'école où on fit des démonstrations publiques ; mais que le s[r] *Boucher*, licentié en médecine et associé de l'Académie royale de chirurgie de Paris, étant aujoud'huy commis par Messieurs du Magistrat pour démontrer l'anatomie et donner des leçons de chirurgie, ils seroient à l'avenir inexcusables s'ils ne profitoient d'une occasion aussi favorable de se perfectionner et se mettre en état de rendre au public les services qu'il doit attendre de leur expérience et capacité ; sur quoy il requéroit qu'il seroit par nous

1. Documents, n° 223.
2. Documents, n° 228.

pourvu. Vu l'ordonnance des rewart, mayeur, eschevins, conseil et huit hommes du 4 novembre dernier, concernant les apprentifs et garçons chirurgiens, nous avons cru ne pouvoir mieux faire que d'adopter un règlement aussi sage. A ces causes nous avons ordonné et ordonnons à tous apprentifs et garçons chirurgiens demeurans en cette ville qui se proposent de se faire recevoir pour exercer dans la suite la chirurgie dans l'étendue de la Châtellenie, de se conformer à ladite ordonnance, à faute de quoy ils ne seront pas reçus à l'examen... Fait à Lille, le 3 février 1741. — J.-B. Potteau [1].

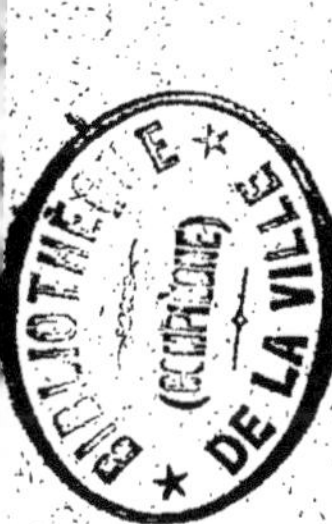

Boucher faisait régulièrement annoncer l'ouverture de ses différents cours par voie d'affiches [2] et chaque année il présentait au Magistrat un rapport détaillé sur son enseignement, avec l'espoir non dissimulé de voir augmenter sa rétribution ordinaire par des gratifications. En 1748, il adressa une requête à l'Intendant pour demander l'exemption des droits sur les boissons [3]; cette requête fut communiquée au Magistrat de Lille qui ne jugea pas à propos d'y donner suite. *Boucher* renouvela sa demande en 1752, en s'appuyant cette fois sur sa récente nomination de membre correspondant de l'Académie royale des Sciences. « Il n'y a sortes de prétextes qu'il n'ait réclamé pour jouir des exemptions, disait à ce propos le Procureur syndic. On ne peut disconvenir, ajoutait-il, qu'il n'ait beaucoup de mérite et de zèle... » Mais on ne trouva point là un motif suffisant pour accorder l'exemption sollicitée ; cependant on décida « de ne point rapporter ce refus à la Loy, pour ne point faire peine au sieur *Boucher* par un refus marqué » [4].

Les leçons de *Boucher* se donnaient dans la salle de l'Hôtel de ville inaugurée par J. L. *Petit* en 1693. Mais le 1er novembre 1754, on décida qu'elles seraient

1. Documents, n° 229.
2. Documents, nos 236 à 242 et 335 à 345.
3. Documents, n° 266.
4. Documents, n° 284.

données désormais dans l'ancien Hôpital Saint-Louis[1], où l'on venait de transférer l'école de dessin[2].

Boucher continua à enseigner l'anatomie jusqu'en 1773 ; la Déclaration royale du 1er juin 1772 ayant ordonné la création d'une école publique de chirurgie, les cours subventionnés par le Magistrat n'avaient plus leur raison d'être et furent supprimés[3]. Pour remercier *Boucher* de son dévouement et lui décerner un témoignage de satisfaction, le Magistrat, cette fois, lui accorda l'exemption des droits sur les vins et bières, sa vie durante[4].

Si *Boucher* était apprécié du Magistrat et des médecins ses confrères, il n'en était pas de même des chirurgiens. Qu'on en juge par cet extrait d'un de leurs factums :

M. Boucher, en démontrant l'opération de la taille, ne put jamais parvenir à introduire la sonde dans la vessie ; ce fut un chirurgien qui lui rendit ce bon office. Il manqua son opération du bec de lièvre ; le fil qui devoit servir à la réunion de la division ne portoit point sur l'extrémité de la lèvre et toutes les espèces de sutures furent estropiées. Il débita, dans sa leçon d'amputation, que l'on coupoit la jambe gauche avec la main droite et la jambe droite avec la main gauche ; tous les assistants se récrièrent et *M. Boucher* soutint opiniâtrément sa doctrine. Cependant, la leçon suivante, il avoua qu'il s'étoit trompé... Ce n'est point que les chirurgiens prétendent déprimer *M. Boucher*. Non ! Ils rendent justice à son mérite et à ses talens. Qu'il venge bien l'Université de Douay des prétentions des médecins de Montpellier, qui ont la présomption de s'imaginer que l'on ne peut être que médecin médiocre si l'on n'a point endossé la

---

1. « Vers la fin du XVIIIe siècle, il existait un petit hôpital militaire, l'hôpital Saint-Louis, que les cartes du temps nous montrent situé rue des Malades (actuellement rue de Paris), tout contre la porte des Malades. Il fut plus tard englobé dans la caserne qui porte aujourd'hui le nom de caserne Vandamme ». (H. FOLET, *Hôpitaux lillois disparus.* (Lille, 1899), p. 53.)

2. A. C. L., *Registre aux résolutions du Magistrat*, n° 34, f° 195 verso.

3. Documents, n° 461. — Voir : LECLAIR, *Un chapitre de l'histoire de la chirurgie à Lille* (Lille, 1910), p. 55.

4. Documents, n° 460.

robe de Rabelais ! Mais les chirurgiens pouvoient-ils se taire sur l'inexpérience en chirurgie de *M. Boucher* ? [1]

Malgré ce dénigrement systématique, on peut affirmer que *Boucher* fut un des plus célèbres médecins de son temps. Né à Lille le 10 mai 1715, il fut reçu docteur en médecine de l'Université de Douai en 1735 et vint aussitôt s'installer à Lille pour y exercer sa profession ; on l'y trouve à cette époque médecin des pauvres, de l'Hôpital Comtesse et de l'Hôpital Saint-Sauveur. Dès 1740, il fut élu membre associé de l'Académie royale de chirurgie de Paris ; plus tard, il fut également membre correspondant de l'Académie royale des sciences, et correspondant de l'Académie de médecine. Les mémoires de ces Académies, ainsi que le *Journal de Médecine* contiennent plus de vingt travaux intéressants de *Boucher*. Il mourut le 22 juin 1793, « dévoré de chagrin à l'aspect des troubles qui régnaient à Lille ». Ajoutons qu'il avait fait partie du Magistrat de Lille de 1765 à 1784.

Intervention d'Arnould Warocquier. — En janvier 1753, commence une période particulièrement âpre de la lutte plusieurs fois séculaire entre les médecins et les chirurgiens. Ces derniers voyaient avec aigreur le cours d'anatomie confié au docteur *Boucher* ; ne pouvant obtenir son éloignement, ils essayèrent de lui créer une concurrence. A leur instigation, le sieur *Warocquier*, maître en chirurgie, demanda, le 17 janvier 1753, l'autorisation de démontrer l'anatomie chez lui. Le Magistrat refusa, ayant, disait-il, établi à cet effet le sieur *Boucher* « dont la capacité lui est connue » [2].

---

1. *Second mémoire des Chirurgiens de Lille*. Lille, 1775.
2. Documents, n° 285.

N'ayant pas réussi de ce côté, les chirurgiens firent observer au Magistrat qu'à Paris, à côté du professeur d'anatomie, on plaçait toujours un démonstrateur chirurgien. La ville ne pouvait guère se dérober à cette injonction, mais elle évita le candidat des chirurgiens en confiant cet office au sieur Antoine *de La Bussière*, proposé par *Boucher* lui-même.

Dans l'assemblée de loy du 26 mars 1757, sur ce qui a été de rechef représenté que, quoyque depuis près de vingt années que nous avons établi le sieur *Boucher*, médecin en cette ville et associé à l'Académie royale de chirurgie de Paris, pour démontrer publiquement l'anatomie en cette ville, il s'en est acquitté seul avec distinction ; cependant à l'exemple de ce qui se pratique dans le jardin roïal à Paris, il seroit convenable, pour une plus grande perfection de cet établissement, d'adjoindre audit sieur *Boucher* un maître chirurgien capable de cette ville. Sur quoy, après que nos députés ordinaires en ont conféré avec ledit sieur *Boucher*, il a été délibéré de lui adjoindre dans ses fonctions de démonstrateur d'anatomie et des opérations chirurgicales le sieur *de La Bussière*, chirurgien, dont le mérite et la capacité nous sont connus, à la pension annuelle de 160 florins, dont la moitié sera payée par cette ville, et l'autre moitié sera retenue au profit dudit sieur *de La Bussière* sur la pension que cette ville paie audit sieur *Boucher*[1].

Entre temps, *Warocquier*, toujours incité par les chirurgiens, et se couvrant de l'édit royal de 1692, avait ouvert, le 20 décembre 1756, au siège de la Corporation, rue de la Grande Chaussée, un cours privé de chirurgie « sur le cadavre humain »[2]. Il le continua en 1758, en 1759 et en 1760[3], bien que le Magistrat, par ordonnance du 31 janvier 1758, lui eût interdit de donner publiquement ses leçons d'anatomie, « à péril de 300 florins d'amende ».

Cette opposition contre *Warocquier* n'avait point

---

1. Documents, nos 333 et 334.
2. Documents, no 329.
3. Documents, nos 330 à 332.

pour cause une animosité personnelle du Magistrat à son égard ; on ne peut non plus l'attribuer à l'insouciance ou à la négligence de l'administration communale pour les études chirurgicales qu'elle désirait plutôt favoriser et promouvoir. Mais c'était précisément l'époque où notre Magistrat refusait de reconnaître le lieutenant du premier chirurgien du Roi qu'on prétendait lui imposer et c'était sous les auspices de celui-ci que se plaçait *Warocquier* pour annoncer ses cours. L'autoriser à donner son enseignement sous un tel patronage, c'eût été, par le fait même, admettre l'autorité du lieutenant du premier chirurgien ; le Magistrat ne pouvait se déjuger à ce point. Le Procureur syndic le laissa bien entendre dans son réquisitoire :

Le procureur du Roy, sindic de cette ville, vous remontre, Messieurs, que le nommé *Warocquier*, maître chirurgien en cette ville, s'est ingéré de faire annoncer au public par un avis qu'il a fait afficher le jour d'hier, que sous les auspices du s[r] *Guffroy*, à qui il donne la qualité de lieutenant de M. le premier chirurgien du Roy, il donnera cejourd'huy, deux heures de relevée, des leçons d'anatomie sur le cadavre, dans une chambre située dans la cour du Beau-Bouquet, qu'il dénomme chambre de jurisdiction établie par ledit *Guffroy*, en sadite qualité, en vertu de l'arrêt du Conseil roïal des finances du 30 décembre 1742, revêtu de lettres patentes du 22 janvier 1743, enregistré au Parlement le 7 février suivant, auquel arrêt Messieurs du Magistrat ont formé opposition par requête contenant les moïens de leur opposition qui, suivant les règlemens du Conseil, empêche l'exécution des arrêts qui en sont susceptibles, comme est celui du 30 décembre 1742, de sorte qu'il ne peut être exécuté même provisoirement au préjudice de l'opposition qui a été régulièrement formée, tant que cette opposition n'aura pas été jugée. Or cette opposition fait le sujet d'une instance contradictoire pendante au Conseil ; ainsi ledit *Guffroy* né peut exécuter cet arrêt, ni le faire exécuter par autruy. Or si on souffroit que ledit *Warocquier* donne lesdites leçons, ce seroit acquiescer à l'exécution dudit arrêt. Pourquoi le remontrant a recours à votre justice, Messieurs, ce considéré, il vous plaise faire deffense audit *Warocquier* de donner publiquement lesdites leçons d'anatomie et de faire afficher à l'avenir aucun avis à cet effet ou tout autre de l'espèce de celuy joint ou pour la même fin, à péril de 300 florins d'amende.

Le Magistrat, nous l'avons dit, suivit l'avis de son Procureur syndic « par provision et jusqu'à la décision de la cause pendante au Conseil du Roy »[1].

En 1760, la Ville saisit avec empressement une circonstance opportune et, pour se débarrasser du concurrent de *Boucher*, elle le nomma professeur d'obstétrique[2].

Cours de botanique

L'enseignement donné aux aspirants chirurgiens fut complété, vers le milieu du XVIIIe siècle, par une leçon de botanique, institution due également à l'initiative privée.

Pierre Cointrel. — Le 26 octobre 1748, Maître Pierre *Cointrel*, docteur en médecine, sollicita du Magistrat l'autorisation de « démontrer publiquement la botanique »[3]. A l'appui de sa requête, et dans le but de disposer favorablement les esprits, il exhibait un herbier en vingt-cinq volumes in-folio qu'il avait composé lui-même et dont voici le titre assez curieux pour être cité en entier :

Histoire universelle des plantes de toute la Flandre ; ouvrage non seulement nécessaire mais très utile à tous les médecins, les botanistes, pharmaciens, chirurgiens, accoucheurs, jardiniers, fleuristes et principalement à un chacun en particulier, pour y trouver des moïens sûrs, prompts et agréables, de se conserver en santé et de la récupérer, en mettant en usage les plantes tant naturelles que cultivées de cette province, convenables au besoin, et indiquées par ordre classique dans le cours dudit ouvrage, avec des remarques très curieuses et morales tirées non seulement de tout ce que l'antiquité sacrée et profane a de plus intéressant, mais encore fondées sur une expérience de trente années consécutives, touchant les vertus

1. Documents, n° 359.
2. Leclair, *Un chapitre de l'histoire de la chirurgie à Lille*, p. 47.
3. Documents, n° 268.

et propriétés, par Maître Pierre COINTREL, docteur en médecine, natif de Lille en Flandres, un des anciens du Collège de médecine de ladite ville, etc.

Disons tout de suite que *Cointrel* rédigea un abrégé de ce volumineux recueil [1], que sa veuve vendit en 1761 [2].

PLAN DU COURS. — A sa requête *Cointrel* joignait le « Plan et projet des démonstrations à faire et à être agréé par Messieurs du Magistrat de cette ville. »

Ce sera une fois la semaine, par un jour indiqué, depuis une heure jusqu'à deux, ou depuis deux jusqu'à trois, selon l'ordre de Messieurs du Magistrat, qu'on pourra démontrer.

On donnera primo : les définitifs de cette science, un traité historique de ses progrès depuis la création du monde.

Secondo : une connoissance curieuse de tous les auteurs qui en ont traité en différens siècles.

Tertio : une explication méthodique succincte et facile de ses termes usités et de toutes ses parties.

Quarto : une connoissance générale des sistèmes adoptés par des savants auteurs en botanique, tels que ceux que les sieurs Ray, Tournefort et Linneus ont donné au public.

Ce qui fera une vaste matière à dicter. C'est pourquoy il faut le faire pendant l'hiver afin de démontrer au printemps les plantes naturelles.

Ensuitte on expliquera :

1. les plantes évacuantes ou purgatifs,

---

1. Botanographie ou description de toutes les plantes qui naissent dans les environs de Lille en Flandres et sa Châtellenie. Ouvrage extrait de vingt-cinq volumes in-folio, avec figures dessinées et peintes au naturel, par maître Pierre COINTREL, docteur en médecine, natif de Lille en Flandres, qui en donne icy un extrait en trois volumes in-octavo, contenant en abrégé ce que ce territoire possède en plantes, avec des remarques utiles et nécessaires non seulement à chaque médecin, chirurgien, sage dame, mais aussi importantes à un chacun pour la conservation de sa santé.

2. On trouve dans les *Annonces, affiches et avis divers pour les Pays-Bas*, du 1er juillet 1761 (page 244), l'offre suivante :

« On désireroit vendre un ouvrage manuscrit consistant en vingt six vol. in fol. contenant la description et les vertus des plantes de la Flandre. Cet ouvrage enrichi d'un grand nombre de plantes peintes d'après nature, est l'ouvrage de feu M. Pierre COINTREL, docteur en médecine et professeur en botanique au jardin public des plantes de cette ville. Vingt-cinq années de travail ont été employées par l'auteur pour conduire cet ouvrage au point où il se trouve. Ceux qui désirent faire cette acquisition doivent s'adresser à la D. *Cointrel*, veuve de P. *Cointrel*, rue Saint-Pierre ».

2. les béchiques ou pectorales,
3. les errhines, les sternutatoires,
4. les hystériques,
5. les diurétiques et apéritives,
6. les diaphorétiques et sudorifiques,
7. les cordiales et les alexitères.

Voilà ce qui fera la première partie de ce pénible ouvrage.

La deuxième partie contiendra les plantes altérantes qui sont :

1. les céphaliques et les aromatiques,
2. les opthalmiques,
3. les hépatiques, les spléniques,
4. les carminatifs,
5. les antiscorbutiques,
6. les vulnéraires,
7. les astringents,
8. les émolientes,
9. les résolutives,
10. les anodines, les assoupissantes,
11. les rafraîchissantes,
12. les incrassantes,
13. la classe des plantes pernicieuses,
14. celle des champignons,
15. celle des plantes sans propriété,
16. celle des plantes dont on ne connaît pas absolument la propriété,
17. un appendice considérable des plantes étrangères que plusieurs curieux botanistes de cette ville cultivent avec soin.

Les dames feront beaucoup d'honneur au suppliant d'être présentes à ses démonstrations.

Un chacun sera très content d'y assister parce qu'il s'en retournera toujours instruit de ce qu'il peut ignorer.

Le Magistrat assignera s'il lui plaît un terrain pour y mettre toutes les plantes selon l'ordre classique qu'elles mériteront, et pendant l'été le supliant mènera à la campagne ses élèves quelquefois pour les instruire en cette science, mais il aura soin d'avoir sur une table les plantes convenables à ses démonstrations dans une place de l'Hôtel de cette ville qu'il plaira à Messieurs du Magistrat d'indiquer pour sesdites démonstrations[1].

Ce cours, on le voit, s'adressait aux aspirants de médecine, de chirurgie et de pharmacie.

Par décision du 31 octobre 1748, le Magistrat accorda

1. A. C. L. Registre aux résolutions, n° 31, f°s 267 à 271.

à *Cointrel* l'autorisation sollicitée et lui assigna pour ses cours « l'antichambre du Concert de l'Hôtel de Ville[1]. »

Le jardin botanique. — Quelques jours plus tard, le Magistrat concéda à *Cointrel* un vaste terrain situé dans le fond de l'ancien hôpital des Invalides. Le nouveau professeur en prit possession le 14 novembre 1748 et y donna ses leçons les lundis, jeudis et vendredis, de cinq heures à six heures. En août 1751, il publia le catalogue des plantes qu'il y cultivait ; il en avait réuni 948 espèces différentes classées suivant la méthode indiquée ci-dessus[2]. Ce travail, dédié au Magistrat, valut à son auteur une gratification de 100 florins[3].

En 1753, *Cointrel* demanda une augmentation de traitement. Le Procureur syndic, chargé d'examiner sa requête, ne lui ménagea point les éloges : « Le zèle et l'application du suppliant vous est connu, dit-il au Magistrat, et tous les médecins, les chirurgiens et les apothicaires de la ville attestent l'utilité et l'avantage des leçons qu'il donne trois fois la semaine... La démonstration de la botanique n'est pas moins recommandable que celle de l'anatomie ; l'une et l'autre sont dignes de votre attention... Je crois donc que pour dédommager le suppliant des frais indispensables

1. Documents, n° 268.

2. Catalogue des plantes du jardin botanique établi à Lille par les soins de Messieurs du Magistrat, rangées par Me Pierre Cointrel, docteur en médecine et démonstrateur de botanique, suivant l'ordre classique de leurs vertus, conformément à la méthode de M. Tournefort, expliquée à la faveur d'une carte botanographique dressée par le Sr Lestiboudois, médecin et assesseur du Collège de médecine de la dite ville. — A Lille, chez C. L. Prévost, imprimeur, rue de la Grande Chaussée, 1751. In-octavo, 120 pages.

3. A. C. L., *Registre aux résolutions*, n° 33, f° 64.

auxquels il est exposé, le récompenser de ses peines et l'encourager, on pourroit lui accorder une somme de 300 florins par an, pardessus les 50 florins accordés le 26 aoust 1750 ». Cette proposition fut adoptée par le Magistrat [1].

Le 8 mai 1758, *Cointrel* obtint aussi l'autorisation de faire « tous les ans gratis un cours public immédiatement après la leçon botanique touchant la même histoire naturelle, en expliquant dans la salle du jardin la nature des quadrupèdes, des oiseaux, des poissons, des insectes, des minéraux tels que les métaux, les terres, les bols, les sels, les bitumes, toutes les pierres en général, les cristaux, les agathes, les jaspes, les porphires, les granites, les albâtres, les marbres et les cailloux, sans oublier les coquillages et les pétrifications, le tout relativement à leur usage en médecine et à leur utilité concernant les beaux-arts, à savoir les libéraux et les mécaniques, et à dessein de satisfaire l'empressement du public qui n'ignore pas que le remontrant a une très belle collection à ce sujet dans sa bibliothèque, qu'il a amassé avec bien des soins et des peines, depuis quarante ans, ce qui attirera un monde extraordinaire [2]. »

Mais, le 11 mai 1759, le Magistrat rejeta la demande de *Cointrel* qui sollicitait 50 florins pour indemnité des « semences qu'il tire tant de Paris que d'Hollande et d'ailleurs » du fumier nécessaire aux couches et du combustible employé au chauffage des serres [3].

Cointrel mourut en exercice le 15 mai 1761.

Pierre-Joseph *Cointrel*, né le 22 juillet 1698, à Lille,

1. A. C. L., *Avis du Procureur syndic*, nº 5917, année 1753, pièce 62.
2. A. C. L., *Registre aux résolutions*, nº 38, fº 22 verso.
3. Ibidem, fº 126 verso.

était fils de Laurent et de Jeanne Liénart. On ignore où il fut reçu médecin[1].

Suppression du cours. — A la mort de *Cointrel*, le Magistrat ne lui donna point de successeur, mais supprima la leçon de botanique et le jardin. A la fin de mai 1761, le docteur Joseph-Servais *Vangresschèpe de Cyssau* tenta de démontrer au Magistrat la nécessité d'un jardin botanique et en même temps sollicita la succession de *Cointrel*, mais le Magistrat fit la sourde oreille[2]. A la même époque Jean-Baptiste *Lestiboudois* essuya également un refus : « on a résolu de ne point songer quant à présent au rétablissement dudit jardin »[3].

Personne n'osa plus rien demander jusqu'en janvier 1766 ; à cette époque le médecin *Salmon* revint à la charge, mais le Magistrat refusa d'examiner les titres du nouveau candidat[4].

Jean-Baptiste Lestiboudois. — Enfin un mémoire assez volumineux fut présenté au début de mars 1770 au Magistrat qui, cette fois, se laissa convaincre, décida de rétablir le jardin botanique et nomma comme professeur le sieur J.-B. *Lestiboudois*[5]. Celui-ci inaugura ses leçons le lundi 23 avril 1770. On invita « spécialement tous les élèves en chirurgie et en pharmacie à s'y rendre assiduement et les maîtres chirurgiens et apothicaires à y envoyer leurs élèves »[6].

---

1. On trouvera d'amples détails sur Cointrel, sur son enseignement et sur le Jardin botanique, dans notre *Histoire de la pharmacie à Lille.* Lille, 1900. In-8.
2. A. C. L., carton 1284, dossier 12.
3. Ibidem.
4. Ibidem.
5. Ibidem, carton 64, dossier 2.
6. Ibidem, dossier 1.

On le voit, en ce qui concerne les aspirants chirurgiens, ce n'est plus qu'une simple invitation ; l'obligation pour eux d'assister à ce cours n'existe plus. Cependant un certain nombre d'entre eux y assistèrent. Les uns y soutinrent des thèses, comme Étienne-Joseph *Mortelette* [1] ; d'autres, comme Aimé-François-Joseph *Quitté*, d'Esquermes, y obtinrent des récompenses [2].

J.-B. *Lestiboudois* enseigna la botanique jusqu'à la Révolution ; puis, quand l'École centrale fut instituée par la loi du 7 ventôse an III (25 février 1795), il suivit à cette école son cours de botanique qui y fut annexé [3] et ne cessa d'enseigner qu'à la fermeture de cette même école, le 22 mars 1803. Il mourut le 20 mars 1804 [4].

---

1. A. C. L., carton 1285, dossier 12, et E. Leclair, *Histoire de la Pharmacie à Lille*, pièce justificative n° 27, p. 280 à 286.
2. Ibidem, carton 1285, dossier 4.
3. Leclair, *L'école centrale de Lille.* — Lille, 1904. In 8°.
4. Leclair, *Les Lestiboudois, botanistes lillois*, dans le *Bulletin de la Société d'études de la Province de Cambrai*, 1908, t. XII, p. 39-90.

CHAPITRE IV

LES ÉTUDES APRÈS 1772

ORGANISATION DE L'ÉCOLE ROYALE DE CHIRURGIE DE LILLE. — NOMINATION DE DEUX PROFESSEURS. — REFUS DE LA VILLE DE LES SUBVENTIONNER. — DÉMISSION DES PROFESSEURS. — EMBARRAS DU PREMIER CHIRURGIEN. — NOMINATIONS ET MUTATIONS. — L'AMPHITHÉATRE DE CHIRURGIE. — COUP D'ŒIL SUR L'ENSEMBLE DES ÉTUDES. — LES ÉTUDES APRÈS 1789.

Par suite de la suppression des cours municipaux destinés aux élèves en chirurgie, le corps des chirurgiens fut désormais chargé de pourvoir à l'enseignement.

ORGANISATION DES COURS. — Dans sa Déclaration de juin 1772[1], le Roi avait prescrit l'organisation d'une école de chirurgie à Lille, à l'instar de celles qui étaient établies dans les principales villes du royaume. Cette école devait comprendre six professeurs, présentés par le Magistrat et le lieutenant du premier chirurgien et nommés par le Roi.

L'année scolaire chirurgicale commençait en mars, et tous les deux mois l'enseignement changeait de façon à ce que le cycle des études fût terminé dans l'espace d'une année. En mars et avril, on enseignait les principes généraux de la chirurgie, la physiologie, la pathologie, l'hygiène, la séméiotique, et la thérapeutique ;

1. Voir plus loin au Chapitre VIII..

en mai et juin, la matière médico-chirurgicale (médicaments simples et composés) ; en juillet et août, la gynécologie ; en septembre et octobre, l'ostéologie, la pathologie, la chirurgie osseuse ; en novembre et décembre, la physiologie ; en janvier et février, la médecine opératoire et les bandages.

Nomination de deux professeurs. — Dès le 15 janvier 1773, le premier chirurgien du Roi, M. *de la Martinière*, écrivait au Magistrat de Lille pour lui rappeler son droit de présentation pour les différentes fonctions de professeurs. « Mon lieutenant, ajoutait-il, m'a mandé qu'il avoit eu l'honneur de vous proposer les sieurs *Arnould, Dupont* et *Warocquier* comme les plus capables de s'en acquitter à la satisfaction publique ; je vous serai très obligé, Messieurs, de vouloir bien me faire sçavoir ce que vous pensez de leurs talents et, dans le cas où vous les jugeriez dignes de vos suffrages, de constater votre avis par une délibération »[1].

Le Magistrat répondit, le 6 février, « que les nommés *Warocquier et Dupont* pourroient remplir l'objet proposé et qu'il paroissoit que le nommé *Lhernould* (sic) n'avoit pas encore eu le temps d'acquérir les connoissances nécessaires pour être chargé d'un cours public de chirurgie »[2].

M. *de la Martinière* n'insista pas et le Roi ne nomma que deux professeurs titulaires, *Warocquier* et *Dupont* ; mais L. *Arnould* fut nommé adjoint à *Dupont* « afin que s'exerçant sous la conduite de ce professeur aux fonctions qui le concernent, il puisse acquérir avec le temps l'expérience et la capacité dont il a encore

---

1. A. C. L., carton 1281, dossier 3.
2. A. C. L., Registre aux résolutions, n° 50, f° 85.

besoin ». On en usa de même à l'égard de *Tilman* qui fut nommé adjoint de *Warocquier*[1].

En réalité *Arnould* fit fonctions de professeur. Voici en effet le texte de la première affiche annonçant l'ouverture des cours ; nous la reproduisons presque en entier, parce qu'elle donne d'intéressants détails sur la façon dont se faisaient les leçons.

La communauté des maîtres en chirurgie de ladite ville se propose de faire l'ouverture de son école le mardi 25 mai 1773, par un cours de principes, que le sieur *Arnould*, maître en chirurgie et adjoint à *M. Dupont*, est chargé de démontrer.

M. Dupont, professeur royal, commencera, à l'expiration du cours de principes, celui d'ostéologie et de maladies des os, et *M. Warocquier*, correspondant de l'Académie royale de chirurgie et professeur royal, démontrera ensuite les accouchemens, l'anatomie, les maladies chirurgicales et les opérations, qui termineront le cours général. *M. Tilman*, maître en chirurgie et adjoint à *M. Warocquier*, le remplacera en cas d'absence.

Rien ne prouve mieux les soins paternels de Sa Majesté pour ses peuples que l'établissement que nous annonçons au public, établissement d'autant plus avantageux pour la Flandre, dont Lille est la capitale, que cette ville est éloignée de Paris et que les jeunes gens qui se destinent à l'étude de la chirurgie n'ont pas toujours les facultés nécessaires pour y aller puiser les instructions dues aux libéralités du Souverain ; d'où il résulte que bien des sujets, remplis d'ailleurs des meilleures dispositions, croupissent dans une honteuse et dangereuse ignorance, faute de moyens de pouvoir s'instruire.

L'utilité de la chirurgie est trop connue pour en faire l'éloge ; cet art trop longtemps avili, injustement confondu avec les autres professions méchaniques, est rentré, par la bonté de Sa Majesté, dans l'état honorable d'où il étoit sorti. Sa Déclaration du 12 avril 1772 abolit les anciennes formes des apprentissages et leur substitue l'étude d'un cours complet de chirurgie, afin que les élèves puissent y puiser les notions préliminaires de l'art sans lesquelles on ne peut être livré qu'à une aveugle routine ou à un empirisme souvent funeste et presque toujours infructueux.

Dans l'état où est maintenant la chirurgie en Flandres, il ne resteroit plus rien à désirer sinon que les élèves qui s'y destinent fussent instruits de la langue latine. La physique et les méchaniques accoutument l'esprit à raisonner avec méthode et justesse ; le philosophe ne trouvera

1. A. C. L., carton 1281, dossier 3.

que peu d'obstacles à vaincre, les sentiers de l'art lui seront ouverts dès l'abord, tandis que celui qui n'aura pas cet avantage sera obligé de tâtonner à chaque instant et ne comprendra qu'à force de temps et de peines ce que l'autre aura conçu du premier coup d'œil. D'ailleurs les avantages réels que les ordonnances du Roi font à ceux qui sont maîtres ès arts, les distinctions dont Sa Majesté veut qu'ils soient décorés, nous obligent à exhorter ceux qui peuvent se donner ce titre à ne pas le négliger...

Le fruit que nos élèves pourront retirer de nos leçons sera le désir auquel nous aspirons ; nous joindrons le pathétique et la simplicité à la clarté et à la précision ; nous nous appliquerons à connoître la capacité et le talent de chacun de nos élèves, lesquels seront obligés de se rendre dans la classe à deux heures précises, et d'y apporter ce qui est nécessaire pour écrire l'abrégé de la leçon qu'on leur dictera pendant la première demi-heure ; ensuite nous ferons la leçon dont nous aurons dicté la substance, qui durera jusqu'à quatre heures...

Les deux premières leçons de la semaine seront employées ainsi que nous l'avons dit plus haut ; dans la troisième nous récapitulerons les leçons précédentes, nous réexpliquerons les endroits qui nous paraîtront le mériter, ensuite nous interrogerons les élèves et nous visiterons leurs cahiers...

Si Sa Majesté a supprimé les apprentissages, elle n'a pas moins prescrit l'obligation d'un cours complet de chirurgie et trois années de service chez des maîtres en chirurgie, dans les hôpitaux des villes frontières ou dans les armées ou enfin dans les hôpitaux de Paris. Les élèves doivent se tenir pour avertis qu'on sera de la plus grande exactitude sur cet article. Les certificats des cours ne seront délivrés qu'à ceux de l'application et de l'exactitude desquels on sera satisfait...

Indépendamment des avantages du cours complet de chirurgie que nous avons détaillé plus haut, les élèves auront à Lille la facilité d'assister aux opérations et pansemens, tant dans l'hôpital militaire que dans les hôpitaux particuliers, où l'art est exercé dans sa perfection, pourvu qu'ils se contiennent dans les bornes du respect et du devoir [1].

Refus de subventions. — Les nouveaux professeurs, *Warocquier* et *Dupont*, qui, avant la création de l'École, touchaient une subvention annuelle de la Ville, sollicitèrent la continuation de ce traitement, le premier comme professeur d'obstétrique, le second comme professeur d'anatomie, se prétendant succes-

1. Documents, n° 458.

seur de *Boucher* auquel la Ville avait toujours servi ces appointements [1].

Le reste du dossier n'existe plus aux Archives, mais nous savons, par d'autres documents, que la pension fut supprimée par le Magistrat. Celui-ci ne faisait qu'user de son droit, puisqu'on lui avait retiré la police du corps des chirurgiens.

Démission des professeurs. — Les deux professeurs « ainsi molestés ne tardèrent pas à abandonner la nouvelle école pour se ranger apparemment sous leurs anciens drapeaux, dans l'espérance de recouvrer les avantages qu'il avaient perdus » [2].

Embarras du premier chirurgien. — Grand fut alors l'embarras de M. *de la Martinière*. Il commença par proposer au Magistrat la nomination d'*Arnould* et de *Marchand ;* le Magistrat lui répondit, le 25 janvier 1775, qu'il acceptait ces deux candidats, mais fit entendre clairement que la ville ne leur accorderait aucune subvention, puisqu'il s'agissait d'un « enseignement public et *gratuit*, conformément aux dispositions des articles XXIX et CXIII de la Déclaration du Roy » [3].

Ce fut en vain que le premier chirurgien tenta d'obtenir le rétablissement de la pension ; il fit même intervenir le subdélégué de l'Intendant, M. d'Haffrenghes, mais sans plus de succès [4]. Le Magistrat lui rappela « que toutes les parties de l'art et science de la chirurgie devaient être enseignées *gratuitement* dans

---

1. A. C. L., carton 1281, dossier 4.
2. A. C. L., carton 1281, dossier 12. Lettre du 15 janvier 1775, de M. de la Martinière à M. de Caumartin.
3. Ibidem, Lettre du Magistrat à M. de la Martinière.
4. Ibidem, Lettre de M. d'Haffrenghes au Magistrat, 7 mars 1775.

l'école publique » d'après les prescriptions mêmes de l'article XXIX de la Déclaration du Roi [1].

Il fallut bien que M. *de la Martinière* se contentât des deux professeurs qu'il avait obtenus. En 1775, *Arnould* fit un cours d'ostéologie sèche et de maladies des os ; à l'expiration de ce cours, il fit celui d'anatomie sur le cadavre [2]. L'année suivante, les deux professeurs royaux se partagèrent forcément tout l'enseignement : *Arnould* fit les cours de physiologie, de thérapeutique et de pathologie, puis celui d'ostéologie, celui d'anatomie, et enfin le cours d'obstétrique ; *Marchand* termina l'année d'études par un cours de maladies chirurgicales et d'opérations [3].

En 1780, *Warocquier* finit par où il aurait dû commencer ; il rentra dans l'école et reprit son cours d'obstétrique, auquel il joignit le cours d'anatomie ; *Marchand* fit les autres cours. Quant à *Arnould*, il ne paraît plus [4].

Nominations et mutations. — Le 4 mai 1782, sans qu'on puisse s'expliquer les raisons de cet acte, les maîtres du Collège des chirurgiens informent le Magistrat « qu'ils ont nommé à la pluralité des voix le sieur *Delacourt*, maître en chirurgie et accoucheur juré, pour faire gratuitement et publiquement des démonstrations d'accouchemens aux élèves et sages-femmes de cette ville, avec la précaution que, faisant deux leçons par semaine, l'une des deux sera affectée aux élèves chirurgiens seulement et la seconde aux matrones et élèves de matrones, sans que les élèves

1. Ibidem, Lettre du Magistrat à M. d'Haffrenghes, 11 mars 1775.
2. Documents, n° 484.
3. Documents, n° 485.
4. Documents, n° 498.

chirurgiens puissent s'y trouver, afin d'éviter le mélange des deux sexes, et les abus qui pourroient en résulter ; qu'ils ont pareillement à la pluralité des voix désigné le sieur Claude-Léonard-Joseph *Chastanet*, nommé par le Roi chirurgien-major en second, démonstrateur de l'Hôpital militaire de Lille et de l'amphithéâtre en dépendant, pour faire des démonstrations d'anatomie et de maladies des os et de physiologie ».

Grand émoi à l'Hôtel de ville ! Cette *nomination* est une contravention à la Déclaration du Roi ; c'est un empiétement sur les droits du Magistrat, auquel le Roi a réservé expressément la présentation des professeurs.

« En vain les suppliants (les maîtres du Collège) allègueroient que le collège n'étant pas en état dans le moment présent de faire remplir toutes les six classes par des professeurs choisis parmi les membres qui le composent, ils y ont provisionnellement pourvu en chargeant les deux personnes ci-dessus de faire les démonstrations les plus essentielles et de donner les leçons les plus importantes pour remplir l'objet desdites six classes, parce qu'il est ordonné par l'article XLIX de la même Déclaration que, dans tous les cas et nommément dans celuy en question, on devra se conformer aux dispositions rappelées audit article XXIX, c'est à dire qu'il doit également y être pourvu par le Roy, sur la présentation des sujets les plus capables qui doit être faite à cet effet de concert par les mayeurs et eschevins de cette ville et le premier chirurgien de Sa Majesté. S'il en étoit autrement, il s'ensuivroit que les supplians pourroient donner l'exclusion à ceux des membres du collège qui ne leur plairoient pas. »

Après avoir ainsi formulé son avis, le Procureur

syndic requérait : « Qu'il soit déclaré que les suppliants ne sont pas en droit de faire choix des professeurs qui doivent enseigner publiquement et gratuitement aucune des parties de l'art et science de la chirurgie et qu'en conséquence on ne peut avoir égard à leur demande »[1].

D'un autre côté, la requête des Maîtres du Collège de chirurgie offrait (sans doute pour « dorer la pilule ») d'établir à leurs frais un dispensaire qui serait ouvert gratuitement, tous les lundis, aux pauvres de la ville de Lille atteints de maladies graves. Autant la première partie de la requête déplaisait à la Ville, autant la seconde lui souriait, puisqu'il s'agissait d'une création vraiment utile à la classe indigente. Il importait donc, pour obtenir cette création, de ne point froisser le Collège de chirurgie par un refus trop net des nominations proposées.

Le Magistrat tourna habilement la difficulté : « Il a été résolu de déclarer audit collège qu'il seroit pris tel égard qu'il appartiendroit à sa recommandation lors de la présentation à faire au Roy des sujets propres à remplir l'objet dont il s'agit et de déclarer que le collège pouvoit annoncer au public les secours gratuits qu'il se propose de rendre aux pauvres dans les maladies chirurgicales, auquel effet le procureur sindic lui remettra copie de la présente résolution »[2].

Le premier chirurgien du Roi, comprenant très bien le froissement produit par la démarche intempestive du Collège de chirurgie, écrivit au Magistrat, le 6 juin 1782, une lettre qui calma les susceptibilités :

1. Documents, nos 508 et 509.
2. Documents, no 510.

Messieurs, plusieurs maîtres en chirurgie de la ville de Lille se présentent pour remplir dans leur collège les différentes places de professeurs qui y sont vacantes. Disposé, comme je le dois être, à favoriser et à entretenir leur émulation, je ne puis qu'accueillir avec satisfaction les preuves qu'ils veullent donner de leur amour pour le progrès de la chirurgie, et de leur zèle pour l'instruction des élèves dans cette partie essentielle de l'art de guérir. Mais comme les sujets ne sont pas connus parfaitement et que vous avez d'ailleurs par les articles 29 et 30 de leurs statuts le droit de les désigner, je vous serai bien obligé, Messieurs, de vouloir bien m'indiquer ceux des maîtres de ce collège que vous croirez les plus capables de remplir les places vacantes avec honneur et distinction. Il seroit à désirer que le cours complet des études en chirurgie fût rempli dans cette école par six professeurs en la manière prescrite par ces statuts, ce qui n'a encore pu se faire à cause du petit nombre de ses maîtres propres à l'enseignement qui s'y rencontroient dans le moment de son institution. Ce nombre est accrû et il seroit possible maintenant de pourvoir à toutes les parties de ce cours. J'espère, Messieurs, que vous voudrez bien prendre en considération l'avantage de cet établissement [1].

Le Magistrat répondit le 22 juin : « Nous croyons qu'en continuant au sieur *Warocquier* sa leçon, avec l'adjonction de son fils pour le suppléer en cas d'empêchement légitime, on pourroit avec attente de succès confier au s^{r} *Chastanet* le fils, celles de l'anatomie et tout ce qui compose la 1re leçon suivant l'article 34e de la Déclaration du 1er juin 1772. Le sieur *Quittez* fils pourroit, d'un autre côté, se charger de la partie de l'ostéologie qui compose la 4e leçon. Il restera la 2e, la 5e et la 6e, pour lesquelles nous aurons les sieurs *Delacourt* et *Reignaux*. Le sieur *Chastanet* fils pourroit au reste se charger d'une seconde partie ; son zèle doit garantir le succès de celles qui lui seront confiées » [2].

M. *de la Martinière*, dans une nouvelle lettre du 18 août, souleva quelques objections au sujet des candidatures de *Warocquier* fils et de *Reignaux* : « On

1. Documents, n° 511.
2. Documents, n° 512.

m'assure que le premier est incapable de démontrer, qu'il n'a pu répondre ni parler dans ses examens ; qu'à l'égard du sieur *Reignaux*, quoiqu'avec bonnes mœurs, c'est une espèce d'original qui prête à rire par ses actions qui tiennent un peu de l'imbécillité, et qui par ses ridicules se feroit baffouer de ses élèves »[1].

Le Magistrat maintint ses candidatures ; les rapports faits au premier chirurgien n'étaient inspirés, dit-il, que par des vues particulières et intéressées à écarter ces deux maîtres[2]. M. *de la Martinière* déclara, le 20 octobre 1782, qu'il n'avait rien de mieux à faire que de s'en rapporter entièrement au suffrage du Magistrat. « Je vais donc, ajoutait-il, incessamment présenter à Sa Majesté ces deux chirurgiens conjointement avec ceux qui sont compris dans la présentation que vous m'avez fait l'honneur de m'adresser. Il est tout naturel de penser qu'ils ne sont pas tous de même force, mais, comme vous le remarquez fort bien, Messieurs, il seroit à craindre qu'en exigeant trop, on ne rendît l'exécution de leurs règlemens impossible et qu'on ne perdît ainsi tout le fruit d'un établissement qu'on doit favoriser. On reconnoît bien à la sagesse de ces vues des magistrats éclairés pleins de zèle pour le bien public »[3].

Cet incident réglé, les professeurs donnèrent leurs cours d'une façon régulière. *Chastanet* enseigna les principes généraux, la physiologie, la pathologie, la séméiotique, l'hygiène et la thérapeutique[4] ; *Reignaux* fit le cours de matière médicale ou de thérapeutique

---

1. Documents, n° 513.
2. A. C. L., carton 1282, dossier 13.
3. Documents, n° 514.
4. Documents, n° 522.

chirurgicale[1] ; *Quittez*, le cours d'ostéologie sèche et fraîche[2] ; *Delacourt*, celui d'anatomie[3] ; *Warocquier*, l'obstétrique[4].

En 1784, *Reignaux* tomba malade et ne put donner son cours cette année-là. Le Magistrat s'émut de cette situation et lui fit savoir que « sa conduite annonçant une retraite qui rendoit sa place vacante, le Magistrat alloit pourvoir à son remplacement »[5]. Mais *Reignaux* s'obstina à vouloir conserver son titre de professeur sans en remplir les fonctions ; aussi le Magistrat, dans son assemblée du 11 juin 1785, fit-il le choix de trois candidats qu'il proposerait au premier chirurgien pour remplacer *Reignaux*, considéré, malgré lui, comme démissionnaire[6]. Celui-ci fut d'ailleurs révoqué par le Roi, le 20 juillet.

De par le Roy. Sa Majesté a révoqué et révoque le brevet du 8 novembre 1782, par lequel elle a nommé le sieur *Reignaux* à la place de second professeur au Collège royal de chirurgie de Lille. Veut en conséquence que, conformément à l'article 30 de la Déclaration du 1er juin 1772, il soit choisi par les officiers municipaux de celle de Lille trois sujets capables de remplacer ledit sieur *Reignaux* et qu'il soit présenté à Sa Majesté par son premier chirurgien l'un desdits trois sujets qu'elle nommera à sa place. Fait à Versailles, le 20 juillet 1785. LOUIS. — Le Mal de Ségur[7].

Le 2 août, la révocation fut signifiée par le notaire au malheureux professeur. Celui-ci « ne put remettre son brevet de professeur, l'ayant égaré, mais il donna acte de démission et de soumission aux ordres du Roi ».

Une lettre du Magistrat à l'intendant Esmangart,

---

1. Documents, nº 523.
2. Documents, nº 528.
3. Documents, nº 529.
4. A. C. L., carton 1282, dossier 1.
5. Documents, nº 540.
6. Documents, nº 541.
7. Documents, nºs 543 à 546.

du 13 juin 1785, contient l'explication de la conduite étrange de *Reignaux* : « Il ne peut avoir omis de faire cette année ses fonctions de professeur que par la conviction qu'il a du peu de fruit qu'il peut y faire, les certificats avantageux qu'il a en sa faveur, d'après lesquels nous nous étions déterminés à le présenter en 1782, ne suppléant point à transmettre aux élèves les connoissances de son art. Nous croyons, Monseigneur, que les tracasseries qu'il a éprouvées de la part de ses confrères, d'où est résulté le peu de considération de ses élèves, ont contribué en partie à la nullité de ses leçons »[1].

A la même époque, une seconde chaire était devenue vacante par la démission volontaire du professeur *Marchand*. Le Magistrat proposa, le 13 juin 1785, à la nomination royale les sieurs Charles-Alexandre-Joseph *Pionnier*, Joseph *Ducret* et Jean-François-Joseph *Vrau*, pour remplacer *Marchand*[2] ; le 17 juillet 1785 le sieur *Pionnier* fut nommé par le Roi[3]. Pour remplacer *Reignaux*, le Magistrat proposa, le 3 août 1785, François-Joseph *Warocquier*, *Dupont* et *Tilman*[4] ; *Warocquier* fut nommé le 15 octobre[5].

On connaît ainsi l'état du corps professoral de l'école de chirurgie en 1789 ; nous dirons plus loin ce que devint l'école de chirurgie sous la Révolution et comment on tenta de réorganiser son enseignement.

L'AMPHITHÉATRE. — Nous avons peu de choses à dire sur le local où se donnèrent les leçons de chirurgie ;

---

1. Documents, n° 542.
2. Documents, nos 547, 548.
3. Documents, n° 549.
4. Documents, n° 550.
5. A. C. L., carton 1282, dossier 15.

il suffirait presque d'en indiquer la situation. Cependant, pour être complet, disons qu'au début de l'enseignement chirurgical, il se donnait dans une salle haute de l'Hôtel de ville[1]. Au XVIIIe siècle, les chirurgiens demandèrent au Magistrat de « leur accorder gratis une place pour y démontrer l'anatomie, d'y faire dresser une manière d'amphithéâtre de quelques planches pour la commodité des spectateurs, de quoi remplir un foyer de feu lors des démonstrations pour la commodité du médecin qui veut bien se charger de les faire »[2]. Le 17 juillet 1728, le Magistrat décida de « faire à ses frais un amphithéâtre »[3]. L'emplacement n'en est pas indiqué : on sait qu'en 1754 Boucher fit quelques leçons dans l'ancien hôpital Saint-Louis ; mais cet amphithéâtre fut abandonné, puisque, vers 1772, les cours se faisaient encore « dans la salle ordinaire de l'Hôtel de ville »[4].

Le 12 octobre 1772, la communauté des chirurgiens fit l'acquisition d'une maison avec jardin « située place aux Bleuets, sans front à rue, et ayant son entrée et sa sortie par une petite allée par la petite rue qui conduit de la Petite-Place aux Urbanistes » et voisine du cabaret du Jardin de l'Arc[5]. Dès que l'École royale fut établie, on aménagea un amphithéâtre dans cet immeuble et c'est là que se donnèrent désormais les cours.

Coup d'œil sur l'ensemble de l'enseignement. — D'après ce qui précède, on peut se former une idée

1. Documents, n° 178.
2. A. C. L., carton 1275, dossier 10.
3. Documents, n° 200.
4. Documents, nos 236, 335 à 345.
5. Documents, n° 440.

exacte de la préparation scolaire des élèves chirurgiens, indépendamment de leur préparation pratique, durant l'apprentissage dans la maison du maître chirurgien qu'ils choisissaient.

Ils n'étaient, en somme, astreints qu'à une seule année d'études, durant laquelle ils avaient à peine le temps de prendre une légère connaissance des différentes branches de l'art qu'ils se disposaient à exercer. La matière complète de l'enseignement comprenait six sections et devait être parcourue dans l'espace d'une seule année. Les étudiants n'avaient donc que deux mois à consacrer à chacune de ces branches dont nous avons donné l'énumération au commencement de ce chapitre. En ce court espace de temps, leur était-il possible d'acquérir autre chose qu'une connaissance très rudimentaire et fort incomplète de l'anatomie, de la physiologie, de la thérapeutique chirurgicale, ou des autres parties de l'enseignement ?

Il est vrai qu'ils avaient, en tout temps, la faculté d'assister aux opérations et aux pansements qui se faisaient à l'Hôpital militaire et dans les hôpitaux particuliers ; ils pouvaient s'y instruire avec réel profit ; mais on ne peut se défendre de constater l'insuffisance notoire des études des chirurgiens à cette époque.

Les chirurgiens vraiment désireux d'acquérir une science, sinon éminente, du moins suffisante, devaient donc suppléer à cette lacune par le travail et l'étude personnelle. Disons tout de suite à la louange de nos chirurgiens lillois qu'ils adoptaient, pour la plupart, cette ligne de conduite ; qu'un bon nombre d'entre eux devenaient d'excellents praticiens ; que plusieurs même se firent une réputation de science justement méritée dans le monde chirurgical et même médical.

Les études après 1789. — Au début, la Révolution eut d'autres préoccupations plus urgentes que celle de l'enseignement de la chirurgie. L'École ci-devant royale, qui comptait cent cinquante élèves en chirurgie et en obstétrique, continua à fonctionner.

Le professeur d'ostéologie, *Quittez*, étant mort, l'administration municipale proposa pour le remplacer, le 29 novembre 1793, trois candidats : *Cuvelier*, *Vanderhaghen* et *Raigneaux*, recommandés par le premier chirurgien [1]. Celui-ci fit choix de *Cuvelier* [2].

Nous avons dit plus haut que les professeurs de l'École de chirurgie ne recevaient pas de traitement de la ville, sauf *Warocquier*, auquel on avait maintenu sa pension de 100 florins. Encore devons-nous constater qu'en 1792, on fit quelques difficultés pour la lui verser ; il réclama auprès des administrateurs du département le terme annuel échu au 31 mars de cette année. On demanda une enquête « pour savoir si les leçons étaient suivies et si ce cours présentait une grande utilité ».

Quoiqu'il en soit, le collège royal de chirurgie subsista jusqu'au 18 août 1792, avec ses six professeurs : *Chastanet*, *Warocquier* père, *Warocquier* fils, *Delacourt*, *Cuvelier* et *Pionnier* le jeune.

Le décret du 18 août 1792 supprima le collège et conséquemment l'enseignement fut suspendu ; pendant cinq ans, il n'en fut plus question... et on en revint à l'ancien régime de la corporation. Les jeunes gens qui se destinaient à la profession de chirurgien n'avaient

1. A. C. L., Délibérations du Conseil municipal, t. II, p. 52.

2. Pour la plupart de nos références après la Révolution, il nous sera impossible de donner des cotes précises ; les Archives ne sont pas classées. En l'absence d'indication, il faut s'en référer aux liasses « Art de guérir ».

plus en effet d'autre ressource que l'*apprentissage* auprès d'un maître. Une pétition adressée au représentant du peuple Berlier, le 15 novembre 1794, réclamait la création d'un cours d'anatomie et de physiologie ; l'administration municipale l'avait apostillée favorablement : « De tout temps les élèves en chirurgie et en médecine ont dû trouver dans les hôpitaux les leçons nécessaires à leur instruction ; si cet usage salutaire a été abandonné, il est de l'intérêt général et particulier de le rétablir »[1]. Malgré cela, il ne fut pas donné suite à cette demande.

En 1797, la situation changea. Les officiers de santé de l'ancien collège de chirurgie s'adressèrent au corps municipal, lui demandèrent instamment le rétablissement des cours et lui proposèrent une liste de candidats. La Municipalité les accepta tous, sauf un, *Delacourt*, proposé pour l'obstétrique. De fait, pour cette dernière branche, l'enseignement n'avait guère été interrompu, car, à la mort de *Warocquier*, le chirurgien *Brielman* lui avait succédé par nomination du Directoire du district de Lille.

En conséquence, par délibération du 30 mars 1797, la Municipalité nomma :

Gadelin, professeur des principes ;

Vanderhaghen, professeur de matière médico-chirurgicale ;

Cuvelier, professeur d'ostéologie ;

Tison, professeur d'anatomie ;

Pionnier le jeune, professeur des maladies chirurgicales et des opérations.

Elle ratifia la nomination de *Brielman* comme pro-

1. A. C. L., Délibérations du Conseil municipal, Registre 5, f° 31, verso.

fesseur d'obstétrique, et résolut de faire savoir à *Delacourt* « que ce n'était par aucun motif d'incapacité qu'il n'était pas nommé aux accouchements, mais parce que cette place était déjà occupée »[1].

Dès lors les cours se succédèrent régulièrement de deux mois en deux mois, conformément aux prescriptions de la Déclaration de 1772. Le Collège de chirurgie semblait être rené de ses cendres ; seul, son titre avait changé depuis le 22 ventôse an V : il s'appelait la « Société des chirurgiens ».

L'enseignement des professeurs était gratuit, comme sous l'ancien régime, mais avec cette différence que, les droits d'examens n'existant plus, le « casuel » assez important autrefois était nul à cette époque.

En janvier 1801, les professeurs présentèrent à la Municipalité la requête suivante :

La municipalité avait décidé, en rétablissant les cours de chirurgie en l'an V, que les impositions du lieu de leurs assemblées seraient payées par la Commune. Restait un canon d'arrentement payé aux Hospices se montant à 157 florins 10 patars pour ce local. Lorsque les examens qui, alors, étaient fréquents, payaient une somme à la bourse commune de cette société, le canon était exactement payé. Mais, depuis dix ans, il s'est fait peu d'examens ; ceux qui se font ont été gratuits. L'enseignement de toutes les parties de la chirurgie s'est fait gratuitement aussi. Ces examens et ces leçons sont d'une utilité trop vivement sentie sans doute pour qu'il soit nécessaire de s'appesantir à ce sujet. Puis donc que le public en profite, ce faible traitement doit semblablement être dû à la charge publique et, certainement, il n'y a aucune comparaison entre cette modique dépense et le traitement des professeurs, si leur zèle n'avait point été assez grand dans tous les temps pour n'en point réclamer. *Delacourt, Tilman, Vanderhaghen.*

La Municipalité fit droit à cette réclamation par sa délibération du 25 septembre 1801 :

Considérant que les services rendus à la Commune par les profes-

1. Ibidem, Registre 7, f° 53.

seurs dans les différentes parties de l'art de guérir sont inappréciables et que c'est à leur zèle et à leurs talens que Lille et ses environs doivent quantité d'artistes distingués et des accoucheurs assez instruits pour exercer leur art avec discernement : que depuis la suppression des collèges, la Société des chirurgiens, quoique sans traitement ni rétribution, n'a pas discontinué de rendre à la Commune les mêmes services que lorsque les professeurs jouissaient de l'un de l'autre ; arrête que les dépenses faites pour la conservation du local affecté aux leçons de chirurgie et à l'examen des aspirants, telles que canon d'arrentement, contributions et entretien de l'édifice, seront à la charge de la Commune.

C'était pour nos professeurs un premier succès ; mais ils espéraient et voulaient davantage. L'année suivante ils demandèrent une « indemnité » analogue à celle des professeurs de l'École centrale. « Ils ne pouvaient évidemment obtenir satisfaction en se plaçant sur ce terrain, observe très justement le Dr de Chabert[1]. Les écoles centrales n'avaient rien de commun avec les cours de médecine ; en réalité l'enseignement médical était du ressort des écoles spéciales. Il n'y avait pas d'école spéciale dans le Nord. C'était de ce côté qu'il fallait diriger ses efforts ».

La municipalité lilloise le comprit et travailla à obtenir que Lille fût choisie comme siège de l'école spéciale alors en projet. Elle écrivit dans ce sens au Conseiller d'État chargé de l'enseignement :

Cette branche importante de l'art de guérir exige, pour le succès de son enseignement, un concours de moyens qu'aucune ville du Nord de la France ne réunit plus éminémment que celle de Lille ; de l'opulence, pour y fixer de grands maîtres ; une population pour les exercer, et de vastes établissements de bienfaisance, et pour les leçons cliniques, et pour procurer aux écoles tous les sujets nécessaires aux démonstrations. Tels sont les moyens indispensables au succès des écoles de chirurgie et tels furent, sans doute, ceux qui portèrent celles

---

1. *Le Corps médical dans le Nord depuis* 1789, p. 87 (Lille, 1904). — Nous nous faisons un plaisir de déclarer que nous avons emprunté bien des renseignements à ce bon travail.

de Lille à un degré qui n'a été surpassé que par celles de la Capitale. Ces écoles ont cessé d'exister indistinctement à la dissolution du collège, mais on ne tarda pas à sentir la nécessité de les rétablir pour arrêter les effets de l'impéritie qui portait ses ravages dans nos campagnes. Ce rétablissement invoqué de toutes parts au nom de l'humanité n'eut besoin que du seul appel de l'autorité locale pour être effectué et pour que les professeurs reprissent leurs fonctions avec tout le zèle et le désintéressement qu'ils y apportèrent dans tous les temps. A tant de titres, Lille réunit encore, outre l'avantage de posséder les mêmes professeurs qui maintinrent la réputation méritée de ses écoles, ceux d'offrir un amphithéâtre parfaitement disposé et tous les objets nécessaires aux démonstrations et tous les moyens d'éducation nécessaires.

Le Conseil général du Nord appuya la demande. Mais rien n'était fait encore, sur ce point, au moment de la promulgation de la loi du 10 mars 1803.

Le 20 juin de la même année, la Commission des Hospices de Lille organisa des études médicales et chirurgicales dans l'Hôpital Saint-Sauveur. Le cours de clinique médicale fut confié à *Dourlen*, médecin en chef ; le cours de clinique chirurgicale à *Vanderhaghen*, chirurgien titulaire ; le cours d'opérations à *Pionnier*, chirurgien consultant.

Un arrêté préfectoral du 4 juin 1805 institua à Lille une école primaire de médecine, comprenant six professeurs :

Cavalier, ex-professeur de l'hôpital militaire d'instruction de Lille, pour l'anatomie, les cas rares de chirurgie et les accouchements ;

Féron, ex-professeur du même hôpital, pour la physiologie, la physique médicale et l'hygiène ;

Boulet, pour la nosologie, la pathologie interne, les opérations et bandages ;

Bécu, médecin en chef de l'hôpital militaire, pour la pathologie interne, les cas rares de médecine et la médecine légale ;

Dourlen, médecin de Saint-Sauveur et Hôtel-Dieu,

pour la nosologie, la clinique interne, les maladies des femmes et des enfants ;

Drapiez, pharmacien, pour la chimie, la pharmacie et la matière médicale.

Cette école ne fonctionna que deux ans ; au début de 1808, les cours s'arrêtèrent et aussitôt de nouvelles réclamations s'élevèrent. Le Conseil municipal s'en émut et, dans sa séance du 1er mai 1808, prit la décision suivante :

Considérant que le Collège royal de chirurgie, supprimé par la Révolution, n'a été remplacé par aucun autre établissement ; que les jeunes gens qui se destinent à l'art de guérir ne peuvent aujourd'hui avoir de leçons que des maîtres particuliers dont la plupart sont loin d'avoir les talents de les leur donner ; que déjà les effets funestes de l'abandon de l'enseignement public se font sentir ; qu'il ne se présente devant le jury médical que des élèves dénués d'instruction ou du moins qui en témoignent fort peu ; que cet état de choses menace la ville et surtout les campagnes ;

Considérant que déjà le Conseil a exprimé le vœu qu'une école primaire de médecine, de chirurgie et de pharmacie fût établie en cette ville et qu'à cet effet des fonds ont été votés au budget de 1806 ;

Art. I. — Il sera établi près l'Hôpital Saint-Sauveur de cette ville trois professeurs chargés d'enseigner : 1° l'anatomie et l'art des accouchements ; 2° les opérations et le traitement des maladies chirurgicales ; 3° la médecine clinique.

Art. II. — Une somme de 3.000 francs sera ajoutée au budget des hospices pour 1809 et sera destinée tant aux frais du premier établissement qu'au traitement des professeurs.

Cette délibération, ou plus exactement ce vœu, n'eut point de suite immédiate.

Un arrêté préfectoral du 3 janvier 1812, motivé par une « pétition d'un grand nombre de jeunes gens qui se destinent à l'art de guérir », rétablit à l'hôpital Saint-Sauveur les trois cours de *Dourlen*, de *Vanderhaghen* et de *Drapiez*.

Nous possédons dans notre collection une petite brochure intitulée :

Discours prononcé le 12 février 1812, pour l'ouverture des cours publics et gratuits de médecine, de chirurgie et de pharmacie, en présence du maire, des président et membres composant la commission administrative des secours publics de Lille, par *M. Dourlen*, médecin de l'hôpital civil et de l'Hôtel-Dieu y réuni, commissaire aux épidémies pour le troisième arrondissement, membre correspondant de plusieurs sociétés savantes [1].

De nouveau ces cours furent abandonnés à la fin de 1814, sans doute à la suite de l'ordonnance royale du 30 décembre érigeant l'Hôpital militaire de Lille en hôpital d'instruction.

Ce n'est que par décret du 12 avril 1852 qu'une école préparatoire de Médecine et de Pharmacie fut créée à Lille ; elle fut érigée en école de plein exercice le 19 décembre 1874 et devint la Faculté mixte de médecine et de pharmacie.

---

1. A Lille, chez Marlier, imprimeur, rue Française, n° 23 (In-8°, 24 p.).

CHAPITRE V

LE CHEF-D'ŒUVRE ET LES EXAMENS

LE CHEF-D'ŒUVRE. — LES EXAMENS. — NOMBRE DES EXAMENS. — LES EXAMENS APRÈS 1772. — LA THÈSE. — LES CHIRURGIENS DE LÉGÈRE EXPÉRIENCE. — LES EXPERTS. — LES SAGES-FEMMES. — LE JURY. — LES DROITS D'EXAMENS. — LES DIPLÔMES OU CERTIFICATS. — LE SERMENT. — LISTE DES EXAMENS SUBIS A LILLE. — LES EXAMENS APRÈS 1789.

LE CHEF-D'ŒUVRE. — La Chirurgie étant considérée comme un métier ou un art manuel, il fallait qu'après son apprentissage, l'aspirant justifiât de sa capacité par la production d'un chef-d'œuvre, avant d'être admis à la maîtrise.

Les statuts du 3 juin 1561 réglementaient ainsi ce chef-d'œuvre, dans leur article III :

Item, quant à ceulx quy prétendent estre admis et receus à passer maistre dudict stil et art de chirurgie et barbierie, seront tenus de faire chief d'œuvre, assçavoir de faire quatre lanchettes pour deuement ouvrir certaines vaines quy seront advisées par le corps dudict mestier, et sy sera examiné par les maistres dudict mestier et les commis et députez ad ce, lequel examen se fera pareillement en la présence du plus anchien docteur médecin ou aultres commis, et lesquelles lanchettes ledict examiné sera tenu faire ès maisons desdits quatre commis et jurez, en chascune d'icelle une.

L'article V des mêmes statuts soumettait à l'obligation du chef-d'œuvre tout chirurgien ou barbier étranger qui venait s'installer à Lille.

Sy quelque chirurgien ou barbieur d'aultre ville venoit pour résider en ceste dicte ville pour y exercier ledict stil, sera tenu faire chief d'œuvre comme dict est, ensamble passer ledict examen comme les aultres maistres y résidens [1].

Les statuts du 7 février 1632 contiennent les mêmes prescriptions [2].

Le doyen et les maîtres du stil des chirurgiens veillaient avec un soin jaloux à l'observation de ce règlement ; nous les voyons, le 19 octobre 1646, citer devant le Magistrat Jean *de Navarre* « afin qu'il eût à se désister et ne plus doresnavant tenir bouticque ouvert, comme n'ayant passé chef d'œuvre. » *Navarre* promit de le faire en dedans deux mois [3].

Dans le règlement du 9 octobre 1714 [4] et dans celui du 7 juin 1770 [5], le chef-d'œuvre est toujours maintenu, quoique les examens fussent alors plus complets et plus sévères. Cela se comprend aisément ; le corps des chirurgiens se considérait toujours comme corporation et toute corporation supposait un chef-d'œuvre. En 1770, il fut même interdit aux fils de maîtres de se présenter pour leur chef-d'œuvre avant l'âge de vingt ans et aux autres aspirants avant l'âge de vingt-deux ans.

Les examens. — Les documents qui nous ont été conservés, même les plus anciens, ne font jamais mention de la réception d'un chirurgien à Lille, sans faire observer qu'il a subi un examen d'aptitude et que « relation a été faite en halle de sa suffisance et habileté [6] ». Avant de se livrer à la pratique de son art, le chirurgien qui arrivait à Lille commençait par

1. Documents, n° 53.
2. Documents, n° 89.
3. Documents, n° 93.
4. Documents, n° 173.
5. Documents, n° 439.
6. Documents, n° 20.

demander aux échevins de vouloir « ordonner à aucuns cyrurgiens sermentés de l'examiner, pour et afin que s'il estoit trouvé expert et propice, il fust par lesdits eschevins passé et receu à maistre cyrugien [1]. »

Ordinairement le « jury » se composait d'un ou de plusieurs médecins et de plusieurs chirurgiens sermentés [2] ; mais leur nombre ne paraît pas avoir été fixé avant le XVIIe siècle. Les statuts de 1561 stipulent simplement que cet examen se fera en la présence du plus ancien docteur médecin ou aultres commis [3] et les statuts de 1632 renouvellent cette disposition [4]. « Tous ceulx et celles quy se voldront mesler de l'art de chirurgie et barbieur en ceste dicte ville et taille seront tenus préallablement eulx faire examiner par ceulx quy seront eslus et commis ad ce par eschevins et le corps dudict mestier, en la présence du médecin pentionné de ladicte ville ou aultre docteur en médecine ad ce commis... et en cas que ledit examiné soit trouvé insouffisant luy sera interdict de exercer ledict art de chirurgie et barberie, meismes ne polra ordonner ne exhiber potion, pilules ou aultres médechines concernant ledict art de chirurgie ou médecine. »

Le 27 juillet 1654, le Magistrat décida que ses docteurs sermentés « entreviendront doresnavant aux examens de ceux qu'ils prétendent estre admis à la maistrise de chirurgien et que lesdits examens se feront en la maison du doïen desdicts chirurgiens [5]. »

Cependant, au dire des médecins, la plupart de ces examens se passaient assez légèrement et avec fort

---

1. Documents, n° 32.
2. Documents, nos 40 à 44.
3. Documents, n° 53.
4. Documents, n° 89.
5. Documents, n° 95.

peu d'ordre ; ils étaient souvent l'occasion d'un festin offert par le candidat et dont l'abondance et la délicatesse faisaient sans doute oublier l'insuffisance des réponses faites à l'examen [1]. Le Magistrat reçut leurs plaintes et ordonna, le 19 juin 1679, que désormais les examens se passeraient à l'Hôtel de ville, dans la salle vulgairement appelée le siège des apothicaires, et en présence des deux échevins commis à ce siège. En outre il défendit toute « dépense de bouche » sous peine de 50 florins d'amende [2].

Une autre ordonnance du 11 septembre 1698 prescrivit aux chirurgiens de passer leur examen en deux jours, le premier jour sur la théorie, le second jour sur la pratique [3].

Chose étrange, le Magistrat, qui semblait veiller avec un soin jaloux sur les examens des chirurgiens, avait cependant la prétention d'être juge en dernier ressort et d'admettre de sa propre autorité à la maîtrise de chirurgie en dépit de l'insuffisance de ces examens et du verdict défavorable du jury. Nous en trouvons un exemple en octobre 1713. Un sieur Jacques *Mallet*, garçon chirurgien, s'était présenté aux examens pour la maîtrise ; le jury l'avait trouvé « aucunement capable » et l'avait ajourné à quatre mois. Une seconde fois il fut trouvé insuffisant. A la troisième épreuve il ne fut pas plus heureux et ses examinateurs, « en acquit de leur devoir et de leur serment », durent avertir le Magistrat que ledit *Mallet* « n'est nullement capable

1. A Cambrai, le candidat offrait de la bière, du vin, de l'eau-de-vie et de nombreux présents exigés par les examinateurs (Dr Coulon, *La Communauté des chirurgiens barbiers de Cambrai* (Paris 1908), p. 37).

2. Documents, n° 113.

3. A. C. L., carton 1278, dossier 2. — Cette pièce n'existe plus au dossier ; nous la citons d'après la mention de l'inventaire.

pour estre admis à l'exercice de l'art de chirurgie et qu'il seroit dangereux mesme de l'admettre ». Or, voici la singulière décision du Magistrat, en date du 30 octobre 1713 : « Ouïs nos commissaires qui ont esté présents à l'examen dudit *Mallet*, nous déclarons que ledit Mallet sera admis à la franchise de chirurgien [1] ». Les documents nous manquent pour apprécier cette décision qui, au premier abord, semble au moins singulière. Notre Magistrat, qui faisait les lois, se considérait comme au-dessus d'elles, et se réservait le droit de les enfreindre.

Nombre des examens. — Jusqu'en 1714, nous l'avons vu, les candidats subissaient un double examen, l'un théorique, l'autre pratique. A cette époque, les maîtres chirurgiens demandèrent que l'examen fût divisé « en quatre temps différents, afin de le mieux faire et que celuy qui le doit subir s'y prépare plus utilement et se perfectionne dans sa profession à l'agrément et à l'avantage d'une ville aussi fameuse que celle de Lille qui doit servir de modèle aux voisines » [2].

Le Magistrat profita de cette requête pour édicter un nouveau règlement dont voici les deux premiers articles :

1. — Les aspirans à la maîtrise de chirurgie de cette ville seront examinez par le doyen, les maîtres du corps et quatre suppôts, suivant l'ancien usage, comme il se pratique dans les autres villes voisines, et dans le corps des apoticaires de cette ville, lesquels quattre suppôts seront nommés par les quattre maîtres, lesquels auront voix délibérative en l'examen et réception des aspirans qui, avant être reçus maîtres, devront avoir satisfait à l'examen et à ce qui suit en la manière accoutumée.

---

1. Documents, n° 170.
2. Documents, n° 171.

2. — L'aspirant fera convoquer l'assemblée pour subir l'examen qui se fera à quattre fois différentes : sçavoir, la première sur la tentative ou principes de la chirurgie et l'ostéologie ; la deuxième sur la connoissance générale de l'anatomie ; la troisième sur les maladies et curations d'icelles ; la quatrième sur les opérations et leurs bandages [1].

Le 16 août 1749, à la demande des maîtres chirurgiens, et de l'avis du collège des médecins, le Magistrat éleva de quatre à six le nombre d'examens « sçavoir : le premier sur les principes de l'art, le second sur la connoissance de l'ostéologie, partie fondamentale du corps humain, le troisième sur la miologie, le quatrième sur la splanchnologie ou connoissance des viscères, le cinquième sur les maladies chirurgicales et leurs remèdes, et le sixième sur les opérations de l'art » [2].

Les examens après 1772. — La Déclaration royale de 1772 vint encore modifier profondément l'économie des examens de chirurgie. Désormais le candidat dut choisir, parmi les maîtres de la communauté, un « conducteur » pour le seconder dans ses démarches et l'assister dans ses examens. Lorsque le lieutenant du premier chirurgien du Roi avait vérifié tous les titres du candidat et l'avait autorisé à subir les examens, sur l'avis du prévôt, avait lieu une première épreuve appelée « tentative » devant l'assemblée générale du Collège. Ce premier examen portait sur les principes de chirurgie, la physiologie, la pathologie et la thérapeutique chirurgicales, les généralités concernant les plaies, les tumeurs, les ulcères et les moyens de les guérir.

Quand ce premier examen avait été subi avec succès,

1. Documents, n° 173.
2. Documents, n° 269.

le candidat était admis à « faire la semaine d'ostéo logie » qui comprenait deux actes à deux jours d'intervalle [1].

Trois autres « semaines » devaient être encore affrontées par le candidat : la semaine d'anatomie, la semaine des opérations et la semaine des médicaments.

Enfin venait le dernier examen, dit « examen de rigueur ». Le candidat y était interrogé sur les faits de pratique et principalement sur les « rapports » de chirurgie. Le lieutenant proposait un ou plusieurs sujets de rapports auxquels le candidat devait satisfaire sur le champ, en rédigeant de sa propre main les rapports revêtus de toutes les formalités et conditions requises pour leur validité.

La thèse. — Quand tous ces examens avaient été subis avec succès, le candidat, d'accord avec le lieutenant et les membres du jury, déterminait le sujet de sa thèse inaugurale, qui pouvait être manuscrite ou imprimée. La soutenance de la thèse avait lieu à l'Hôtel de ville, dans une salle, au jour et à l'heure que fixaient MM. les Échevins commissaires au corps de chirurgie.

Les cartons de nos archives ont conservé quelques-unes de ces thèses imprimées. Celle de *Chastanet* est dédiée à son père ; celle de *Warocquier*, aux grands baillis.

J.-B. *Quittez* fut, croyons-nous, le premier candidat qui eut la bonne pensée de dédier sa thèse au Magistrat lillois. « Il désireroit, écrivait-il, dédier cette dissertation à vos seigneuries, et n'osant en prendre la liberté sans au préalable avoir obtenu votre agrément, il a recours à vos bontés ordinaires, Messieurs, afin qu'il

1. Pour ces deux actes, le candidat devait se munir d'un squelette humain.

vous plaise accueillir favorablement le foible hommage dudit suppliant et lui permettre vous dédier les premiers fruits de son étude »[1]. Le Magistrat accepta d'abord purement et simplement cette dédicace, puis, jugeant qu'une politesse en valait une autre, il résolut « d'envoïer audit *Quittez* le nombre de 25 bouteilles de vin et de lui déclarer que les frais de la thèse que ladite dissertation aura occasionnés lui seroient remboursés par cette ville sur le vu des commissaires audit corps de chirurgie »[2].

C'était créer un précédent, que le Magistrat dut suivre en accordant la même faveur, le 26 juillet 1783, à Jean-François *Vraux*[3].

Mais, quand le nombre des candidats menaça de multiplier ces dédicaces de thèses, le Magistrat s'aperçut « qu'ayant une fois accepté, sans cause ou raison extraordinaire, la dédicace d'une ou deux thèses qui lui avoient été présentées par des particuliers, il ne manquera jamais de prétextes aux candidats successeurs pour former la même demande chaque année, ce qui deviendroit frayeux à l'administration, sans donner plus de relief aux élèves, parce qu'étant tous également distingués, aucuns ne pourroient se flatter d'avoir obtenu une préférence sur d'autres ».

Il fit donc répondre à Pierre *Brielman* et à Alexandre-Joseph *Vanderhaghen*, qui se présentaient en même temps, le 27 février 1787, qu'il n'y avait pas lieu « d'accorder aux candidats de cette année aucune distinction de préférence sur ceux qui pourroient se présenter dans les années subséquentes »[4].

1. A. C. L., Registre aux chirurgiens, n° 26, f° 91.
2. A. C. L., Registre aux résolutions, n° 64, f° 135.
3. Documents, n° 524.
4. Documents, n° 551.

Les chirurgiens de légère expérience. — Tous les candidats n'avaient pas l'ambition, légitime d'ailleurs, de vouloir exercer leur art dans une ville où siégeait un lieutenant du premier chirurgien, ou bien ne se sentaient point suffisamment préparés pour subir les grands examens et soutenir une thèse.

Pour ceux-ci l'ordonnance de 1772 prévoyait d'autres examens. Ils devaient passer un premier acte sur les principes de la chirurgie, puis, les deux jours suivants, subir des examens sur les opérations, l'ostéologie et les maladies des os, la saignée, les plaies, les ulcères, sur les médicaments tant simples que composés et enfin sur la pratique obstétricale.

S'ils sortaient victorieux de ces épreuves, ils étaient agréés comme chirurgiens de « légère expérience ». En conséquence ils ne pouvaient s'établir que dans l'endroit choisi par eux au moment de leur réception ; ils ne pouvaient non plus pratiquer aucune opération décisive, comme la taille, le trépan, la fistule ou autre de cette importance, ni lever aucun appareil en occasion grave, sans appeler un des maîtres du Collège.

Les experts. — La Déclaration de 1772 réglait aussi la situation des praticiens qui voulaient exercer seulement une partie spéciale de l'art chirurgical, tels les herniaires ou bandagistes, les dentistes, les oculistes et les renoueurs.

Tous ces praticiens étaient obligés de se faire recevoir en qualité d'experts au Collège de chirurgie du ressort dans lequel ils voulaient résider. Ils devaient pour cela subir un examen de pratique sur les questions que leur posaient le lieutenant, les prévôts, le receveur, le doyen et le professeur en tour.

Ils devaient prêter serment entre les mains du lieutenant et payer les mêmes droits que les aspirants à la maîtrise pour les villes du ressort du Collège de Lille.

Il leur était évidemment interdit d'exercer toute partie de la Chirurgie autre que leur spécialité ; ils ne pouvaient non plus prendre le titre de chirurgiens, mais seulement celui d'experts herniaires, dentistes, oculistes ou renoueurs.

Les sages-femmes. — Nous avons dit ailleurs [1] les longues discussions qui éclatèrent à diverses époques entre les médecins et les chirurgiens au sujet de l'examen et de l'admission des sages-femmes et des accoucheurs ; nous n'avons plus à revenir sur ce sujet.

Il suffira d'observer que la question en litige fut définitivement et clairement tranchée par la Déclaration de 1772, qui attribua ce droit d'admission au Collège de chirurgie.

L'aspirante subissait deux examens spéciaux, l'un sur la théorie, l'autre sur la pratique, devant le lieutenant, les prévôts, le receveur, le doyen et le professeur en tour, et en présence des anciens maîtres. Elle prêtait serment entre les mains du lieutenant et acquittait les droits prévus par l'article CX.

L'aspirante qui ne voulait exercer que dans les petites villes, bourgs et villages du ressort, subissait un examen unique devant le lieutenant et les prévôts seulement. Elle prêtait serment et acquittait des droits réduits ; même si elle était pauvre, elle était reçue gratuitement, sur un simple certificat de son curé.

Le jury. — Le nombre des membres du jury d'examen n'était point fixé dans le principe. Les docu-

---

1. *Un chapitre de l'Histoire de la chirurgie à Lille. Les accouchements*, dans le *Journal des Sciences médicales de Lille*, juin 1910.

ments qui se rapportent à ce sujet mentionnent tantôt un médecin et « plusieurs » chirurgiens [1], tantôt deux, trois et même quatre médecins et trois ou quatre chirurgiens [2].

Les statuts de 1561 prescrivent les examens devant le plus ancien médecin et « aultres élus et commis ad ce par eschevins et corps dudit mestier » [3]. Il en est de même dans les lettres de 1632 [4].

En 1654, le Magistrat ordonna que ses docteurs en médecine sermentés assisteraient désormais aux examens [5].

En 1679, la réglementation se précise : le jury sera composé des deux plus anciens médecins sermentés, du doyen et des quatre maîtres du corps de la chirurgie, et, en plus, des deux échevins commissaires à ce corps et du greffier criminel de la ville [6].

Le règlement de 1714 fixe ainsi la composition du jury : le doyen, les quatre maîtres du corps et quatre suppôts, lesquels seront nommés par les quatre maîtres et auront voix délibérative en l'examen et réception [7].

Par décision du 18 novembre 1745, le professeur ou démonstrateur d'anatomie fut appelé, sur sa demande, à faire désormais partie du jury [8].

L'ordonnance de 1772 décréta que les examens se passeraient en présence de tous les maîtres, devant un jury composé du lieutenant, des deux prévôts, du receveur, du doyen, d'un des professeurs à tour de rôle,

---

1. Documents, nos 39 et 41.
2. Documents, nos 40, 42, 43.
3. Documents, no 53.
4. Documents, no 89.
5. Documents, no 95.
6. Documents, no 113.
7. Documents, no 173.
8. Documents, no 251.

et de trois autres maîtres tirés au sort parmi les présents. Chacun d'eux devait interroger le candidat pendant une demi-heure environ.

Quant à la thèse, c'était un acte public qui devait se soutenir « à portes ouvertes » à l'Hôtel de ville ou au Collège de chirurgie. Le jury se composait de six maîtres élus à la pluralité des voix par l'assemblée générale des chirurgiens, et était présidé par le lieutenant du premier chirurgien ou, en son absence, par le premier prévôt.

Les droits d'examens. — Il sera intéressant de connaître ce qu'il en coûtait au candidat pour être reçu chirurgien.

Les droits prévus par les statuts de 1561 sont fort modiques : « Se ledict examiné est trouvé souffisant pour estre receu à passer maistre dudict stil, paiera pour tous droictz et sallaire tant dudict examen que bien venue assçavoir : au prouffict de ladicte chappelle dudict mestier vingt pattars, pour le sallaire de chascun maistre quy se trouvera audict examen et leur sergeant six pattars, et moyennant ce ne sera tenu payer aultres droix »[1].

En 1632, les droits furent considérablement augmentés : le candidat devait acquitter pour la chapelle 24 livres parisis, pour chacun des quatre maîtres 4 livres et pour le serviteur du métier, 40 sols ; mais les fils de maîtres ne payaient que la moitié de ces droits[2].

L'ordonnance du Magistrat du 19 juin 1679 fixa à quatre livres les honoraires de chacun des membres

1. Documents, n° 53.
2. Documents, n° 89.

du jury ; on a vu plus haut qu'ils étaient au nombre de dix, ce qui portait en somme 40 livres, plus 2 livres pour le valet [1]. Les droits perçus pour la chapelle se payèrent séparément.

En 1714, les chirurgiens, en demandant l'augmentation du nombre d'examens, prévoient les objections que cette mesure pourrait soulever au point de vue des droits :

« Il est vrai qu'il en cousteroit un peu davantage à l'aspirant mais la somme de cinquante écus à quoy reviendroient tous les frais de maîtrise n'est point comparable à six cens florins qu'il faut païer à Tournay, à cinq cens écus à Valenciennes, deux cens écus à Douay, mil francs à Arras, cinq cens livres de France à Béthune et les autres villes à proportion ; ainsi on peut dire que la ville de Lille qui est la plus fameuse seroit encore celle qui produiroit le moins de frais, supposé que Messieurs eussent la bonté d'ordonner ce que dessus » [2].

Le Magistrat, en accédant à cette requête, excuse ainsi cette élévation de droits : « Cela ne coûtera que 96 florins pour le tout, pendant que l'on est informé que dans les villes voisines on paie jusqu'à 4 et 500 florins pour être reçu à la maîtrise » [3]. L'article IV de cette ordonnance du 9 octobre 1714 est ainsi formulé :

« Il sera payé par chacun des aspirans à la maîtrise, pour chaque assamblée et convocation concernant les examens, à nos commissaires et aux maîtres et supôts chacun deux florins et à la chapelle 24 florins ; et les

---

1. Documents, n° 113.

2. Documents, n° 171. — A Cambrai, en 1731, on payait 200 florins. (COULON, loc. cit., p. 50.)

3. Documents, n° 172.

fils de maîtres ne payeront que six florins à l'ordinaire »[1].

Le projet de statuts du 7 juin 1770 fixait ainsi les droits :

« L'aspirant paiera, pour chaque assemblée concernant les examens, au lieutenant du premier chirurgien du Roi, quatre maîtres du corps et quatre supôts, chacun quarante sols et à la chapelle dix écus. Les fils de maîtres ne paieront que sept livres dix sols pour ce dernier objet »[2].

A dater de 1772, les droits d'examens et de réception furent considérablement augmentés : 36 l. au lieutenant ; 9 l. à chacun des membres du jury, c'est-à-dire, les prévôts, le receveur, le doyen, les professeurs et les maîtres interrogateurs ; 1 l. à chacun des anciens maîtres ; 20 l. au greffier ; 6 l. au médecin ; 100 l. à la bourse commune. Les droits pour les chirurgiens « de légère expérience » étaient réduits de beaucoup. On trouvera le détail des uns et des autres dans la Déclaration royale du 1er juin 1772, que nous reproduirons plus loin, au chapitre VIII. Disons seulement qu'en totalité ces droits s'élevaient au moins à 772 livres pour les villes où siégeait le collège, à 225 l. pour les villes du ressort et à 121 livres seulement pour les chirurgiens de légère expérience.

Les diplômes ou certificats. — Chaque examen donnait lieu à un certificat spécial délivré au candidat après avoir été inséré au registre du corps. Nous reproduisons ci-dessous la série de ces certificats concernant un même candidat.

---

1. Documents, n° 173.
2. Documents, n° 439.

Premier examen. — L'an 1717, le 15 février, par devant les sieurs Albert Imbert, escuier, seigneur de Séneschal, et Pierre-Alexandre Aulent, seigneur de la Longuerie, eschevins, commissaires avec Me Philippes Goudeman, greffier criminel, Ignace Barlet, médecin, Philippes *Dupuis*, doyen, Jean-François *Guffroy*, Charles *Vanvivre*, Ph.-Hubert *Mars*, Claude-Louys *Sauvage*, Adrien *Alexandre* et Louis *Cleton*, tous maîtres chirurgiens, s'est présenté ensuite de préfixtion de jour à effect de subir la première examine conformément à l'ordonnance du 9 octobre 1714, Gilles *Fleau* (*sic*), aspirant à la franchise de chirurgie, sur les principes de la chirurgie et l'ostéologie, pendant deux heures et plus ; les voix ayant esté recœuillies, il a été dit qu'il avoit bien répondu à la satisfaction desdits maîtres ; pourquoy il a esté admis à faire la deuxième examine. Fait les jour et an que dessus. — Goudeman.

Deuxième examen. — L'an 1717, le 4 de mars, pardevant les sieurs Albert Imbert, escuier, seigneur de Séneschal, Adrien-Joseph Gilleman, escuier, seigneur de la Bar, eschevins, et Ph. Goudeman, greffier criminel, commissaires, Ignace Barlet, Robert-François Douchet, et Hugues Carpentier, médecins, Ph. *Dupuis*, doyen, Jean-François *Guffroy*, Charles *Vanvivre*, Ph. Hubert *Mars*, Claude-Louis *Sauvage*, Adrien *Alexandre* et Louys *Cleton*, tous maîtres chirurgiens, s'est présenté ensuite de préfixtion à effect de subir la deuxiesme examine sur la connoissance générale de l'anatomie, conformément à l'ordre du 9 octobre 1714, ledit Gilles *Fleau* (*sic*), aspirant à la franchise de chirurgie, lequel ayant esté examiné et répondu à ce qui luy a esté demandé par chacun desdits médecins et chirurgiens, et les voix ayant esté recœuillies il a esté dit qu'il avoit bien répondu, pendant deux heures et plus à la satisfaction desdits médecins et chirurgiens ; pourquoy il a esté admis à la troizième examine sur les maladies et curations d'icelles. Fait le jour et an que dessus. — Goudeman.

Troisième examen. — L'an 1717, le 24 mars, pardevant les dénommés cy-dessus, s'est encore présenté à la même fin le susdit Gilles *Fleaux* (*sic*), aspirant, pour subir la troizième examine pour parvenir à ladite franchise, et ayant esté examiné par lesdits médecins et chirurgiens sur les maladies du corps et curations d'icelles, il a esté dit qu'il avoit bien et suffisamment répondu à tout ce qu'on luy avoit demandé et qu'il faisoit à estre admis ainsy qu'il a esté à la quatrième et dernière examine, au jour qui luy sera préfigé à sa réquisition. Fait les jour et an susdit. — Goudeman.

Quatrième examen. — L'an 1717, le 31 mars, ensuite de préfixion donnée par lesdits Srs eschevins, s'est encore présenté pardevant eux et les mêmes médecins et chirurgiens, ledit *Fleaux* (*sic*) à effect de subir la quatriesme et dernière examine sur les opérations et bandages de la chirurgie, à quoy ayant bien et suffisamment respondu, après les voix recœuillies, il a esté dit qu'il y avoit bien satisfait et qu'il faisoit à estre receu et agrégé maistre audit corps. Après quoy ledit *Fleau* (*sic*) a esté receu et agrégé pour maistre chirurgien de cette ville, ayant à cette effect presté serment ès mains desdits eschevins de s'en bien et deuement acquiter et de garder le secret des maladies et d'observer les ordonnances dudit corps de mestier. Fait à ladite assemblée les jour et an susdit. — Goudeman.

Le serment. — Le candidat reçu à la maîtrise devait prêter serment. Nous avons recherché la formule de ce serment aux différentes époques.

Vers la fin du xve siècle, le chirurgien reçu à la maîtrise promettait « d'exercer bien et léalement et de aidier et secourir le povre aussi bien que le riche, et de faire bons et léaulx rapports sur ce qui en despend, le tout à son sens et pooir »[1].

Ni les statuts de 1561, ni ceux de 1632 n'indiquent de formule spéciale pour le serment ; ils prescrivent simplement de faire « le serment en tel cas pertinent de bien et deuement exercer ledict stil et art de chirurgie »[2].

En 1664, les récipiendaires faisaient serment « de maintenir les statuts »[3]. En 1714, ils juraient entre les mains des échevins commissaires du corps, et en présence des maîtres, « de bien et fidellement exercer l'art de chirurgie »[4].

Durant la seconde moitié du xviiie siècle, les nouveaux maîtres promettaient « de bien et deuement s'acquitter des fonctions de chirurgien, de se conformer aux ordonnances, de garder le secret, le cas échéant, et de maintenir les droits du Corps[5].

1. Documents, n° 29.
2. Documents, n°s 53 et 89.
3. Documents, n° 101.
4. Documents, n° 173.
5. Documents, n° 260.

Enfin la déclaration de 1772 prescrit le serment mais n'en donne pas de formule spéciale.

LISTE DES EXAMENS SUBIS A LILLE. — Nous donnons en terminant la liste des chirurgiens reçus à Lille. La première partie de cette liste est établie d'après les registres aux mémoires de 1461 à 1616, et probablement incomplète en plus d'un endroit ; puis vient une lacune d'un siècle, durant laquelle nous n'avons pu retrouver les registres disparus ; enfin le reste de la liste est formé très complètement par le registre aux examens de 1716 à 1770[1].

1461, 24 avril, Jehan Thiébault.
1461, 5 juin, Mathieu Tangre.
1467, 29 octobre, Jhéromme Le Marchant, dit le Waubert, de Seclin.
1470, 12 février (n. s.), Bauduin Parent.
1478, 15 août, Robert Agache.
1485, 25 octobre, Jacques Bernard.
1487, 14 août, Pierre Au Patin.
1497, 7 septembre, Hues Lemestre.
1500, 26 juin, Estienne Bonose.
1500, 26 juin, Gilles Regnart.
1549, 28 février (n. s.), Gilles Beudon.
1551, 10 novembre, François Destevelle.
1551, 16 novembre, Pierre Warchel.
1589, 21 avril, François Destevelle.
1592, 27 septembre, Étienne Labbe.
1604, 2 décembre, Cornille Legillon, fils de feu maître Nicolas, chirurgien.
1616, 20 décembre, Toussains Regnauld, fils de feu Isambart.
1716, 3 décembre ; 1717, 29 juillet, 22 novembre, Jean Barbier.
1716, 20 décembre, Pierre-Joseph Dambre.
1716, 28 décembre, Michel-François Marsel.
1717, 15 février, 4, 24 et 31 mars, Gilles Flahault.
1719, 20 avril, 6 novembre[2], 29 décembre[3] ; 1720, 19 avril[4], 23 mai, 27 juin, Philippe Pionnier, fils de feu Philippe, de Lille.

1. A. C. L., Registre 4480.
2. Ajourné.
3. Admis « à la 3e examène et qu'il revienne mieux et clair pour satisfaire avec plus d'exactitude ».
4. Ajourné.

1719, 24 mai, 5, 12 et 15 juin, Pierre Laurent.

1719, 30 octobre ; 1720, 26 août ; 1721, 27 janvier [1], 9 juin, Allard Vanhove.

1720, 16 janvier, 5 septembre, 12 décembre ; 1721, 10 mars, Pierre-François Michel, fils de feu Baudouin.

1720, 9 avril, 18 juillet [2], 14 novembre ; 1721, 27 février, 17 avril, Thomas Creton, natif de La Bassée.

1720, 16 avril, 7 juin, 12 juillet [3], 19 août, Martin Muyron, âgé de 28 ans, fils de feu André, né à Reims en Champagne.

1720, 20 septembre ; 1721, 31 mars, 18 juillet, 22 août, Pierre-Ignace Guené, fils de feu Pierre, né à Lille, âgé de 36 ans, ayant fait son apprentissage chez Ph. Labarre.

1721, 16 janvier, Jacques Barbier [4].

1721, 22 janvier, 17 février, 5 et 12 mai, Adrien Alexandre, fils d'Adrien, maître chirurgien, né à Lille.

1721, 22 juillet ; 1722, 30 octobre ; 1725, 9 et 30 août, Philippe-Joseph Guffroy, fils de Jean-François.

1722, 26 février, 28 août ; 1723, 4 mars, 29 octobre, Jean-François de Lescluse, fils de feu Jean-François.

1723, 6 avril [5], 22 avril ; 1725, 18 janvier, 27 mars, 10 avril, François-Joseph Dubois.

1723, 8 avril ; 1724, 6 avril, 22 septembre, 18 décembre, Ignace Théry, fils de feu Jacques, natif d'Armentières.

1724, 16 mars [6], 18 septembre [7], Pierre-François-Joseph Leroux.

1731, 20 septembre ; 1733, 5 mars, 25 septembre ; 1734, 24 septembre, Claude-Joseph Vincent.

1734, 18 novembre ; 1740, 31 mars ; 1741, 24 mars, 29 mai, Nicolas Isabeau.

1734, 22 novembre, Pierre-Joseph Guilliou [8].

1736, 30 janvier, 25 juin, 14 septembre, 26 novembre, Charles-Antoine Lesco.

1736, 5 avril, 12 septembre, 17 décembre [9] ; 1737, 8 janvier, 29 mars, Pierre-François Florez.

---

1. « Reçu au 4e, à condition qu'il sera encore interrogé sur quelques parties du troisième. »

2. Ajourné.

3. « N'a point suffisamment satisfait aux maîtres ; cependant on l'admet au 4me ; bien entendu qu'on pourra encore faire des objections sur le 3e. »

4. Ajourné, il ne se présenta plus.

5. Ajourné.

6. Ajourné.

7. Reçu au 1er examen ; il n'est plus mentionné dans la suite.

8. Ne paraît plus dans la suite.

9. « A esté dit qu'il se représenteroit de nouveau à effet de subir ladite examène. »

1738, 5 mai, 30 juin [1] ; 1739, 23 janvier, 21 avril, 29 mai [2], 16 juillet, Jean-Joseph Arnould.

1739, 9 juin ; 1740, 26 juillet ; 1741, 19 janvier [4], 12 mai [5], 14 septembre ; 1742, 17 janvier, Nicolas Labbe, fils de feu maître Jean.

1739, 29 décembre ; 1745, 10 décembre ; 1746, 20 et 27 mai, Eustache Vandendries.

1740, 28 mars, 18 juillet, 26 septembre, 19 décembre, Pierre-Joseph Manniez.

1741, 16 janvier ; 1743, 21 et 25 novembre, 16 décembre, Jacques-François-Nicolas Vinchent.

1742, 22 janvier [6] ; 1743, 19 novembre, 10 décembre, 30 décembre, Antoine-Philippe Pionnier.

1743, 22 novembre, 6, 14 et 19 décembre, Louis-François Robert.

1744, 6 et 27 février ; 1747, 10 mars, 29 août, 19 septembre, Adrien-Joseph Alexandre, natif de Lille, fils de feu Adrien-Joseph, et petit-fils d'Adrien, maître chirurgien.

1745, 15 et 22 février, 1 et 4 mars, Augustin-François-Vandergracht, natif de Gand.

1745, 8 octobre ; 1747, 27 juillet, Pierre-François Dupuis, natif de Willems [7].

1746, 29 novembre ; 1747, 23 juin, 11 et 26 septembre, Mathieu-Philippe Lombart.

1747, 23, 24, 25 et 26 mai [8], Antoine Labussière.

1747, 15, 22, 27 et 28 juin, Léonard Chastanet.

1748, 19 juin, 18 septembre, 18 décembre ; 1749, 22 janvier, Laurent-Humbert Prévost.

1749, 9 janvier, 31 juillet ; 1751, 16 février, 13 et 26 août, François-Hélie Brulois.

1749, 7 mai, 30 décembre ; 1750, 14 et 31 août, Charles-Joseph Guffroy, fils de maître Philippe-Joseph.

1749, 30 mai, 1 juillet, 12 août, Jean-Baptiste-Joseph Raoust [9].

---

1. « Il a esté dit qu'il n'avoit satisfait en aucune manière et qu'il ne sera point receu à la seconde examène que dans six mois, et au cas qu'il n'y satisfasse point, qu'il sera renvoyé pour tout. »

2. Ajourné à quatre mois.

3. Ajourné à trois mois.

4. « Admis à son 3e examène, à laquelle on espère qu'il satisfera mieux qu'à celle-ci. »

5. Ajourné à quatre mois.

6. Admis avec permission de tenir boutique ouverte.

7. N'a subi que les deux premiers examens.

8. Seul exemple des quatre examens subis en quatre jours consécutifs.

9. On ne mentionne pas son 4e examen.

1751, 15 février, 15 mars ; 1752, 6 mars, 10 juin [1], 8 août, Noël-Alexandre Pionnier.

1751, 27 août, Jean-Baptiste-Joseph Brulois [2].

1752, 29 août [3], 20 septembre, 16, 20, 27 octobre, 24 et 27 novembre, Arnould-François-Joseph Warocquier [4].

1753, 27 août, Eugène-Joseph Poissonnier [5].

1754, 31 octobre, Nicolas-Joseph Duhamel [6].

1755, 18 avril, 30 décembre ; 1756, 25 février, 28, 29 avril, 30 juillet, Constantin Dauchy.

1760, 22 février, 14 mars, 25 avril, 11, 17 juillet, 21 novembre, Denis-Louis Dupont.

1761, 7 août, 2 octobre ; 1765, 30 juillet, 8, 9, 10 août, Guillaume-Constantin Vanderkeire.

1761, 28 décembre ; 1762, 29 janvier, 1, 23, 30 mars, 5 avril, François-Joseph Quitté.

1762, 8 mars ; 1764, 21 novembre, 10 et 21 décembre ; 1765, 25 et 31 janvier, Philippe-Joseph Arnould.

1764, 9, 26 octobre, 12, 28 novembre, 5 et 20 décembre, Charles-Albert-Joseph Pionnier.

1766, 10 septembre [7], 8, 29 octobre [8] ; 1767, 10 février, 7 mai [9], Saint Laine.

1766, 20 novembre [10], Servais Denoyelle.

1767, 10 décembre ; 1768, 2 janvier, 9 février, 29 mars, 20 et 27 avril, Nicolas Marchand.

1768, 17, 30 décembre ; 1769, 18 janvier, 18 février, 7 et 11 mars, Jean-François Lemaître.

1769, 30 mai, 10 juillet, 10 novembre ; 1770, 9 mars, 25 avril, 1 mai, Mathias-Joseph Tillemant (*sic*).

Les examens après 1789. — La loi du 17 mars 1791 décréta la suppression de toutes maîtrises, jurandes, etc., et proclama la liberté de toutes les professions, sous la seule condition de se munir d'une patente.

---

1. Ajourné.
2. C'est son 4e examen ; on ne mentionne pas les trois premiers.
3. Ajourné.
4. C'est le premier candidat qui subit six examens.
5. Admis, mais n'a pas subi les autres examens.
6. Ajourné, ne s'est plus représenté.
7. Ajourné ; ne reparaît plus dans la suite.
8. Ajourné ; on n'en trouve plus d'autre mention.
9. Ajourné.
10. Ajourné.

Aussitôt un certain nombre de particuliers se munirent de la patente et se mirent à pratiquer la chirurgie.

Ce n'était pas l'affaire de nos chirurgiens lillois, qui essayèrent de défendre leurs anciens privilèges. Dès le 25 juin 1791, ils déférèrent au tribunal de police un certain Étienne Loyn, « ci devant frère laïc et quêteur du couvent des Augustins » qui s'immisçait dans l'exercice de la chirurgie « sans avoir rempli les conditions portées à la Déclaration du Roi de 1772 ». Le tribunal les déclara non recevables. Ils eurent recours alors au procureur de la commune, le 20 juillet 1791, puis au Directoire du département. Celui-ci manda aux officiers municipaux de lui rendre compte des patentes qu'ils avaient délivrées pour l'exercice de la chirurgie.

Il en reçut cette réponse :

Il est vrai qu'il a été reçu et inscrit dans les bureaux de la municipalité quelques déclarations en demande de patentes pour exercer la chirurgie, sans s'informer si les personnes qui les demandoient s'étoient fait ou point recevoir auparavant au collège de chirurgie de cette ville ; mais il est encore plus vrai que c'est dans vos bureaux mêmes, MM., que ces patentes ont été délivrées, apparemment aussi sans avoir pris d'autres informations.

Notre conduite à cet égard est fondée sur les dispositions textuelles de la loi qui nous charge d'inscrire indistinctement sur notre registre à souche toutes les demandes de patentes qu'on peut nous faire, pour l'exercice de telle profession, art, négoce ou métier que ce puisse être, sans en excepter la chirurgie, qui est bien un art ou une profession, et sans autre condition que la soumission même du demandeur.

Ce n'est pas que nous ne sentions parfaitement combien il seroit à désirer que la loi eût mis des conditions plus rigoureuses à la délivrance des patentes pour l'exercice de la chirurgie, comme elle en a mis pour la pharmacie, l'orfévrerie, etc. Aussi, dès que cette loi a été mise à exécution, nous nous sommes empressés d'instruire le collège de chirurgie des démarches qu'il devoit faire auprès de l'Assemblée nationale pour obtenir les restrictions convenables à son décret dont il étoit si facile d'abuser, au grand préjudice de la vie et de la santé des citoyens. Mais, jusqu'à ce que le corps législatif ait parlé, ce n'est point à nous à suppléer son silence ni à interpréter sa volonté.

Le 9 novembre 1791, le Directoire communiqua à la municipalité sa décision sur ce sujet :

Messieurs, Une fausse interprétation de la loi du 17 mars dernier, portant suppression de toutes les maîtrises, jurandes, et établissement de patentes, a donné lieu à l'introduction d'un abus, qui deviendroit infiniment préjudiciable, s'il n'étoit promptement réprimé. Quelques particuliers ont pensé qu'une liberté indéfinie étoit accordée à chaque individu, d'embrasser telle profession qu'il lui plairoit, en se soumettant à payer les droits imposés par cette loi. Des municipalités ont donné dans leur sens, et munis des certificats qu'elles leur ont délivrés, ils se sont procurés des patentes, au moyen desquelles ils se permettent d'exercer publiquement la chirurgie et l'art des accouchemens, sans avoir passé par aucune des épreuves exigées par les règlemens, sans avoir justifié de leur expérience, ni de leur capacité. Il faut peu réfléchir sur les suites d'un pareil système, pour sentir qu'il deviendroit bientôt la source d'une multitude d'inconvéniens très graves. La chirurgie et l'art des accouchemens tiennent, en quelque manière, dans leur dépendance, la santé, la vie même des citoyens ; et si le paiement du prix d'une patente suffisoit seul pour être autorisé à les exercer, le peuple ne tarderoit pas d'éprouver les funestes effets de l'impéritie de la plupart de ceux dont il réclameroit les secours dans les maux auxquels la nature nous a rendus sujets. Il y seroit d'autant plus exposé, qu'accoutumé à ne voir s'adonner publiquement à ces professions que des personnes dont l'expérience et les talents ont été soigneusement constatés, il supposeroit avec fondement qu'on en auroit usé de même envers celles qui y seroient admises à l'avenir ; et très souvent il deviendroit victime de sa confiance et de sa crédulité.

Au surplus, c'est mal interpréter la loi du 17 mars dernier, que de croire qu'elle ait dégagé de toute espèce de formalités l'admission à l'exercice de toutes les professions généralement quelconques. Elle porte, article VII : *il sera libre à toutes personnes de faire tel négoce, ou d'exercer telle profession, art ou métier qu'elle trouvera bon ; mais elle sera tenue de se pourvoir auparavant d'une patente... et de se conformer aux règlemens de police qui sont ou pourront être faits.* Elle a donc voulu que les professions qui, par leur objet, sollicitent une surveillance plus particulière de la part de la police, continuassent d'y rester soumises. On ne peut douter que celles qui ont quelque rapport avec la sûreté de notre existence, ne soient de ce nombre, puisque d'après la loi du 17 avril suivant, il ne peut être délivré de patentes pour les préparations, vente et distribution des drogues et médicamens qu'à ceux qui sont ou qui pourront être reçus à l'exercice de la pharmacie. Or, la profession qui s'occupe de la composition des remèdes n'importe pas plus à la santé des citoyens que celle qui en prescrit l'usage.

Pénétré de ces vérités, et sentant combien il est intéressant pour l'humanité qu'elles ne soient point méconnues, le Directoire du département a usé du pouvoir qui lui est délégué par la Constitution, pour empêcher, autant qu'il étoit en lui, les progrès d'un système contraire. Il a, en conséquence, le 22 du mois d'octobre dernier, pris un arrêté par lequel il déclare « provisoirement et jusqu'à ce que le Corps législatif ait statué définitivement, qu'aucune personne ne peut exercer la chirurgie, s'il n'a été approuvé et reçu de la manière indiquée par les loix et réglemens concernant cet art, et notamment par la Déclaration du premier juin 1772 ; défend à tous autres, sous les peines portées par lesdits règlemens, d'exercer aucune partie de la chirurgie, sous prétexte qu'ils en auroient acquis le droit en se munissant d'une patente, leur enjoint en conséquence de la remettre aux secrétariats des districts, pour être remboursés du prix qu'ils en auroient payé. »

Vous sentez, Messieurs, qu'il est de la plus grande importance que cet arrêté soit ponctuellement exécuté. Nous vous prions, en conséquence, de veiller avec soin à ce qu'il ne soit délivré, dans votre commune, aucun certificat propre à obtenir une patente pour l'exercice de la chirurgie, à moins que le particulier qui en fera la demande ne justifie qu'il a rempli toutes les formalités prescrites par les règlemens, et notamment par celui du premier juin 1772. Et s'il existoit maintenant dans votre arrondissement quelqu'un qui exerçât cette profession, sans avoir subi les épreuves indiquées par ces règlemens, vous voudrez bien vous faire remettre et nous adresser sur le champ la patente qu'il s'est procurée, afin que nous puissions lui en faire rembourser le prix, s'il y a lieu [1].

Forts de cette décision, nos chirurgiens redoublèrent de vigilance, poursuivant tout individu qui exerçait la chirurgie sans avoir subi les examens requis, faisant même condamner un maître en chirurgie de Roubaix, Constantin *Desvignes*, qui s'était permis de faire certaines opérations graves, quoique n'ayant que le brevet de « légère expérience » [2].

La Municipalité entrait d'ailleurs complètement dans les vues des chirurgiens. Le 12 mars 1797, elle prenait l'arrêté suivant :

Nul ne pourra exercer en cette commune la médecine, la chirurgie, l'apothicairerie et l'art de l'accouchement qu'en se conformant aux

1. Documents, n° 565.
2. Voir ci-contre la reproduction de ce jugement daté du 28 janvier 1793.

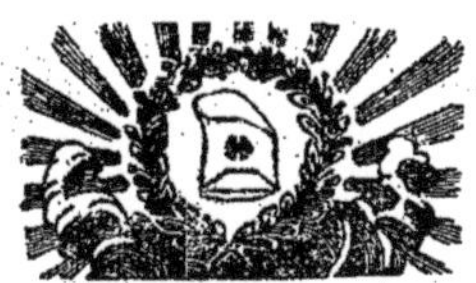

JUGEMENT DU TRIBUNAL DU DISTRICT D'ARRAS,

Qui fait défenſe au Citoyen DESVIGNES, reçu Chirurgien, après examen de *légère expérience*, de faire dans la Ville de Lille, où autre endroit de la République Françoiſe, aucunes autres opérations, que celles permiſes aux Chirurgiens reçus *par légère expérience.*

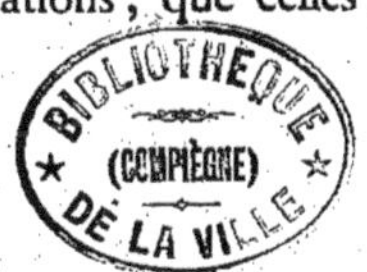

Du 28 Janvier 1793.

AU NOM DE LA RÉPUBLIQUE FRANÇOISE, à tous préſens & à venir: le Tribunal du Diſtrict d'Arras, a rendu entre Charles-Joſeph Raigniaux, Mathias-Joſeph Tilman, François-Elie Bruſlois, & les Citoyens Dupont & Chaſtanet, compoſant avec autres, le Collège des Chirurgiens de la Ville de Lille, au beſoin, en leurs noms perſonnels, d'une part; Conſtantin Deſvignes, d'autre part; le Jugement, qui d'après la Plaidoirie des Parties, préſentoit à régler les queſtions de fait & de droit ſuivant:

Dans le fait, le Citoyen Deſvignes, reçu Maître en Chirurgie, pour le lieu de Roubaix, *& après n'avoir ſubi d'examen que par la légère expérience*, ne pouvoit aux termes de l'article XCVII de la Loi du mois de Juin 1772, portant Réglement pour les Maîtres en Chirurgie des Villes de Flandres, faire aucune opération déciſive, *comme Taille, Trépan, Fiſtule ou autres de cette importance, ni lever aucun appareil en occaſion grave*, ſans appeller un des Maîtres du Collège établi en la Ville de Lille. Cependant le Citoyen Deſvignes, avant pris l'habitude de ſe rendre régulièrement en la Ville de Lille à jour, lieu & heure indiqués à l'avance, où il faiſoit ſeul des opérations qui lui étoient interdites par la Loi; le Collège des Chirurgiens de la Ville de Lille l'a fait aſſigner en la Gouvernance de Lille, au mois de Mai 1789, pour lui faire faire des défenſes de commettre ſemblables Contraventions, & pour le faire condamner en l'amende de cinq cens livres; cette conteſtation a enſuite été portée au Tribunal du Diſtrict de Lille. Pendant ſa durée, le Citoyen Deſvignes a quitté le lieu de Roubaix, & il eſt venu fixer ſon domicile en la Ville de Lille, où ſous le prétexte de la Loi, portant *ſuppreſſion des Maîtriſes & Jurandes & établiſſement de Patentes, du 7 Mars 1791*, il a prétendu qu'il pouvoit *librement exercer ſans tous les rapport, l'art de la Chirurgie*. Le Tribunal du Diſtrict de Lille, par ſon Jugement du 28 Avril dernier, a rejetté les demandes des Chirurgiens, & il les a condamnés aux dépens. Le Tribunal a été, comme Juge, ſaiſi de la connoiſſance de cette conteſtation, qui s'eſt préſentée à l'Audience du 26 de ce mois, & à celle extraordinaire de cejourd'hui, à laquelle Audience les Chirurgiens de Lille ſe ſont préſentés, ſoit comme formant encore le Collège de Chirurgie, ſoit en leurs noms.

Dans le Droit, la Loi du 17 Mars 1791, portant ſuppreſſion de toutes Maîtriſes & Jurandes & établiſſement de Patentes, *autoriſe-t-elle toutes perſonnes indiſtinctement, d'exercer l'art de la Chirurgie, ſans faire préalablement preuve de capacité? Autoriſe-t-elle le Chirurgien reçu par légère expérience de faire librement toutes ſortes d'opérations, mêmes celles qui lui étoient interdites par la Loi du mois de Juin 1772.*

Ouï, Charles-Joſeph Raigniaux, Mathias Tilman, François-Élie Bruſlois, les Citoyens Dupont & Chaſtanet, compoſant avec autres, le Collège de la Ville de Lille, & plaidant au beſoin, en leurs noms perſonnels, par l'organe *du Citoyen Dauchez, homme de Loi*, & ledit Conſtantin Deſvignes, par l'organe *de Devienne, auſſi homme de Loi*, pendant quatre Audiences avec le Commiſſaire National, & que le Citoyen Marchant, n'a comparu ni perſonne de ſa part.

Conſidérant que le Légiſlateur, en donnant à l'induſtrie la plus grande latitude par la Loi, ſur les Patentes du 17 Mars 1791, a voulu expreſſément par l'article VI, que pour exercer les profeſſion, art & métier, que ceux qui les obtiendroient, *ſe ſoumettent aux Réglemens de police faits & à faire.*

Conſidérant qu'il n'eſt point d'art, qui intéreſſe plus eſſentiellement la ſociété que celui de la Chirurgie, qui doit contribuer au ſoulagement & à la conſervation de l'homme, que pour être exercé dans toute ſon étendue, il eſt néceſſaire qu'on ait *ſubi pluſieurs examens & fait preuve de talens.*

Conſidérant encore que d'après les Loix, qui garantiſſent la liberté, tout homme peut *aller, reſter & partir* ſans pouvoir être contraint d'habiter un lieu déterminé.

Attendu que Conſtantin Deſvignes, *ne prouve pas qu'il ſe ſoit conformé aux Réglemens, à effet d'exercer l'art de la Chirurgie, dans toute ſon étendue*, qu'il a même reconnu, en 1783, *qu'il ne pouvoit faire aucune opération du genre de celles, qui d'après l'article CVII du titre VIII, du Réglement du premier Juin 1772, ſont interdites aux Chirurgiens reçus par la légère expérience.*

Qu'il ne juſtifie point d'avoir depuis ſubi aucun examen, qui *l'ait pu faire juger capable de grandes opérations.*

Qu'il paroît qu'au moyen des Patentes par lui obtenues, il ſe ſeroit cru autoriſé à exercer la Chirurgie, dans toute ſon étendue.

Qu'en prenant ſon domicile dans la Ville de Lille, en conſéquence de la liberté, qui eſt accordé à tous Citoyens François, de ſe fixer où il le trouve convenable; *il ne peut ſe croire permis de faire toutes les opérations que ſont autoriſés de faire ceux qui ont ſubi les épreuves exigées par les Réglemens.*

Le Tribunal jugeant en dernier reſſort, déclare qu'il a été mal-jugé, & bien appellé, *fait défenſes à* Conſtantin Deſvignes, de faire, dans la *Ville de Lille ou autre lieu de la République Françoiſe, aucune opération, autres que celles permiſes aux Chirurgiens reçus par légère expérience, juſqu'à ce qu'il ait ſatisfait aux Réglemens*; ſur le ſurplus des demandes, met les Parties hors de Cours, condamne ledit Deſvignes, *aux dépens des Cauſes principale & d'appel, qui ſeront taxées par* le Commiſſaire de ſemaine; donne défaut contre le Citoyen Marchant, & pour le profit, déclare le préſent Jugement commun avec lui. Ainſi fait & donné Audiences tenantes extraordinairement au Tribunal du Diſtrict d'Arras, le 28 Janvier 1793, l'an deuxième de la République Françoiſe. *Signé*, BEUGNIET, BUISSART, LEDOCQ, PETIT & AUSART

Mande au premier Huiſſier dudit Tribunal, ou autre ſur ce requis, de mettre le préſent Jugement à exécution, aux Commiſſaires Nationaux près les Tribunaux, d'y tenir la main, & à tous dépoſitaires de la force publique, de prêter main-forte, lorſqu'ils en ſeront légalement requis, en témoin de quoi le préſent Jugement a été ſigné par le Préſident, & par le Greffier du ſuſdit Tribunal. *Signé*, BEUGNIET, DION, avec Paraphe, & ſcellé.

Enrégiſtré à Arras, le quatre Février 1793, l'an deuxième de la République Françoiſe.

Signé, G R O S M Y.

A LILLE, de l'Imprimerie du Citoyen C. M. PETERINCK-CRAMÉ, rue Équermoiſe.

statuts et règlemens qui étoient en exécution en cette dite commune au deux mars 1791 pour l'examen et la réception.

En conséquence toute personne exerçant ou désirant exercer à l'avenir ces professions et qui n'auroient pas subi les examens prescrits par lesdits statuts et règlemens, devront se présenter pardevant les commissaires et officiers de santé chargés desdits examens dans le courant de germinal prochain.

A cet effet, les médecins, chirurgiens et pharmaciens chargés par le passé desdits examens se réuniront sans retard aux endroits ordinaires de leurs assemblées et indiqueront les jours des examens par la voie de l'impression.

Il sera procédé par l'administration municipale, sur la demande des dits examinateurs, au remplacement de ceux d'entre eux qui pourroient n'être plus domiciliés en cette commune. Lesdits examinateurs feront afficher dans la salle de leur assemblée les articles dont il s'agit desdits statuts et règlemens, après qu'ils auront été visés par l'administration municipale et ils remettront à ladite administration dans la première décade de floréal prochain le tableau de tous les admis anciens et nouveaux.

Cet arrêté fut complété et précisé par quelques dispositions spéciales, dont voici les principales :

Le juri sera formé de deux médecins, deux chirurgiens et deux pharmaciens, les plus famés, exerçant depuis longtemps leur état avec distinction ; ils seront nommés par l'administration municipale, d'après l'intégrité, la considération et la confiance qu'ils se seront mérités par les services rendus dans leur état à leurs concitoyens.

Les officiers de santé composant le juri feront serment devant deux officiers municipaux qui seront présents aux examens de déclarer judicieusement s'ils jugent le candidat capable d'exercer la partie de la science à laquelle il se destine.

Lorsque l'aspirant se présentera pour exercer l'art de guérir dans l'une de ses différentes parties ou dans son ensemble, il sera interrogé par les officiers de santé jurés, pendant huit séances d'une heure et demie chacune, à des jours différents et dans l'espace de seize jours de tems au plus.

Tous les examens seront scrupuleusement faits sur la théorie et la pratique de la partie de l'art de guérir qu'il se proposera d'exercer ; à la fin de chaque séance, il sera dressé procès-verbal des réponses bonnes ou mauvaises qu'aura fait l'aspirant. Ce procès-verbal sera signé par tous les membres du juri et par les deux officiers municipaux qui signeront comme témoins.

Après les huit examens, les procès-verbaux des huit séances seront adressés à la municipalité avec une lettre signée de tous les membres du juri par laquelle l'administration sera invitée à délivrer à l'aspirant une permission d'exercer la partie sur laquelle il aura donné des preuves certaines de capacité ; et au cas que ledit aspirant n'aurait pas satisfait dans ces examens, les autorités constituées seront également invitées par le juri à défendre audit aspirant d'exercer la partie de l'art de guérir pour laquelle il se serait présenté.

L'absence de documents ne nous permet pas d'affirmer d'une façon certaine si ce jury « communal » eut une longue existence, ni même s'il fonctionna réellement. Il n'en reste pas moins remarquable que notre Municipalité lilloise fit tout ce qu'elle put en faveur de la chirurgie et que son jury fut, pour ainsi dire, le précurseur, sinon l'inspirateur des jurys départementaux institués par la loi du 19 ventôse an XI, 10 mars 1803.

Art. I. — A compter du 1er vendémiaire de l'an XII, nul ne pourra embrasser la profession de médecin, de chirurgien ou d'officier de santé, sans être examiné et reçu comme il sera prescrit par la présente loi.

Art. XVI. — Pour la réception des officiers de santé, il sera établi dans le chef-lieu de chaque département un jury de deux docteurs domiciliés dans le département, nommés par le premier Consul, et d'un commissaire professeur d'une école de médecine, nommé par le premier Consul. Chaque jury ouvrira une fois par an des examens publics qui seront au nombre de trois et qui auront lieu en français. Les frais ne pourront excéder 200 francs ; la répartition de cette somme entre les membres du jury sera déterminée par le gouvernement.

Le jury médical du Nord était compris dans la circonscription de l'école de Strasbourg et présidé par un professeur de cette école. Il fonctionna pour la première fois le 1er vendémiaire an XIII, 23 septembre 1804. Y siégèrent, outre M. Tounley, professeur de l'école de médecine de Strasbourg, Taranget et Bécu, examinateurs titulaires, MM. L. Decroix, O. B. Duhamel, Drapiez et Mallebrancq. En 1814, Pionnier remplaça Bécu ; en 1816, Cavalier et Lestiboudois prirent la place de Taranget et de Pionnier.

Nous avons publié le « Cahier des procès-verbaux du jury médical du Nord de l'an XIII à 1819 »[1]. Nous ne nous étendrons pas davantage à son sujet, d'autant plus que ce jury ne recevait que des officiers de santé, sans distinguer ni spécifier s'ils se destinaient à exercer spécialement la chirurgie. En fait, la distinction entre médecins et chirurgiens disparut officiellement dès cette époque. Cependant la loi de ventôse avait encore spécifié deux classes de docteurs : les docteurs en médecine et les docteurs en chirurgie, qui « devaient être examinés dans une des six écoles spéciales de médecine ».

« Hâtons-nous de dire que le doctorat en chirurgie n'eut jamais qu'une vitalité fort précaire, et il ne semble pas que les étudiants se soient portés en foule vers cette branche de la carrière médicale. Au début peut-être du XIXe siècle, il se rencontra encore des candidats, puis peu à peu le doctorat en chirurgie se trouva tellement délaissé qu'on peut le considérer comme virtuellement aboli bien avant la loi de 1892 qui prononça définitivement sa suppression. On ne comptait dans le département du Nord, en 1806, que deux docteurs en chirurgie ; leur nombre s'éleva à quatre en 1808 mais ne fut jamais dépassé. Ces quatre docteurs exerçaient respectivement à Lille, à Dunkerque, à Douai et à Cambrai. A partir de 1852, il n'y en eut plus qu'un seul à Lille, et après 1860, il ne resta plus de docteur en chirurgie dans le Nord »[2].

1. Journal des Sciences médicales, 1902.
2. Dr DE CHABERT, *Le Corps médical dans le Nord depuis* 1789, p. 243 (Lille, 1904).

CHAPITRE VI

L'EXERCICE DE LA PROFESSION

Le chirurgien-barbier. — La boutique. — Un tableau de Téniers. — Exercice de la chirurgie en ville. — Procès avec les apothicaires. — Procès avec les médecins. — L'affaire Plancq. — La défense de la profession. — Les chirurgiens militaires. — Visites et inspections. — Rapports des chirurgiens. — Les veuves de chirurgiens.

Le chirurgien-barbier. — Quand le candidat qui se destinait à la chirurgie avait terminé son apprentissage, subi avec succès l'examen, acquitté les droits dus à la corporation et prêté le serment requis, en un mot quand, à son tour, il devenait maître chirurgien, commençait pour lui l'exercice de la profession.

En quoi consistait-elle ?

Prenons-la d'abord aux débuts, c'est-à-dire durant le long temps où les personnages qu'on appelait chirurgiens « menaient de pair l'art chirurgical et les soins de la barbe de leurs concitoyens ». Ils n'étaient, à vrai dire, que des artisans plus ou moins habiles, peu ou point lettrés ; ce qu'il leur fallait c'était le « tour de main » non seulement pour leurs fonctions de barbiers, mais aussi pour les quelques opérations faciles qui entraient dans leurs attributions, par exemple la saignée, les scarifications, la pose des ventouses, la réduction des entorses, l'extraction des dents. C'est à peu près tout ce qu'ils pouvaient faire et ce que leur abandonnaient, non sans quelque dédain, les médecins. Ceux-ci se réservaient le diagnostic de la maladie et la prescription des remèdes ; s'il s'agissait de leur application manuelle, ils considéraient cette besogne comme trop vile pour eux et la confiaient aux chirurgiens. « Au médecin seul, disaient-ils, appartient la science ; le chirurgien ne peut prétendre qu'à l'art manuel ». Et ils ajoutaient : « Il s'en faut bien que la la médecine et la chirurgie soient deux sœurs : celle-là commande, celle-ci doit obéir ». [1]

La boutique. — C'est le terme par lequel les documents désignent ordinairement l'établissement du chirurgien-barbier. Cette boutique était tout à la fois un magasin de vente pour divers produits, un cabinet de consultation, une salle d'opérations et un laboratoire pour la manipulation des onguents et des emplâtres.

A l'extérieur, la maison porte une enseigne que le chirurgien ne peut apposer sans l'autorisation du Magistrat. Le 8 mars 1636, Charles *Cardon*, maître chirurgien, établi rue des Malades, obtient ainsi « d'avoir pour enseigne le pourtraict de Monsieur Sainct Rocq, sachant qu'il n'y en a pas dans ceste ville de Lille »[2]. S'ils ne prenaient pas d'enseigne ou de tableau représentant un sujet quelconque, les chirurgiens devaient au moins « mettre leurs qualités sur la porte de leur maison »[3].

A l'intérieur, la maison comprend en façade sur la rue la salle même où le chirurgien exerce sa profession ;

---

1. Dumonchau, *Bibliographie médicale raisonnée.* (Paris, 1756) p. 420.
2. Documents, n° 90.
3. Documents, n° 363.

dans le fond doit se trouver l'habitation du chirurgien et de sa famille, car il ne lui est point permis d'avoir boutique et maison séparées, cette séparation pouvant fournir occasion de placer sous son nom des non francs dudit métier. Une ordonnance du 20 juillet 1688 ne laisse aucun doute sur ce point : « Nous avons déclaré, dit le Magistrat, que tous francs maîtres chirurgiens et barbiers de cette ville ne pourront tenir boutique dudit stil que dans les maisons qu'ils occuperont eux et leur famille, à péril de six florins d'amende pour la première fois, applicable sçavoir un tiers au dénonciateur, autre tiers à l'exploiteur et le dernier tiers comme amende de ban enfraint, et en cas de récidive d'estre suspendu de leur franchise pendant trois mois »[1].

Un tableau de Téniers. — Décrivons maintenant l'intérieur de la boutique, d'après un tableau de Téniers[2], gravé par Daullé[3], graveur du Roi, en 1760, et reproduit d'après l'exemplaire du cabinet de M. Peilhon, secrétaire du Roi.

L'artiste représente le chirurgien flamand dans sa fonction, avec son personnel, son matériel, et dans la salle professionnelle qu'on appelle sa boutique et qui était, nous l'avons vu, suivant l'occasion, le magasin des approvisionnements, l'officine des préparations médicamenteuses, le cabinet des consultations et avis techniques et surtout l'échoppe du barbier, la salle des pansements, des actes cliniques et des opérations chirurgicales.

La scène est accaparée par le principal personnage qui en occupe le centre. Très éloigné des prétentions chirurgicales modernes, le praticien est accroupi, assis à terre ; aussi dépourvu de manchettes que de dentelles et de jabot, il est muni d'un tablier, présente un retroussis

1. Documents, n° 123.

2. David Téniers le jeune, né à Anvers, le 15 décembre 1610, mort le 5 avril 1691. — Ce tableau, peint par lui en 1678, fut payé 750 livres, en 1779, à la vente Tronard.

3. Jean Daullé, né à Abbeville en 1707, mort à Paris en 1763, fut l'un des plus habiles graveurs de son temps.

Planche III. — Page 87.

Le Chirurgien flamand
Tableau de David Téniers le jeune,
gravé par Jean Daullé.

dans le fond doit se trouver l'habitation du chirurgien et de sa famille, car il ne lui est point permis d'avoir boutique et maison séparées, cette séparation pouvant fournir occasion de placer sous son nom des non francs dudit métier. Une ordonnance du 20 juillet 1688 ne laisse aucun doute sur ce point. « Nous avons déclaré, dit le Magistrat, que tous francs maîtres chirurgiens et barbiers de cette ville ne pourront tenir boutique dudit stil que dans les maisons qu'ils occuperont eux et leur famille, à péril de six florins d'amende pour la première fois, applicable sçavoir un tiers au dénonciateur, autre tiers à l'exploiteur et le dernier tiers comme amende de ban enfraint, et en cas de récidive d'estre suspendu de leur franchise pendant trois mois »[1].

Un tableau de Téniers. — Décrivons maintenant l'intérieur de la boutique, d'après un tableau de Téniers[2], gravé par [illegible] du Roi, en 1760, et repro[illegible]binet de M. Peilhon, secrét[illegible]

L'artiste représente le chirurgien flamand dans sa fonction, avec son personnel, son matériel, et dans la salle professionnelle qu'on appelle sa boutique et qui était, nous l'avons vu, suivant l'occasion, le magasin des approvisionnements, l'officine des préparations médicamenteuses, le cabinet des consultations et avis techniques et surtout l'échoppe du barbier, la salle des pansements, des actes cliniques et des opérations chirurgicales.

La scène est accaparée par le principal personnage qui en occupe le centre. Très éloigné des prétentions chirurgicales modernes, le praticien est accroupi, assis à terre ; aussi dépourvu de manchettes que de dentelles et de jabot, il est muni d'un tablier, présente un retroussis

---

1. Documents, n° [illegible].

2. David Téniers le jeune, né à Anvers, le 15 décembre 1610, mort le 5 avril 1691. — Ce tableau, peint par lui en 1678, fut payé 750 livres, en 1779, à la vente Tronard.

3. Jean Daullé, né à Abbeville en 1707, mort à Paris en 1763, fut l'un des plus habiles graveurs de son temps.

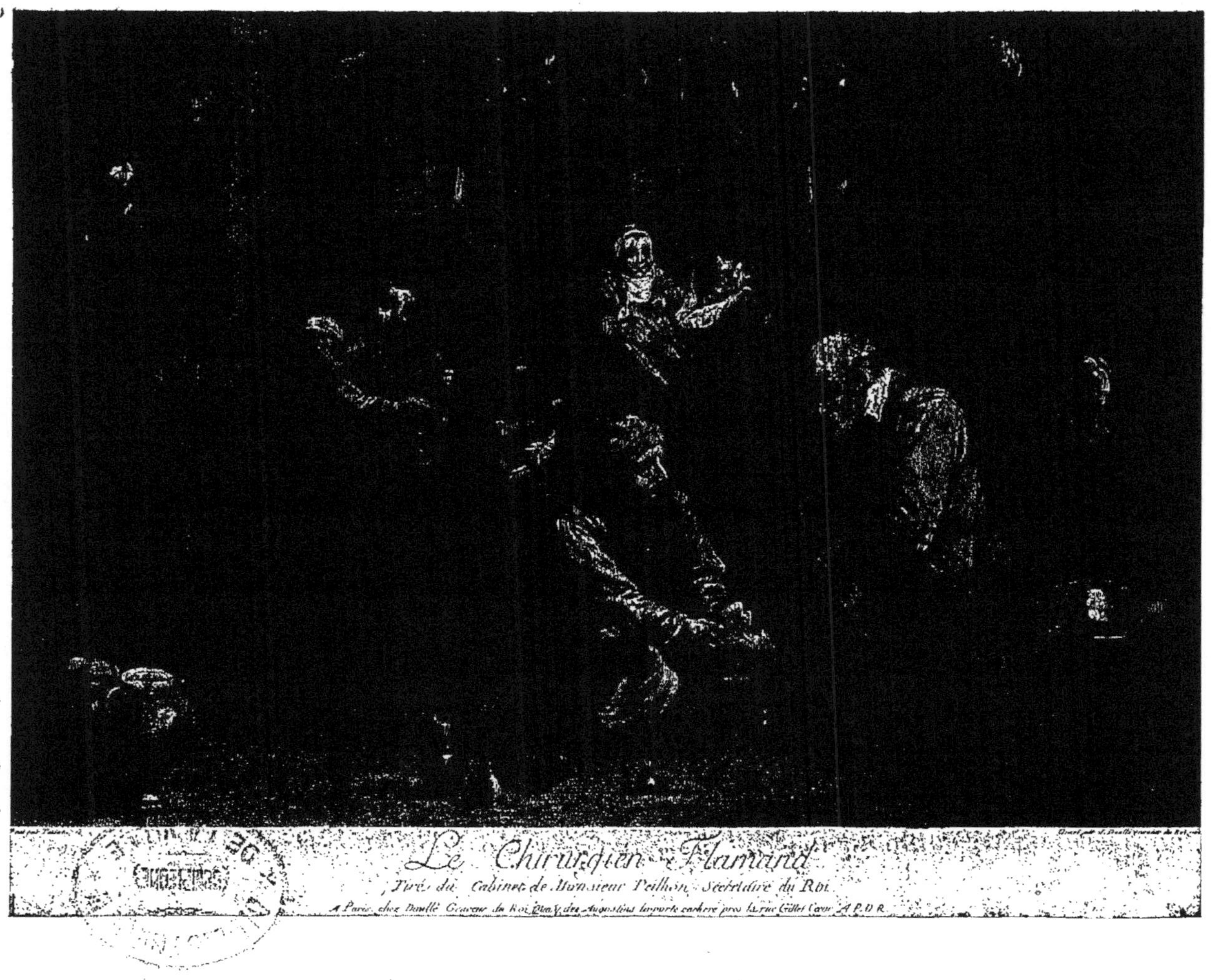
Le Chirurgien Flamand
Tiré du Cabinet de Monsieur Peilhon, Secretaire du Roi.
A Paris chez Daullé Graveur du Roi Quay des Augustins la porte cochere pres la rue Gillet Coeur. A.P.D.R.

de sa manche du côté droit et son regard témoigne qu'il est occupé de sa fonction.

Loin de tout étalage vaniteux, il a disposé à portée de sa main droite, les instruments qui lui seront strictement nécessaires ; un bistouri droit, un autre courbé et une spatule pour manipuler la matière emplastique, tels sont les seuls instruments préparés, tandis que le reste est discrètement tenu en réserve dans un arsenal que l'artiste ne montre pas, pour ne pas effrayer son client.

Sur chacun des trois instruments, on reconnaît la forme ouvragée du manche, qui est actuellement et définitivement tombée en désuétude. Les fabricants de l'époque s'ingéniaient à y placer toutes les fantaisies de leur goût artististique ; c'est là surtout que les chirurgiens de Cour ajoutaient, non sans ostentation, les couronnes princières de leurs nobles clients. Le chirurgien flamand est plus modeste ; le pommeau est encore avantageux dans la pratique, parce qu'il tient bien en main, mais les surcharges de la vanité n'y laissent aucun recoin difficile à nettoyer. Les règles de l'antisepsie (inconnues alors) ne pouvaient qu'y gagner ; certainement la propreté traditionnelle des Flandres y trouvait son compte.

Parmi les instruments qui ne sont jamais en réserve, mais toujours prêts, sont disposés, en bon ordre, deux paires de ciseaux de coiffeur, deux et probablement trois rasoirs, un fusil pour aiguiser les ciseaux, un peigne large à double rangée de dents et un autre objet qui paraît être une pierre à repasser. La série de ces accessoires du barbier est complétée du côté opposé, là où l'étagère ne fait point porter son ombre ; un cuir est suspendu à la muraille, et c'est là que le chirurgien frotte ses rasoirs afin de les affûter au moment où il va donner satisfaction à un client difficile.

Ce dernier soin est donné, pour ainsi dire, sous les yeux mêmes de son père, car le portrait fixé par deux clous à la muraille rustique présente la coiffure et les traits du visage d'un personnage qui ressemble singulièrement au chirurgien ; on sait qu'un usage bien connu en Flandre transmettait le métier de père en fils.

L'importance de la barbe est d'ailleurs indiquée au premier plan par le banc assez grossier, mais solide, sur lequel le client était assis à cheval. Le plat à barbe s'y trouve déposé ; on y reconnaît l'échancrure qui se place au-dessous du menton, l'anneau, situé en face, qui permet éventuellement de le suspendre, ce plat en cuivre servant d'enseigne.

Pour exercer la profession, le chirurgien n'est pas seul ; son apprenti collabore non à la barberie, mais bien à une opération pharmaceutique ; il triture un médicament pour usage externe. Son visage et son attitude semblent désigner un débutant de douze à quatorze ans ; muni de son pilon, il pulvérise, d'un air distrait, une matière peu résistante dans un mortier de bronze qu'il maintient de la main droite sans cacher l'oreille du mortier, vieux souvenir moyenâgeux, tandis que de sa main gauche il manie le pilon, dont il laisse voir le nœud ornemental, en même temps qu'il exerce, par son pouce, une pesée qui supplée à la débilité de son âge. Une spatule est déposée à proximité du mortier, en vue de détacher, en temps utile, les portions de drogue qui s'accumulent peu à peu dans le mortier ou sur le pilon. Deux récipients circulaires et à fond plat sont juxtaposés comme s'ils devaient recevoir les matières ainsi préparées par l'apprenti chirurgien.

Sur la même table se trouvent réparties les drogues dont l'apprenti est occupé à effectuer la mixture. Il semble que des morceaux d'une résine friable voisinent avec un paquet incomplètement refermé pour ne pas laisser échapper une matière pulvérulente ; derrière celui-ci, un vase en terre de forme plate et largement ouvert a servi à la liquéfaction de quelques matières résineuses et la spatule s'y trouve encore. Deux flacons ouverts complètent ces dispositions : le plus grand répond à un contenu huileux, tandis que le plus petit renferme probablement quelque esprit.

Téniers a représenté dans son tableau un acte chirurgical. Le blessé est un vieillard, au crâne chauve ; il est assis, tandis que son pied droit déchaussé repose sur un tabouret. L'attitude qui relève la pointe du pied montre quelque endolorissement, auquel le chirurgien répond par la sollicitude de son regard et par la dextérité de ses mains. C'est avec fermeté qu'il appuie son coude du côté droit et qu'il maintient le bout du pied pour l'empêcher de trembler, tandis que, de la main gauche, il applique avec précaution l'écusson qui achève le pansement d'une plaie de la face dorsale à mi-distance entre le cou-de-pied et les orteils.

Sur le sol sont disposés deux flacons, l'un carré, avec un bouchon de papier, contient de l'huile, tandis que l'autre en forme de poire est celui du vin aromatique ; un troisième flacon plus petit et placé plus près des instruments de chirurgie renferme probablement quelque liquide caustique ou cathérétique.

Les deux praticiens se complètent : le chirurgien applique lui-même l'écusson qui achève son pansement, tandis que son apprenti prépare la matière emplastique.

Cependant tout n'était pas aussi simple pour pratiquer la chirurgie en Flandre et les accessoires du tableau montrent combien étaient complexes les ressources mises à la disposition de l'art de guérir. Au premier plan, à gauche, se trouvent deux chevrettes recouvertes en peau et qui montrent les approvisionnements de deux huiles médicinales. Sur l'étagère sont répartis des récipients de formes variées : flacons carrés, bouteilles, matras, pots à anse, boîtes à baumes et à onguents avec bouchons habituellement en papier, tandis que sur le bord est suspendue une éponge à côté d'un autre objet, qui paraît être un grattoir. Que contiennent ces divers récipients ? Sans aucun doute, le baume tranquille, le baume nerval, puis l'onguent d'althæa, la pommade de concombres, l'onguent ou pommade rosat ; ce sont là les préparations les plus employées pour l'usage externe à l'époque de Téniers.

Aux poutres du plafond de la boutique est suspendu un espadon empaillé qui renseigne le client sur l'origine lointaine des produits qu'il lui faudra payer à beaux deniers. Tout à côté sont accrochés au mur quatre ou cinq têtes de pavot qui parlent aux yeux des visiteurs, afin de les avertir de la douceur recherchée par le praticien compatissant.

Enfin, dans l'angle le plus obscur, se trouve une vaste marmite montée sur des pieds fourchus et garnie d'un large couvercle ; deux bûches appuyées sur la muraille indiquent comment les huiles calmantes sont préparées à petit feu, lentement et soigneusement, par le chirurgien et par son aide.

Dans toute cette boutique, rien n'indique un véritable luxe ; sans doute la table est recouverte d'un tapis qui laisse apercevoir des pieds ouvragés terminés par trois têtes de dauphin, mais tout le reste répond bien aux usages de la campagne en Flandre. Le tabouret de bois a la forme lourde et massive des anciens âges ; le banc est absolument fruste, tandis que la chaise, au siège en paille grossière, présente un dossier plein et des planches qui remplissent tous les espaces disponibles entre les montants.

Il n'est pas jusqu'à la palissade située derrière le patient qui n'ajoute à la simplicité de l'ensemble. Un hibou vient s'y reposer comme pour avertir que toute blessure peut conduire aux portes du tombeau. Cependant le vieux client se soumet avec confiance au pansement du chirurgien. La bonne femme conserve son enfant sur son bras et continue à porter son panier, tandis qu'elle observe curieusement, mais avec un calme bien flamand. L'insouciance de l'enfant contraste avec un naturel parfait dans cette scène d'exacte probité où tout est pris sur le vif.

Le chirurgien, dans la force de l'âge, reflète dans son regard l'intelligence, le calme et la circonspection d'une profession qui n'a rien de prétentieux, mais qui agit personnellement et directement pour soulager la misère humaine[1].

Exercice de la chirurgie en ville. — Les plus instruits parmi les chirurgiens barbiers abandonnèrent peu à peu la « barberie », pour exercer seulement la chirurgie ; ils cessèrent de tenir boutique et la transformèrent en simple « cabinet de consultation », et de plus en plus firent de la clientèle « à domicile ».

---

1. Nous devons la description de ce tableau à notre maître, M. le professeur Fr. Guermonprez.

Outre les petites opérations énumérées plus haut, ils entreprirent, au grand dépit des médecins, les opérations plus importantes, les amputations, la trépanation, etc. Il faut même l'avouer, ils ne tardèrent pas à empiéter sur les privilèges réservés aux médecins.

Au début du XVIe siècle, il leur était encore défendu de saigner sans avis d'un médecin [1]; de même, ils ne pouvaient vendre les potions réputées dangereuses, sans une ordonnance écrite, mais ils prétendaient « pouvoir donner toutes autres sortes de potions concernant leur art » [2].

D'après les statuts de 1561, les chirurgiens qui opéraient un de leurs clients « d'incision de pierres ou relaxations » étaient tenus, dès la première opération, d'appeler un docteur en médecine pour y assister [3]. En 1632, cette prescription fut étendue « à toutes et chascunes opérations » et l'on obligea les chirurgiens à verser, au profit de la chapelle, une contribution de 40 sols parisis pour chaque opération [4].

Bien d'autres opérations leur étaient également interdites sans l'avis préalable des médecins :

Item nulz barbieurs et chirurgiens en icelle ville ne polront applicquier trepane ne se entremectre de curer ou médicamenter cassures, fiscoures ou embacures du crâne ny playes aux parties pectoralles jusques au creu du torax, ny celles où les parties contenues audict torax seroient bleschiés, ne médicamenter playes au ventre jusques aux entrailles inclusive ou exclusive avecq lepit en subus, ny extirper quelque membre du corps humain, ny curer playes aux artères ou nerfs avecq spasme, ny mettre la main aux gangrines et aultres accidens périleux et dangereulx, sans en premier lieu et au principal de l'œuvre y appeller ung docteur en médecine scavant et expérimenté, à péril d'estre pugny à la discrétion d'eschevins.

---

1. Documents, n° 35.
2. Documents, n° 107.
3. Documents, n° 53.
4. Documents, n° 89.

De plus, dans les opérations qu'il leur était loisible de pratiquer, s'il survenait quelque complication un peu grave, ils devaient tout aussitôt appeler un docteur en médecine :

Aussy à chascune fois que surviendront aux patiens, à raison des playes, grosses fiebvres, wideurs de chief et aliénation de sens, cours de ventre et aultres accidens d'importance, ledict chirurgien sera tenu, pour la seureté de son patient, évocquier pareillement ung docteur en médecine pour en ce conduire en plus grand sceureté l'affaire de sondict-patient[1].

On se doute bien que ces prescriptions devaient être parfois violées ; d'une part, certains chirurgiens, trop âpres au gain, ne se gênaient pas pour vendre des remèdes ou des potions réservées aux apothicaires ; d'autre part, les praticiens trop aventureux entreprenaient parfois le traitement de leurs clients, même quand ce traitement dépassait les limites de la chirurgie et devenait réellement médical. De là, une multitude de discussions et de procès entre les différents corps de l'art de guérir ; nous allons en donner quelques exemples.

Procès avec les apothicaires. — En 1674, Michel *Bigot*, maître chirurgien, avait vendu une « potion composée de jalappe et de gutte gomme ». Les apothicaires jugèrent leurs droits lésés et obtinrent la condamnation de *Bigot* en 40 livres d'amende et 7 l. 7 s. de dépens. Celui-ci interjeta appel, et les maîtres et suppôts du corps des chirurgiens se joignirent à lui pour soutenir cette instance[2] qu'ils portèrent d'abord sans succès au tribunal des échevins[3], puis au Conseil

1. Documents, nos 53 et 89.
2. Documents, no 107.
3. Documents, no 108.

souverain de Sa Majesté à Tournai, où ils furent également condamnés. Les frais de ce procès s'élevèrent à 277 l. 13 s. qui furent mis à la charge de la généralité des suppôts du corps; ceux-ci, au nombre de 46, durent payer chacun 6 l. 1 s.

Voici les noms des chirurgiens lillois qui formaient alors le « stil de la chirurgie » :

Léonard Vanderhage.	Philippe Dupuich.
Laurent Laurent.	Adrien Speldre.
Allard Vanhove (l'aîné).	Guislain Dambre.
Gilles Stalebonne.	Godefroid Van Cotem.
Michel Bigot.	Étienne Deconinck.
Ambroise Bigot.	Guillaume Mortreul.
Pierre Jansens.	François Naveteur.
Théodore Bigot.	Jacques Naveteur.
Maurice Philippot.	Jacques Vanwesbus.
Mahieu de Lignies.	Pierre Lemesre.
François Fontaine.	Ambroise Vanhove.
Charles Vanvivre.	Allard Vanhove (le jeune).
Jean Desmarets.	Michel Pinte.
Toussaint Dumarets.	Jean-Baptiste Guisbrecq.
Paul Patin.	Louis Leblancq.
Olivier Decroix.	Charles Bigot.
Jacques Marsel.	Jean-Gilles Duthoit.
Pierre Naveteur.	Nicolas Lacroix.
Venant Derace.	Jérôme Pouchain.
Christophe Dufrenoy.	Antoine Lescot.
Guillebert Picquet.	Alexis Dugand.
Jean-Dominique Laurent.	Guillebert Derveau.
Antoine Leroux.	Jacques Willems. [1]

Procès avec les médecins. — L'antagonisme entre les médecins et les chirurgiens semble avoir existé de tout temps, si nous en croyons la généralité des documents de nos Archives. Ordinairement cet antagonisme était plus ou moins voilé, plus ou moins latent, mais parfois un incident quelconque mettait, pour ainsi dire, le feu aux poudres et provoquait de longs et

1. Documents, n° 109.

coûteux procès, où se révélaient, dans toute leur âpreté, les sentiments de jalousie et d'animosité que ces deux corporations nourrissaient l'une contre l'autre.

En 1747, les chirurgiens se plaignent amèrement au Magistrat des tracasseries de toutes sortes que leur suscitent les médecins. « Chaque art, disent-ils, devroit se renfermer dans ses justes bornes et ne point s'attribuer la connaissance des opérations qui ne le concernent point, au préjudice de celuy à qui elles appartiennent ; cependant le corps des supplians se trouve tellement ébréché de toutes parts par le collège des médecins, que si leurs entreprises sont tolérées davantage, elles le conduiront à sa ruine et à son anéantissement [1] ».

Nous aurons plus loin l'occasion de retracer cette longue lutte entre les deux corps ; il nous suffira, pour le moment, de donner un échantillon des nombreux procès auxquels nous venons de faire allusion.

L'affaire Plancq. — Exposons d'abord les faits tels que nous avons pu les dégager de la phraséologie prétentieuse et boursouflée des innombrables et interminables factums de ce procès.

Le 25 août 1754, M. Jacques-François Wartel, demeurant à Lille, place des Régniaux, fit appeler à son chevet le sieur *Plancq*, chirurgien-major de l'Hôpital militaire. Il s'agissait d'une hernie, d'une « rupture ou descente » comme on disait alors. Le praticien la réduisit aussitôt et avec succès, puisque M. Wartel se leva dès le lendemain, vaqua à ses affaires les jours suivants, dînant avec sa famille, allant et venant dans la maison. Le 30 août, il est pris subitement de vomissements et

1. Documents, n° 264.

de malaises graves ; *Plancq* fait alors mander deux médecins qui, malgré leurs soins, ne peuvent sauver le malade ; M. Wartel meurt le lendemain.

Le Collège des médecins trouva dans ce fait une occasion de donner libre cours à son animosité envers les chirurgiens et en particulier envers le sieur *Plancq*. Il le cita au tribunal des échevins, et demanda sa condamnation à une amende de 500 livres avec interdiction « de ne plus s'ingérer à l'avenir de faire de la médecine ». Or, disait le factum du Collège, *Plancq* a fait de la médecine, puisque M. Wartel, outre une hernie, avait une autre affection prouvée par ses vomissements et cette affection, c'était... le choléra-morbus. N'eût-il d'ailleurs que cette hernie, *Plancq* a fait cependant de la médecine puisqu'il a administré au patient des remèdes internes, de l'eau panée, du bouillon de poulet, du sirop d'althæa, et une potion huileuse, « remèdes innocents en apparence, mais qui font de mauvais effets, étant mal appliqués ».

Les médecins ont bien soin, dans leurs factums, de reproduire les ordonnances de *Plancq* des 26, 29 et 30 août. A titre de curiosité, nous indiquons la composition de ces « terribles » remèdes, sur lesquels fut échafaudé tout le procès.

1re ordonnance : *Potion huileuse :* huile d'amandes douces, 2 onces ; syrop d'althæa [1], 2 onces ; syrop diacode, une demi-once.

---

1. En voici la formule :

R. Radicum althææ recentium, *uncias duas*.
asparagi,
graminis,
liquiritiæ,
Passularum exacinatarum, *ana unciam semis*.
Cicerum rubeorum, *unciam unam*.
Cymarum malvæ,
althææ,
parietariæ,

2me ordonnance : Eau de laitue, eau d'armoise, ana deux onces ; syrop d'althæa, syrop de violette, ana une once et demie, pour une potion.

3me ordonnance : Eau de chardon bénit, trois onces ; syrop d'althæa, une once et demie ; syrop Doiellet (*sic*), une once ; mêlez, faites une potion.

4me ordonnance : Huile d'amandes douces, deux onces ; syrop de farfara, syrop d'althæa, ana une once et demie ; mêlez, faites un looch [1].

Comme on le voit, c'était là des remèdes bénins, mais enfin ils étaient remèdes « internes » et conséquemment les médecins prétendaient être seuls en possession de pouvoir les prescrire.

Là dessus, on fit couler des flots d'encre, on fit « gémir les presses » de plusieurs imprimeurs, et pendant plusieurs mois se succédèrent de longs factums manuscrits ou imprimés. Les deux parties y dépensent toute leur éloquence, toutes les ressources de la chicane et produisent de vrais chefs-d'œuvre de cette littérature amphigourique et poncive, qui fut tant en honneur dans la procédure du XVIIIe siècle.

Le collège s'attache à dévoiler « les prouesses du pseudo-médecin », et à montrer que sa défense n'est qu'un « labyrinthe de périodes étudiées », que « lui et ses semblables ont le talent dangereux d'en imposer à

Foliorum pimpinellæ minoris,
plantaginis majoris,
polytrichi,
rutæ murariæ, *ana manipulum unum.*
Seminum quatuor frigidorum majorum,
minorum contusorum, *ana drachmas tres.*
Coquantur ordine debito ex aquæ communis libris octo, colentur atque clarificentur et cum
Sacchari panicii, *libris quatuor.*
Percoquantur in syrupum (PHARMACOPŒIA LILLENSIS, 1694, p. 70).

« Ce sirop est bon pour adoucir la pituite âcre qui descend sur la poitrine et aux reins ; il excite le crachat, il provoque l'urine, il fait sortir le sable des reins ; il est propre pour la colique néphrétique. » (LÉMERY, *Pharmacopée universelle* (Paris, 1754), p. 181.

1. Réplique du Collège de médecine à la Réponse imprimée du sieur Plancque (Lille, 1755), p. 8.

ceux qui commandent » et ne savent « que donner des entorses au vrai sens des ordonnances ». D'ailleurs « il méprise assez ses invectives... pour ne pas daigner y répondre », ce qu'il fait cependant durant de longues pages.

Le sieur *Plancq* se justifie d'abord avec beaucoup de modération ; il expose simplement ce qu'il a fait : « J'ai traité M. Wartel d'une hernie dans les règles de l'art ; après la réduction, je lui ai ordonné le régime convenable. Pendant le temps que je l'ai vu seul, aucune autre maladie ne s'est manifestée. Pouvais-je prévoir que le vendredi un mal caché se seroit développé ? Il suffit pour ma justification qu'alors je n'ai plus agi seul ».

Mais bientôt lui et ses avocats se laissent aller aux mêmes errements que leurs adversaires. « Le souffle de la vérité, disent-ils, suffira pour dissiper leurs chimères » et pour mettre à néant leur « pot-pourri ». Dans un mémoire de *Plancq*, nous relevons ce passage violent : « L'intérêt est l'aveugle idole à qui mes adversaires sacrifient. L'honneur, la bienséance ne sont point capables d'arrêter le cours des fausses démarches que cette basse passion leur inspire. Ils s'imaginent que j'ai usurpé sur la médecine quelques minces honoraires, auxquels le hazard aurait pu leur donner part ; c'en est assez. Leur sang bouillonne, leur tête s'échauffe, il faut plaider, il faut imprimer, dussent-ils compromettre une famille, publier et confondre avec le faux ce qui a été dit dans le sein de la confiance ».

Le dossier de ce procès, tout volumineux qu'il soit, n'est pas complet ; il s'arrête au mois d'avril 1755[1]

1. Documents, n°s 293 à 296.

et ne contient pas la solution de l'affaire. Nous savons par ailleurs que *Plancq* ne fut pas condamné ; mais nous verrons plus loin que le Collège des médecins ne désarma point et continua à le tracasser de mille manières.

La défense de la profession. — Les maîtres chirurgiens, chargés de veiller aux intérêts de la communauté, ne cessèrent jamais d'y apporter la plus active vigilance. Ils s'efforçaient par dessus tout à empêcher l'exercice de la chirurgie par toute personne étrangère à leur corps. Ils luttaient avec acharnement non seulement contre les intrus et les charlatans — il en sera question plus loin — mais aussi contre leurs confrères d'autres corporations de la ville, voire même contre les chirurgiens militaires.

Puisque les médecins empêchaient strictement toute ingérence commise dans leur domaine par les chirurgiens, ceux-ci, avec juste raison, revendiquaient leur droit à la réciprocité. Avant 1741, il est vrai, aucune ordonnance n'avait déclaré incompatibles les professions de médecin et de chirurgien ; cette ordonnance eût été superflue, car un médecin eût-il jamais voulu « s'avilir » à exercer la chirurgie ? Elle devint, paraît-il, nécessaire, et le Magistrat la promulgua le 17 février 1741[1]. De fait, à cette époque, Jean-François *Garcia*, quoique agrégé au Collège de médecine, ne dédaignait pas d'exercer cumulativement la chirurgie, et cela depuis quinze ans. Mis en demeure d'opter pour l'une ou l'autre de ces professions, il supplia vainement le Magistrat de lui accorder l'au-

---

1. Elle est imprimée dans le *Recueil des principales ordonnances des Magistrats de la ville de Lille.* — Lille, 1771, page 421.

torisation de les exercer toutes deux. « Le suppliant se conformera à l'ordonnance », lui fut-il répondu [1].

En diverses occasions, le corps des chirurgiens sut revendiquer ses droits. Un règlement du 9 août 1731 accordait aux gardes la faculté d'exercer la profession qu'ils jugeaient à propos, « sans pouvoir être inquiétés par les maîtres des différents corps d'arts et métiers, sous prétexte qu'ils n'auroient pas fait d'apprentissage ni chef-d'œuvre ». Joseph *Sauvage*, galonneur, nommé garde de Mgr le prince de Soubise le 11 décembre 1751, avait déclaré alors qu'il choisissait la profession de chirurgien-barbier. Les chirurgiens s'y opposèrent et, sur leur requête, le Magistrat interdit à *Sauvage* d'exercer la chirurgie [2].

En 1768, ils eurent aussi à se défendre contre les entreprises de l'exécuteur des hautes-œuvres, qui prétendait exercer la chirurgie.[3] Nous reviendrons plus loin sur cette intéressante affaire.

Les chirurgiens militaires. — C'est surtout contre les empiétements des chirurgiens des hôpitaux militaires, qu'eut à se défendre notre corps de chirurgiens civils.

En 1746, il demanda au Magistrat de publier une ordonnance spéciale interdisant aux chirurgiens aides-majors et garçons chirurgiens, d'exercer leur art hors de l'hôpital Saint-Louis, chez les bourgeois et habitants. Il fut répondu qu'au moyen de leurs statuts et ordonnances (de 1561, 1632 et 1714), les suppliants « avaient tout ce qu'ils peuvent désirer pour la conservation de leur franchise et s'il est vray que quelques

---

1. Documents, n° 230.
2. Documents, n° 310.
3. Documents, nos 429 à 434.

chirurgiens aides-majors, des garçons chirurgiens de l'hôpital du Roy ou autres personnes y contreviennent, rien n'est plus aisé aux supplians d'y remédier en traduisant les contrevenans en jugement pour les faire condamner ès amendes prononcées par lesdits statuts et ordonnances, qui regardent toutes personnes de quelque qualité et conditions qu'elles soient et par conséquent les chirurgiens aides-majors et garçons chirurgiens de l'hôpital Royal comme tous autres »[1].

Cette réponse ne plut guère aux chirurgiens ; en 1750, ils eurent recours à M. l'Intendant de Flandre, lui demandant de faire publier à Lille l'arrêt du 28 septembre 1749, promulgué pour la ville de Metz et défendant « aux chirurgiens des hôpitaux militaires de faire aucuns pansemens ni autres opérations en cette ville ». L'Intendant répondit évasivement que « la Cour ne lui avoit rien envoyé ». Les chirurgiens insistèrent, mais en vain paraît-il, car, le 9 mars 1751, leur avocat leur fit savoir « qu'il n'y avoit rien de nouveau et qu'il appréhendoit que l'affaire ne traînât en longueur ». De fait, « depuis lors, les maîtres n'ont eu aucune réponse »[2].

La querelle durait encore en 1789. Le sieur *Segard*, chirurgien-major de la citadelle, exerçait « la chirurgie sur des personnes domiciliées en la ville de Lille et dans sa Châtellenie ». Les chirurgiens eurent de nouveau recours au Magistrat, qui chargea son Procureur syndic d'étudier la question. Celui-ci formula son avis en ces termes :

Le défendeur a un brevet du 2 avril 1785 par lequel il a été pourvu de la place de chirurgien-major de la citadelle. Il reste à savoir si,

---

1. Documents, n° 252.
2. A. C. L., carton 302, dossier 20.

à la faveur de ce brevet, le défendeur ou tous autres semblables brévetés peuvent exercer cette profession sur toutes autres personnes que celles établies et domiciliées dans les hôpitaux, citadelles, forts ou châteaux. Le règlement du 1er juin 1772 ne fait aucune mention de semblables brévetés, mais un arrêt du Conseil du 28 septembre 1749, publié et affiché dans le département de Metz, peut servir de guide dans la décision à porter en la présente cause. Il y est fait défense aux chirurgiens-majors des hôpitaux militaires de faire aucuns pansemens ni opérations de chirurgie sur les habitans des villes où ils sont établis, à peine de 500 livres d'amende, à moins qu'ils ne se soient fait agréger dans les communautés de chirurgiens dans la forme prescrite. L'article IV de cet arrêt allège les formalités à remplir par ceux des chirurgiens-majors des hôpitaux qui voudront se faire agréger aux communautés des chirurgiens des villes, sans doute parce qu'on les croit plus instruits que ceux placés dans les citadelles, forts ou châteaux.

Aussi par l'art. VIII de ce même arrêt, Sa Majesté déclare qu'elle n'entend pas que les chirurgiens-majors des citadelles, réduits, forts et châteaux et autres endroits particuliers, puissent profiter du même avantage ; il y est dit au contraire que les chirurgiens de cette dernière classe ne pourront exercer la chirurgie que dans les lieux seulement où ils sont établis, et non dans les villes ausquelles ces lieux sont attachés, qu'en subissant tous les actes et en payant les droits que payent les autres aspirans. Quoyque ce même article fasse mention expresse de la ville de Lille, relativement à l'aggrégation, dans les cas prévus, des chirurgiens-majors aux collèges de chirurgie établis dans les principales villes du royaume, il est certain que le susdit arrêt n'a point été envoyé en cette province et que même M. l'Intendant a refusé d'y mettre son attache quoyqu'on lui en ait procuré un exemplaire imprimé, en annonçant qu'il ne pouvoit le faire à moins qu'il ne lui fût adressé par le ministre. Mais les dispositions qu'il contient jointes aux défenses générales portées par le susdit article VIII du titre 2 de la déclaration du Roi du 1er juin 1772 suffisent pour décider que le défendeur, n'étant point aggrégé au collège de cette ville, n'a pû exercer la chirurgie dans l'arrondissement dudit collège, du moins au dehors du lieu où il est placé en vertu de son brevet et sur des personnes qui ne sont pas domiciliées dans le même endroit [1].

Le 3 juillet 1789, le Magistrat ordonna une « comparution pour accommoder les parties ». La solution de l'affaire ne figure pas au dossier.

VISITES ET INSPECTIONS. — Les chirurgiens, même

1. Documents, n° 562.

au temps où ils étaient encore « barbieurs », possédaient à un haut degré l'amour-propre professionnel. Ils n'admettaient pas, par exemple, qu'un de leurs confrères exerçât une autre profession qui ne leur paraissait pas compatible avec la « dignité » de leur art [1], non plus qu'ils ne souffraient qu'un artisan étranger à leur corporation se permît de faire office de « barbieur ».

Quand ils avaient connaissance d'une ingérence de ce genre, ils s'empressaient de faire saisir « bassins, razoirs et instruments » chez les intrus de la profession ; mais c'était tout ce qu'ils pouvaient faire. Encore fallait-il que dans les visites nécessaires en cette occurrence, ils fussent accompagnés de deux échevins. Ils demandèrent, en 1739, de pouvoir opérer ces visites en compagnie d'un seul sergent de la prévôté ou d'un sergent criminel ; le Magistrat maintint son premier règlement [2].

En février 1745, le Roi créa des offices d'inspecteurs et contrôleurs des arts et métiers ; leur nombre fut fixé à huit pour le corps de chirurgie de Lille. Un certain Paul *Blocq*, qui exerçait la profession de garçon chirurgien dans les hôpitaux depuis plus de dix-sept ans, se rendit acquéreur des huit offices, moyennant la somme de 2.128 livres de France, mais il consentit à les céder au corps des chirurgiens, moyennant le remboursement du prix de son achat et sa réception comme chirurgien sans examens ni droits, et sur la simple prestation du serment [3].

On pourrait à bon droit s'étonner de voir, en cette

1. Documents, n° 31.
2, Documents, n° 224.
3. Documents, n°s 253 à 260.

circonstance, nos chirurgiens lillois se relâcher aussi gravement de leur sévérité et de leur intransigeance habituelles à l'égard de l'observation de leurs statuts. Mais il faut supposer que, tout d'abord, le Magistrat en aurait ainsi décidé, car il y avait en l'espèce, pour notre corporation, un intérêt capital à ne pas laisser échapper l'occasion de se mettre en possession des offices d'inspecteurs. D'ailleurs les titulaires de ces offices, d'après le texte même de l'arrêté qui les créait, étaient constitués chirurgiens de plein droit, et la Corporation se trouvait ainsi en présence d'un fait acquis. Enfin le sieur *Blocq*, acquéreur de ces offices, avait, paraît-il, donné en maintes occasions des preuves de sa science et de son habileté.

Toutes ces raisons, que le Procureur syndic prit soin de développer dans son « avis », décidèrent les maîtres du Corps à agréger le sieur *Blocq*.

Il est absolument de l'intérêt du corps et même du public que les huit charges d'inspecteur et contrôleur acquises par ledit *Blocq* soient réunies audit corps et je ne vois aucune difficulté à autoriser les supplians de l'admettre à la maîtrise sans examen et sans frais, comme ils en sont convenus avecq luy dans le cas de ladite réunion. C'est la moindre chose qu'ils peuvent luy accorder en récompense de ce qu'il veut bien procurer cet avantage au corps, surtout si l'on considère que ledit *Blocq*, en se réservant l'une des huit charges seulement, seroit en droit d'exercer en cette ville ledit art sans subir aucun examen et sans le moindre frais, selon l'édit de création desdites charges.

D'ailleurs, il est notoire que *Blocq* exerce ledit art depuis plusieurs années en cette ville en qualité de garçon chirurgien au grand contentement du public ; il s'est même distingué dans l'hôpital qui a été établi chez les Pères Augustins après la bataille de Fontenoy, jusqu'au point même que M. de Séchelles fut si satisfait de ses services qu'il lui adressa l'ordonnance pour le paiement des appointemens de tous les maîtres chirurgiens qui ont été employés dans les hôpitaux établis en cette ville. Au surplus, Messieurs, les certificats qu'il m'a administrés lèvent toutes difficultés, s'il pouvoit y en avoir par rapport à sa capacité [1].

---

1. Documents, n° 255.

Les chirurgiens levèrent à trois pour cent la somme nécessaire et, le 26 septembre 1746, après serment prêté par *Blocq*, déclarèrent l'agréger comme maître et suppôt de leur Corps[1].

Rapports des chirurgiens. — Dans un intérêt de police générale, le Magistrat obligeait les médecins et les chirurgiens d'avertir le prévôt et le mayeur des cas de blessures pour lesquels on réclamait leurs soins.

Eschevins et conseil de la ville de Lille considérans avecq regret la fréquence des hommicides quy arrivent en ceste ville et taille, procédante en partie de ce que les noises et conflictz quy se commectent ne viennent à leur connoissance et que par là ilz demeurent impunis, d'où advient que plusieurs mauvais garnemens prendent occasion de plus licentieusement chercer noise et rixe et de là venir aux armes et conflitz au grand préjudice du repos publicque, à quoy désirans de tout leur pooir obvier et retrancher les occasions de telz mésus, ont ordonné et ordonnent à tous docteurs en médecine, chirurgiens et aultres s'entremectans de cure et médicamens, de faire rapport au prévost, son lieutenant, ou mayeur de ceste ville, de ceulx qu'ilz trouveront blessez aussy tost qu'ilz y auront mis la main pour les assister la première fois par eulz ou par aultruy, à péril que s'ilz ou l'un d'eulx estoient en faulte de ce faire d'encourir soixante livres d'amende applicable sy comme le tierche à l'accusateur et le surplus comme ban enfrainct[2].

Cette ordonnance, datée du 13 septembre 1664, fut renouvelée le 28 septembre 1676[3] et le 29 octobre 1677[4].

Le 31 juillet 1691, on y adjoignit l'ordre aux chirurgiens d'informer le commandant de place quand ils seraient appelés à donner leurs soins à des militaires à la suite de rixes, soit entre eux, soit avec des civils ; ces rixes étaient, paraît-il, très fréquentes à cette époque.

---

1. Documents, n° 260.
2. Documents, n° 99.
3. Documents, n° 110.
4. Documents, n° 111.

La Loy assemblée, sur ce qu'il est venu à nostre cognoissance qu'il s'est rencontré de nuit quelque occasion entre des soldats et des bourgeois de cette ville, où il y a eu des blessez et même des tuez, sans que l'on ait pu sçavoir ceux qui avoient commis les faits ; pensant qu'il estoit important pour la sûreté et le repos public de découvrir pareilles choses, nous avons résolu, de l'agréement de Monsieur de La Rablière, commandant pour le Roy au gouvernement de Lille, de faire savoir aux maistres chirurgiens de cette ville, que, lorsqu'il y aura quelque un de blessé dans quelque occasion où il y aura eu des militaires, que nostre intention est qu'ils aient à informer mondit sieur commandant de tout ce qu'ils pouront avoir appris au sujet de la blessure, tant à l'égard de la personne blessée que de ceux qui pourroient l'avoir fait ; de faire cette advertance incontinent après qu'ils auront mis le premier appareil, et ce par dessus tout ce qu'ils doivent faire au-delà pour l'exécution de nos ordonnances et sans prendre égard si la blessure est arrivée par cas fortuit ou autrement, le tout sous telle grosse peine que nous verrons bon d'arbitrer suivant l'exigence des cas ; enjoignant aux maistres de faire savoir notre intention aux suppôts par une convocation qu'ils feront à cet effet, à laquelle fin la présente délibération sera communiquée auxdits maistres et copie à eux laissée [1].

Enfin, en 1717, on étendit l'obligation de faire la déclaration des blessés « à toutes personnes blessées sans exception, aussitôt que lesdits chirurgiens y auront mis le premier appareil ou qu'ils les auront vus à effet de les soulager, quand même la blessure seroit arrivée par cas fortuit » [2].

Les veuves de chirurgiens. — D'après les statuts de 1561, les veuves de maîtres chirurgiens et barbiers pouvaient, durant leur viduité, continuer « le stil de barbierie » avec tel nombre de serviteurs que bon leur semblait, mais elles ne pouvaient exercer la chirurgie à moins qu'elles n'eussent un fils ou un serviteur ayant subi les examens prescrits. Si elles se remariaient à un « non maistre barbieur » elles ne pouvaient plus

1. Documents, n° 126.
2. Documents, n° 176.

exercer la profession[1]. Cette double disposition fut rappelée par les statuts de 1632[2].

Item que toutes vesves de maistres chirurgiens et barbieurs polront durant leur viduité user dudict stil de barberie et avoir et tenir tel nombre de serviteurs que bon leur semblera pour exercer ledict stil de barbier, sans qu'elles se puissent entremectre dudit art de chirurgie, n'est qu'elles ayent filz ou serviteur examinez comme dict est ; bien entendu toutes voiès que sy elle se remarioit à aultre non maistre barbieur, seroit privée dudict stil ; comme aussy ne polra la femme de barbier exercer ledict stil de barbieur ou chirurgie pour le temps qu'elle seroit séparée ou divorsée de son mary (article VIII des Statuts).

Le 8 mai 1694, le Magistrat rappela cette disposition des statuts et recommanda aux Chirurgiens de tenir la main à sa stricte exécution.

La Loy assemblée, sur ce qui nous a esté représenté que par un usage abusif on a négligé l'exécution de l'article VIII des lettres et règlemens du corps de mestier des chirurgiens portant que les vesves ne pourront pratiquer la chirurgie à moins qu'elles aient fils ou serviteur examiné, a été résolu d'ordonner aux maistres, comme nous ordonnons par la présente résolution, de tenir la main à l'exécution dudit article VIII ; et afin que les veuves aient le temps de faire examiner leurs fils ou serviteurs, elles auront deux mois à compter du jour de la signification qui leur en sera faite [3].

Dans les statuts de 1770, la même prescription fut maintenue :

Les veuves de maîtres de la communauté ne pourront tenir leurs boutiques ouvertes, qu'autant qu'elles auront dans leur maison un garçon qui aura été jugé capable par le lieutenant du premier chirurgien et les quatre maîtres du corps, après avoir subi un examen sans frais en présence des deux écheviens commissaires. Les veuves ne jouiront de ce droit que pendant leur veuvage [4].

En fait l'usage se maintint jusqu'à la fin de la Communauté ; en 1792, dans le « Tableau des chirurgiens »

1. Documents, n° 53.
2. Documents, n° 89.
3. Documents, n° 130.
4. Documents, n° 439.

que nous reproduirons plus loin, figure encore une veuve de maître, la veuve Jean-Baptiste *de Block*.

C'était, à vrai dire, une mesure de « délicate confraternité » ; mais les chirurgiens entendaient bien qu'on n'en abusât point. En 1720, par exemple, ils font condamner sans pitié à 12 livres d'amende, la veuve de leur confrère *Verbecq*, qui avait permis au sieur *Le Barbier* d'exercer sous son nom[1].

Cependant l'article qui exigeait l'examen pour les garçons employés par les veuves des chirurgiens n'était que peu ou point exécuté « à cause de l'indulgence que les maîtres ont eue pour les veuves qui auroient été dans le cas de fermer leurs boutiques, si on les auroit obligées d'avoir des garçons examinez ; car outre qu'elles auroient été dans l'embarras d'en trouver, c'est que si elles en auroient trouvé, elles se seroient vu villipendées par ces garçons qui n'auroient point manqué de les tracasser, sçachant que ces veuves n'auroient pas pû continuer leur boutique sans leur secours et sans être dans le cas de faire les frais d'un nouvel examen ». Il fallait aviser à cette situation anormale. Les chirurgiens eurent recours, comme toujours, au Magistrat, qui renvoya l'affaire à son Procureur syndic. Celui-ci formula ce sage avis :

Il est vray que le bien public doit prévaloir sur toutes ces considérations et qu'il importe de prévenir les accidents qui peuvent arriver par l'impéritie des garçons des veuves qui n'auront point subi l'examen. Pour concilier l'avantage de l'un et de l'autre, il paroit qu'il conviendroit de dispenser les garçons des veuves de l'examen prescrit, mais qu'il conviendroit leur enjoindre d'appeller un maître chirurgien pour les assister dans les opérations, à l'exception de la saignée et quand il ne s'agira que de simples cures, telles qu'applications de cataplasmes et autres de cette nature ; les maîtres prêteront volon-

1. A. C. L., carton 1275, dossier 6.

tiers leur ministère dans les occasions pour favoriser les veuves qui par ce moïen pourront conserver leurs pratiques, étant bien certain que le public aura plus de confiance dans un garçon qui travaillera de concert avec un maître. Il paroit aussy qu'il conviendroit d'ordonner que les garçons des veuves qui seront demandez pour aller panser une personne qui aura reçu une blessure, avertissent un maître pour la venir examiner et en faire ensuite le raport au clercq d'office, en conformité des ordonnances, ce qui est d'autant plus essentiel que le rapport que feroit un garçon ne pourroit faire foy [1].

1. Documents, n° 261.

DEUXIÈME PARTIE

LA CORPORATION DES CHIRURGIENS LA COMMUNAUTÉ — L'ACADÉMIE

CHAPITRE VII

LA CORPORATION

ORIGINE DE LA CORPORATION. — LES STATUTS ET RÈGLEMENTS. — LA CHAPELLE. — LA FÊTE CORPORATIVE. — LES PROCESSIONS. — LE FONCTIONNEMENT DE LA CORPORATION. — SA DIRECTION. — SA DÉPENDANCE DU MAGISTRAT. — LUTTE CONTRE LE PREMIER CHIRURGIEN DU ROI. — LUTTE CONTRE LE MAGISTRAT. — SITUATION FINANCIÈRE. — FONDATION DE JUDE GELÉE.

Notre collègue, M. Maurice Vanhaeck, dans sa remarquable *Histoire de la Sayetterie à Lille*[1], a donné la note exacte sur nos corporations lilloises :

La réunion en corporations des artisans de même profession avait comme origine et comme but principal, du moins en apparence, de permettre à ces artisans de prendre part d'une façon collective aux cérémonies religieuses et publiques et particulièrement aux processions du Saint-Sacrement et à celles de la Ville.

La participation à ces fêtes entraînait des frais qui devaient être supportés par tous ; des taxes étaient perçues sur les membres du corps et pour en opérer le recouvrement, ainsi que pour en administrer

1. Tome I, p. 166. (*Mémoires de la Société d'études de la Province de Cambrai*, t. XVI).

les fonds communs, quelques suppôts étaient choisis et prenaient le nom de maîtres.

La corporation ainsi constituée était placée sous la protection d'un saint ou d'une sainte et souvent on lui concédait la quasi-propriété, dans une église de la ville, d'une chapelle dédiée à ce saint, désigné comme protecteur céleste de tous les suppôts.

Les corps de métiers qui acceptaient ainsi de « révérender et décorer » les processions de la cité, se conciliaient du même coup la faveur du Magistrat, qui, à cette occasion, leur concédait des privilèges, par exemple le droit pour leurs membres d'exercer seuls la profession dans la ville. La désignation du mode d'élection des maîtres sermentés, la réglementation de l'apprentissage et des divers moyens de parvenir à la franchise, donnaient enfin à la nouvelle corporation sa physionomie complète.

Origine de la corporation. — A quelle époque faut-il faire remonter cette origine ? La perte de nombreux documents des Archives ne nous permet pas de répondre d'une manière certaine à cette question. Mais nous pouvons affirmer que la corporation des chirurgiens-barbiers existait déjà en 1472 : elle nous apparaît toute organisée au plus tard à cette date. Le 28 avril 1472, en effet, Simon *Glorieux*, barbier, fils de feu Jacques, est « receu en estat de maistre barbier en ladicte ville, comme filz de maistre, en payant les drois du mestier telz qu'il appartient »[1]. Ce texte est trop explicite pour qu'il soit nécessaire d'insister.

On trouve, il est vrai, dès la seconde moitié du XIVe siècle des chirurgiens sermentés ou jurés au service et aux gages de la ville[2] et, de ces mentions, il ne serait peut-être pas trop téméraire de déduire l'existence d'une corporation ; mais nous préférons, sous cette observation, nous en tenir à l'acte si précis de 1472.

---

1. Documents, n° 26.
2. Documents, n° 4 et suivants.

Les statuts. — Dès lors que la corporation existait, elle avait ses statuts particuliers ; mais ces premiers statuts sont perdus sans retour depuis longtemps, car, en 1561, les chirurgiens déploraient déjà cette perte :

Comme les maistres et corps du mestier des chirurgiens et barbieurs de ceste dicte ville nous euissent remonstré que les lettres à eulx parcidevant accordées par noz prédécesseurs en loy, des droix, auctoritez et franchises desdicts stilz pour furnir aux frais qu'ilz supportoient pour l'entreténement des messes et chapelle qu'ilz entretiennent en l'augmentation du service divin et les torses qu'ilz ont et maintiennent pour honorer et révérender le Sainct Sacrement et procession de ceste dicte ville, estoient perdues et desmanevées, en sorte qu'il ne avoient moien de constraindre les redebvables ad ce qu'ilz avoient accoustumé de paier, et sy ne sçavoient comment ilz se debvoient régler pour l'exercice desdictes stilz, à cause de quoy plusieurs inconvéniens advenoient par faulte que plusieurs se entremectoient de besongnier, user et exercer ledict stil sans avoir congnoissance en l'art et science de chirurgien et en sourdoient plusieurs périlz, dangiers et inconvéniens, au grand scandalle, regret et dhommaige de ceulx estans sermentez et portans congnoissance et expérience dudict art de chirurgie, requérans à ceste cause de leur voloir accorder nouvelles lettres.

Ces lettres ou statuts furent accordées aux chirurgiens par le Magistrat, le 3 juin 1561. On en trouvera le texte complet aux Documents [1] et leurs différentes prescriptions ont été ou seront expliquées, chemin faisant, dans les différents chapitres de ce travail.

En 1632, les chirurgiens trouvèrent que « les lettres à eux cy-devant accordées étoient si vieilles qu'ils ne s'en pouvoient bonnement aider et que les droits contenus en icelles étoient si petits qu'ils ne pouvoient aucunement suffire au furnissement des frais » ; ils obtinrent leur renouvellement avec les modifications désirées [2].

---

1. N° 53.
2. Documents, 89.

Ces statuts de 1632 furent renouvelés le 9 octobre 1714 [1] et complétés le 15 septembre 1721 [2].

Grâce à ces statuts et aux nombreux documents que nous avons recueillis, il nous est possible de donner une idée exacte et suffisamment complète de la vie de la Corporation des chirurgiens.

La chapelle. — Comme nous l'avons vu ci-dessus, le premier but énoncé par les chirurgiens dans leur demande de statuts de 1561, est de « furnir aux frais qu'ilz supportoient pour l'entretènement des messes et chappelle ». Occupons-nous donc d'abord de cette chapelle.

La chapelle des chirurgiens, placée sous le vocable de saint Côme et saint Damien, eut son siège dans l'église paroissiale de Saint-Étienne, jusqu'en 1640 ; mais à partir de cette date, la corporation, nous ne savons pour quelle cause, abandonna ce siège fixe et fit désormais ses offices religieux soit à Saint-Pierre, soit aux Récollets, soit aux Dominicains.

Pour l'entretien et l'ornementation de la chapelle et pour l'acquit des messes et obits, on percevait les droits suivants : en 1561, 5 patars pour la réception d'un apprenti et 20 patars pour la réception d'un maître [3] ; en 1632, ces droits furent élevés respectivement à 8 l. et à 24 l. parisis [4]. De plus, d'après les statuts de 1561, les maîtres chirurgiens versaient une cotisation mensuelle de 12 deniers pour « l'entretènement du Saint Service divin » ; mais cette cotisation n'est plus mentionnée en 1632. En 1714, les droits de récep-

1. Documents, n° 173.
2. Documents, n° 186.
3. Documents, n° 53.
4. Documents, n° 89.

tion perçus au profit de la chapelle furent élevés à 24 florins pour la maîtrise, les fils de maîtres ne payant toutefois que 6 florins ; de plus, un droit de 6 florins fut établi pour les autorisations accordées aux opérateurs « de tenir théâtre » sur les places publiques[1]. Enfin les statuts et les divers règlements punissaient certaines contraventions d'amendes plus ou moins élevées ; ordinairement la moitié de ces amendes était appliquée au profit de la chapelle.

La fête corporative. — La fête de la Corporation se célébrait en grande pompe le 27 septembre, jour des Saints Côme et Damien. Quelques jours avant, le valet du stil allait « prier les confrères à la messe » et distribuait en ville des invitations ainsi conçues :

Messieurs et Dames, Vous êtes priez d'assister à la messe solennelle de Saint Cosme et Saint Damien que les maîtres de la communauté des chirurgiens de cette ville de Lille feront célébrer dans l'église des Révérends Pères Dominiquains, mardy vingt-sept septembre mil sept cent quarante-six. La messe à dix heures, suivie de la bénédiction du Très Saint Sacrement. On prie les confrères d'assister avec dévotion et flambeau. Et le vingt-huit dudit mois, à l'obit à la même heure pour les confrères et sœurs trépassez[2].

On parait la chapelle de belles tapisseries, de « chandelles de cire et de suif », de « tentes, nieulles et tapis » divers, de reliquaires ornés de bouquets, de préaux et « autres menutés ». Les cloches de Saint-Étienne étaient mises en branle et, presque chaque année, la corporation demandait une sonnerie de la cloche Emmanuel, moyennant un droit de 24 livres. A l'organiste s'adjoignaient des joueurs d'instruments et des chantres. Après l'évangile, un prédicateur choisi par

1. Documents, n° 173.
2. A. C. L., liasse 8778, pièce imprimée.

la corporation prononçait le panégyrique des saints patrons. A la fin de la messe on distribuait deux cents images aux assistants[1].

Le soir de la fête, tous les membres de la corporation se réunissaient, selon l'usage, en un joyeux banquet. Le lendemain ils assistaient en corps à l'obit célébré pour leurs confrères et leurs consœurs défunts.

Les processions. — La seconde obligation religieuse de la corporation était l'assistance aux processions. Les corps de métiers rivalisaient entre eux pour donner le plus d'éclat possible à cette manifestation du culte, qui fut toujours à Lille une des gloires de la cité.

En tête marchait le valet « en frac, veste et culotte »[2] portant fièrement, au côté gauche de sa veste, une plaque d'argent sur laquelle étaient gravées les armoiries de la corporation.

Puis venait le porteur du guidon. Cet étendard était de damas, frangé de soie, portant au centre une peinture représentant sans doute les saints patrons, et suspendu à une hampe « avec traverse et coupes à flammes ». Il avait été confectionné par les Sœurs grises et peint par François Baillet.

De chaque côté du guidon étaient portées les torses de la corporation. Derrière venait le chapelain portant le reliquaire de saint Côme et suivi du doyen et de tous les membres de la corporation, car tous devaient assister aux processions, sous peine d'une amende de dix patars.

---

1. En 1679, on fit graver une nouvelle planche de cette image qui représentait saint Côme et saint Damien, et l'on paya pour ce travail, à Henri Toutin, la somme de 14 livres. (A. C. L., liasse 8714.)

2. Un mémoire du s^r Prévost, marchand tailleur, pour livraison de ce costume, en 1768, s'élève à la somme de 17 fl. 5 p. 6 d. (A. C. L., liasse 8789.)

En 1744, cette obligation fut levée par le Magistrat [1] :

Le 2 juin 1744, la Loy assemblée, sur ce qui a été représenté par les maîtres du corps des chirurgiens qu'ils désiroient de n'être point assujettis d'aller à la procession de la Fête-Dieu et de la ville, leurs fonctions les obligeant bien souvent à servir le public pendant qu'ils s'y trouvoient, ce qui pouvoit être très préjudiciable ; la matière mise en délibération, on a dispensé la communauté desdits chirurgiens de se trouver auxdittes processions pour cette année et sans tirer à conséquence.

Cette dispense n'empêcha point le guidon, les torses et les reliques de continuer à occuper leur place dans le cortège.

Le fonctionnement de la Corporation. — La corporation, nous l'avons dit, n'avait pas seulement un but religieux ; elle était aussi chargée de tout ce qui touchait aux intérêts du corps de métier. Il est donc nécessaire d'étudier ici son fonctionnement sous ce point de vue.

Sa direction. — Pour diriger la corporation, il y avait un bureau composé d'un doyen et de quatre maîtres ; de plus, le Magistrat déléguait deux échevins chargés plus spécialement de la police du corps et obligés d'assister aux séances.

Dès 1645, il fut décidé que les quatre maîtres rendraient compte chaque année de leur administration, et que, chaque année également, deux d'entre eux sortiraient de charge et seraient remplacés.

Sur ce que les maistres chirurgiens de cette ville de Lille auroient faict convenir et adjourner en pleine halle et conclave maistres Henry *Decroix*, Philippes *van Stienworde*, Martin *Hannegrave* et Jean *Dumaretz*, maistres du corps de stil desdicts chirurgiens, afin qu'ils

---

1. Documents, n° 244.

auroient à rendre compte annuellement de leurs administrations, ensamble ad ce qu'il plairoit à Messieurs de vouloir commettre quattre aultres maistres en leurs places, et qu'iceulx se renouvelleroient tous les ans, deux à la fois, comme il se praticque à tous aultres stilz ; où estans les adjournez comparus, après diverses allégations proposées de part et d'aultre, Messieurs auroient ordonné ausdits maistres adjournez de rendre compte pardevant eschevins en dedans le caresme prochain, et que doresnavant au jour des saints Cosme et Damien sortiront de leur charge les deux maistres plus anciens en charge, pour y placer deux aultres. Ce fut faict le xxxe de janvier 1645 [1].

L'élection de ces maîtres donnait lieu parfois à quelques difficultés. Le Magistrat, par ordonnance du 29 juillet 1704, la réglementa ainsi :

A chaque nouvelle création de maistres, les maistres et suposts pour ce assemblez pardevant deux de nos collègues en eschevinage députez à l'audition des comptes, nommeront trois sujets de la première colonne composée des plus anciens suposts et trois autres sujets de la seconde colonne composée des autres suposts ayant moins d'années de maîtrise que ceux de la première colonne, que ces deux colonnes seront égalles en nombre, que ces six sujets seront présentés à la voix majeure, que celuy des trois de la première colonne qui aura le plus de voix sera maistre ainsy que de même celuy des trois de la seconde colonne qui aura aussi plus de voix et que les maistres sortans ne pourront estre nommez ny présentez pour maître qu'après qu'ils auront esté huit années hors de maîtrise [2].

Désormais le Magistrat veilla avec soin à l'observation de ce règlement ; quand la corporation, pour une cause ou pour une autre, négligeait ou refusait de renouveler les maîtres dans le temps prescrit, l'autorité municipale en nommait d'office et les imposait au corps [3]. En voici un exemple.

Le Procureur du Roi syndic de cette ville remontre, Messieurs, que les sieurs de Rocourt et Dehau, eschevins commissaires préposés à la communauté des chirurgiens, ayant fait convoquer, en vertu de votre ordonnance du 28 mars dernier (1758) rendue sur son réquisitoire,

---

1. Documents, n° 92.
2. Documents, n°s 158 et 159.
3. Documents, n°s 360, 364 à 369, 406.

tous les maistres et suppôts de ladite communauté, de s'assembler en cet Hôtel le 25 avril suivant, ils leur déclarèrent qu'ils étoient chargés de faire procéder, conformément à leurs lettres et statuts, à l'élection de deux nouveaux maistres pour remplacer les sieurs *de La Bussière* et *Warocquier* qui avoient fini le temps ordinaire de leur exercice, pour, conjointement avec les sieurs *Lesco* et *Vandriesse*, anciens maistres restans, régir et gouverner les affaires de la communauté ; que les maistres et suppôts ayant refusé sous de vains et spécieux prétextes de procéder à cette élection, ladite communauté se trouve dans le cas de n'avoir point de maistres en nombre suffisant et légitimement établis pour veiller à ses intérêts, surtout depuis la mort dudit sieur *Lesco*, ancien maistre en exercice. A quoy étant nécessaire de pourvoir, le remontrant a recours à votre authorité, Messieurs, ce considéré, il vous plaise de nommer trois chirurgiens, dont l'un sera chargé de faire les fonctions d'ancien maistre en place dudit s[r] *Lesco*, et les deux autres celles de nouveaux maistres, par remplacement desdits *La Buissière* et *Warocquier*.

Vu le présent réquisitoire, nous avons dénommé et dénommons le sieur *Barbier* pour servir en qualité d'ancien maistre pendant le terme prescrit par les lettres et statuts que nous avons fait pour ladite communauté, et les sieurs *Pionnier* l'aîné et *Manniez* pour servir en qualité de nouveaux maistres, en prêtant par chacun d'eux le serment accoutumé. Fait en Conclave, la Loy assemblée, le 4 juillet 1758.

Les maîtres ainsi désignés refusèrent d'accepter le mandat impératif du Magistrat :

Dans toute autre circonstance, dirent-ils, les signifiés seroient très flattés de la préférence qu'on leur a donnée en les plaçant à la tête de la communauté. Mais y ayant des prévôts nommés et établis en conformité des statuts de Versailles et de l'édit de 1723, registrés au parlement de Flandre, les signifiés ne doivent et ne peuvent faire les fonctions de maîtres. Voilà la cause qui engage les signifiés à s'exempter et à s'excuser du service, persuadés que Messieurs les juges sont trop judicieux pour les désapprouver. Ils mériteroient au contraire le blâme de leurs juges et du public s'il avoient la lâcheté de trahir les droits et les intérêts de leur corps.

L'un d'eux cependant, *Pionnier* l'aîné, tenu sans doute par ses fonctions de chirurgien-juré de la ville, finit par accepter, mais sous condition :

Il n'a jamais refusé d'obéir et respecter Messieurs du Magistrat, non plus que tous autres dont il est dépendant à cause de son art, mais ne voulant aucun procès avec l'un ny l'autre, il déclare, pour éviter à frais, de vouloir bien emprendre ladite maîtrise dont s'agit et autres intérêts du corps, observant néantmoins que lui seul n'est pas compétent pour ladite exercice.

Le 25 janvier 1760, le Magistrat, vu l'urgence de constituer un jury pour les aspirants à la maîtrise, nomma d'autres maîtres « par provision » :

Nous avons nommé et nommons par provision les s[rs] *Robert* et *Pionnié* l'aîné pour servir en qualité de maistres anciens dans la communauté des chirurgiens de cette ville, et les sieurs *Labussière* et *Vandergracht* en qualité de nouveaux maistres, à charge par eux de prester serment de bien et fidellement s'acquitter de leurs fonctions, pour ensuite être par eux procédé à l'examen des aspirans à la maîtrise de ladite communauté en la manière accoutumée, sçavoir en présence de deux échevins commissaires à ce déléguez, après avoir appelé le médecin juré de cette ville, le démonstrateur d'anatomie, le doyen et deux suppôts du corps des chirurgiens et l'un des deux chirurgiens jurez de cette ville.

L'affaire n'eut pas d'autre suite ; c'en était assez d'ailleurs, puisqu'elle avait duré près de deux ans, au grand mécontentement des aspirants à la maîtrise. De fait, durant cette discussion, aucun examen ne figure aux registres. Les maîtres désignés par le Magistrat prêtèrent serment le même jour et au mois de février les examens purent recommencer régulièrement.

Les attributions de ces maîtres de la corporation nous sont connues déjà par les détails donnés dans les premiers chapitres de ce travail : elles embrassaient en somme tous les intérêts du « corps de métier ». Ils veillaient à l'observation des règlements concernant l'apprentissage, présidaient aux examens et à la réception des candidats heureux dans la corporation, et surtout veillaient avec un soin jaloux à prévenir ou à réprimer tout empiétement de la part des chirurgiens ou opérateurs quelconques étrangers à la corporation.

Voici, par ordre chronologique, les noms des maîtres

de la corporation que nous avons rencontrés dans nos recherches :

1631. — Toussaint *Regnauld* ; Henri *de Croix*, Jean *de Navarre* et Thomas *Kesselaer*, décédé dans le cours de l'année et remplacé par Antoine *Henniart*.

1632-1634. — Toussaint *Regnauld* ; Antoine *Henniart*.

1637. — Henri *de Croix*.

1639. — Antoine *Henniart*.

1645. — Henry *de Croix* ; Philippe *Van Stienvoorde* ; Martin *Hannegrave* ; Jean *Dumaretz*.

1662. — Pierre *Janssens* ; Michel *Bigo* ; Léonard *Vanderhaege*.

1663. — Gilles *Talboom* ; Paul *Pattin* ; Théodore *Bigo*.

1664. — Allard *Vanhove* ; Ambroise *Bigo* ; Philippe *Van Stienvoorde*.

1673-1676. — Olivier *de Croix* ; François *Naveteur*.

1678. — François *Naveteur* ; François *de Fontaine* ; Jean-Gilles *Duthoit* ; Allard *Vanhove*.

1693. — François *de Fontaine* ; Philippe *Dupuich* ; Antoine-Dominique *Bigo* ; Claude *Lallar*.

1698. — Étienne *Duhem* ; Jacques *Marseille* ; Antoine-Dominique *Bigo* ; Jean-François *Guffroy*.

1705. — Pierre *Ghesquier* ; Nicolas *Mido*.

1739. — Adrien *Alexandre* ; Jean-Gilles *Barbier* ; Pierre-Jacques *Pollet* ; Philippe-Joseph *Guffroy*.

1746. — Josse-Bonaventure *Vanstivoort* ; Jean-Joseph *Arnould* ; Ignace *Théry* ; Louis-François *Robert*.

1747. — Michel *Lambert* ; Antoine *de La Buissière*.

1753. — Pierre-Jacques *Pollet* ; L. F. *Robert* ; Laurent-Lambert *Prévost* ; Jacques-François *Vinchant* ; Léonard *Chastanet*.

1755. — Les mêmes, sauf *Pollet*.

1757. — Antoine *de La Buissière* ; Arnould-François-Joseph *Warocquier* ; *E. Vandrieste* ; *Lesco*.

1760. — Antoine *de La Buissière* ; *Pionnier* l'aîné ; L. F. *Robert* ; Augustin-François *Vandergracht*.

1762. — Denis-Louis-Joseph *Dupont*.

Sa dépendance du Magistrat. — Toutes nos corporations lilloises étaient placées sous l'autorité absolue du Magistrat. Lui seul leur donnait leurs statuts et règlements ; lui seul jugeait leurs différends, comme aussi il s'attribuait, en dernier ressort, la réception des sujets dans le corps de métier ou le refus d'admission ; enfin à chaque corporation il déléguait deux échevins pour en surveiller la marche. De tout temps, la municipalité lilloise considéra cette mainmise sur les corporations comme une garantie politique indispensable pour la bonne administration de la ville.

En France, les corporations dépendaient du Roi ; c'était un privilège, en Flandre, qu'elles fussent placées sous la juridiction directe des Magistrats municipaux. Ce privilège fut respecté dans le traité de capitulation de 1667, qui fit passer Lille au pouvoir de Louis XIV : « Les corps et communautés des métiers de ladite ville seront conservés et maintenus sous la juridiction et police dudit Magistrat, comme ils ont été du passé »[1].

Lutte contre le premier chirurgien du Roi. — Dès 1705, surgit une première difficulté. Le sieur *Mareschal*, premier chirurgien du Roi, prétendit exiger un droit de 17 patars de chacun des chirurgiens établis à Lille[2]. Ceux-ci, au nombre de cinquante-deux, protestèrent contre cette mesure et furent assignés par devant le Grand Conseil[3].

Le Magistrat s'émut ; il craignit de voir le corps des chirurgiens échapper à sa juridiction, pour passer sous celle du premier chirurgien royal. Il s'adressa à l'intendant M. de Bagnols, en lui faisant observer que le premier chirurgien n'avait aucun droit sur la corporation lilloise. Il est vrai, ajoutait-il, qu'en 1692, le Roi avait créé deux chirurgiens jurés royaux, ayant les mêmes privilèges que les lieutenants du chirurgiens du Roi[4] ; mais le 7 avril 1693, un arrêt du Conseil

1. Recueil des édits... enregistrés au Parlement de Flandre (Douai, 1785), t. I, p. 33.
2. Documents, n° 161.
3. Documents, n° 162 à 164.
4. Documents, nos 127 et 128.

d'État avait réuni ces deux offices aux corps et communautés, avec faculté de rachat par les Magistrats des villes. Ce rachat, le Magistrat lillois s'était empressé de l'effectuer [1] et se trouvait ainsi en possession de jouir de tous les privilèges afférents à ces offices [2].

Ce premier incident n'eut point de suites préjudiciables à notre corporation ; mais en septembre 1723, le Roi rétablit en France les fonctions et les privilèges de lieutenant et de greffier du premier chirurgien. C'était là, pour la Flandre, une création fort dangereuse au point de vue des libertés communales. Cependant l'édit fut enregistré au Parlement le 8 octobre 1723 et copie d'iceluy envoyée « dans les lieux et juridictions du ressort pour y être exécuté » [3].

Au début, le Magistrat lillois paraît ne s'être pas inquiété de l'affaire ; mais en 1727, il s'en émut, et après bien des pourparlers il racheta, au prix de 1050 livres, les deux charges que possédait le chirurgien *Laurent* [4]. Tout alla bien jusqu'à la mort de *Laurent*, en 1741 ; mais alors *M. de La Peyronie*, premier chirurgien, nomma pour son lieutenant à Lille Philippe-Joseph *Guffroy* [5] et lui adjoignit le chirurgien *Isabeau* comme greffier. L'un et l'autre voulurent faire enregistrer leurs commissions par le Magistrat, mais celui-ci leur opposa un refus absolu et leur fit signifier défense, le 3 mars 1742, d'exercer leurs fonctions et d'assister aux examens. L'affaire fut portée devant le Parlement de Flandre, puis devant le Conseil d'État,

---

1. Documents, n° 129.
2. A. C. L., carton 1274, dossier 2.
3. A. C. L., carton 1274, dossier 3.
4. Documents, n° 199.
5. Documents, n° 232.

qui, par son arrêt du 30 décembre 1742, condamna le Magistrat de Lille.

A Sa Majesté cassé et annullé l'acte judiciairement signifié aux sieurs *Guffroy* et *Isabeau*, le 3 mars 1749, à la requête du sieur Herreng, procureur de Sa Majesté syndic de la ville de Lille; lui fait très expresses inhibitions et défenses et à tous autres d'en faire signifier de pareils à l'avenir, ensemble de troubler lesdits *Guffroy* et *Isabeau* dans l'exercice de leurs commissions ; ordonne Sa Majesté qu'à la première signification qui sera faite du présent arrêt aux greffes de la gouvernance et de la ville de Lille, il y sera procédé à l'enregistrement des commissions de lieutenant et de greffier en la communauté des maîtres chirurgiens de ladite ville de Lille délivrées ausdits *Guffroy* et *Isabeau*, par ledit sieur *de La Peyronie*, le 11 décembre 1741, à ce faire les greffiers et autres qui en font les fonctions contraints, sinon que l'arrêt et les significations d'icelui ausdits greffes tiendront lieu d'enregistrement ; permet en conséquence Sa Majesté audit sieur *Guffroy*, en sa qualité de lieutenant dudit sieur *de La Peyronie*, de convoquer les assemblées des maîtres chirurgiens de ladite ville de Lille, y présider, interroger, examiner avec eux les aspirants à l'art de la chirurgie pour ladite ville de Lille, les recevoir ou les refuser, leur délivrer des lettres de maîtrise de lui signées, et généralement faire tout ce qui est attribué audit sieur *de La Peyronie* et à ses lieutenants ; même de faire publier, imprimer et afficher partout où besoin sera, notamment dans les auditoires de la gouvernance et de la ville de Lille, le présent arrêt sur lequel toutes lettres nécessaires seront expédiées. Fait au Conseil d'Etat du Roy, Sa Majesté y estant, tenu à Versailles le 30e jour de décembre 1742 [1].

Il n'y a pas à le dissimuler, c'était une « défaite » assez humiliante pour le Magistrat ; l'avenir lui en réservait une autre plus complète, et cette fois le véritable vainqueur ne sera plus le premier chirurgien du Roi, mais bien la corporation lilloise elle-même.

Lutte contre le Magistrat. — Un souffle d'indépendance avait passé dans les esprits de nos maîtres chirurgiens. En 1756, ils entrent en campagne contre le Magistrat, par un long mémoire adressé à M. le comte d'Argenson, secrétaire d'État. En voici quelques passages :

---

1. Documents, n° 234.

De tous les juges du royaume, la Gouvernance et le Magistrat de la ville de Lille sont les seuls qui résistent à l'entière exécution des loix que Sa Majesté a édictées pour la police de la chirurgie dans toute l'étendue de sa domination.

L'opiniâtreté de la Gouvernance et du Magistrat de Lille n'est pas moins déplacée que nuisible aux progrès de la chirurgie dans une ville capitale et frontière.

Tandis que la chirurgie se ressentoit toujours à Lille de l'imperfection de la police, elle faisoit partout ailleurs des progrès rapides qui répondoient aux soins et aux bienfaits de Sa Majesté ; l'on voyoit renaître en France ces anciens chirurgiens qui s'étoient acquis dans toute l'Europe une réputation si brillante et si bien méritée.

Voilà l'état de choses : d'un côté, les édits, déclarations et arrêts de Sa Majesté sur la police de la chirurgie sont enregistrés au Parlement de Flandres ; de l'autre le Magistrat rebelle à l'autorité royale refuse opiniâtrément de s'y conformer et fait exécuter, à Lille, un ancien règlement édicté par ses prédécesseurs en 1632, à la honte de la raison et de la chirurgie.

Icy, la gouvernance de Lille admet des chirurgiens et des sages-femmes pour la campagne ; là, le sieur *Guffroy* en fait autant en sa qualité de lieutenant du premier chirurgien du Roy ; pour tout dire en un mot, il n'y a rien de réglé ou que de mal réglé pour la police de la chirurgie de Lille et de Sa Majesté. De là des abus sans nombre ; mais le plus considérable c'est que le défaut d'une discipline sage et uniforme arrête nécessairement les progrès de la chirurgie à Lille et dans sa Châtellenie. Et comment les chirurgiens pourroient-ils y prendre l'essor, obligés de lutter sans cesse contre l'ignominie de l'état où ils se trouvent réduits ? Rien n'aiguillonne leur courage et leur zèle que l'espérance de voir la fin de leurs tribulations.

Des statuts faits dans un siècle où la chirurgie est portée en France à un degré de perfection qu'il est difficile d'outrepasser, succéderont et seront subrogés aux règlemens barbares et révoltants faits par le Magistrat de Lille dans un tems où la chirurgie dégradée et avilie y étoit mise en parallèle avec les métiers les plus vils et les plus abjects.

Le Magistrat de Lille n'a point assurément le privilège d'empêcher son souverain de corriger ce qu'il y a de défectueux dans les loix de police qu'il lui permet d'édicter.

Il est donc sensible que le Magistrat ne peut rien alléguer de plausible et de conséquent pour colorer sa désobéissance aux édits, déclarations et arrêts du Roy, qu'invoquent les chirurgiens de Lille, et encore moins pour mettre obstacle à l'exécution des statuts sur la police de la chirurgie, auxquels tous les autres peuples soumis à la domination de Sa Majesté ont applaudi [1].

---

1. Documents, n° 318.

La Gouvernance et le Magistrat se défendirent du mieux qu'ils purent « en marge » de ce mémoire. Mais les chirurgiens, sentant la partie belle, insistèrent, et, dans leur assemblée du 9 novembre 1756, prirent la délibération suivante :

Dans l'assemblée générale du corps du 9 novembre 1756, convoquée suivant la forme ordinaire, il a été résolu d'une voix unanime de donner les mains à ce que le sieur *Guffroy*, notre confrère, fasse exécuter en cette ville les règlemens du Roy touchant la chirurgie, enregistrés au parlement de Flandres, et de tous les droits attachés à la charge de lieutenant du premier chirurgien du Roy, sous condition que ledit sieur *Guffroy* donnera acte de garantie en bonne forme comme il ne touchera pas au passé en quelque manière que ce soit, pour les chirurgiens de la ville ; comme il n'en résultera aucun frais à la charge de notre communauté ; sous condition encore que ledit sieur Guffroy s'engagera de ne rien exiger de nous pour les visites qu'il pourra faire de nos maisons et instrumens en sa qualité ; cessant quoy, la présente délibération sera nulle [1].

Ce que demandait le corporation, c'était surtout la mise en pratique des « statuts du 24 février 1730 » [2]. Mais le Magistrat feignit de les ignorer et obtint même du greffe de la Gouvernance l'attestation ci-dessous :

Le soussigné, commis juré au greffe de la Gouvernance et souverain bailliage de Lille, certifie qu'après recherches par luy fait sur le registre aux ordonnances et déclarations du Roy reposant au greffe dudit siège, il n'a trouvé aucune déclaration du Roy du 24 février 1730, concernant les statuts et règlemens des chirurgiens de province établis ou non établis en corps de communauté. — En foy de quoy, il a signé le présent certificat pour servir et valoir ainsi que de raison. — Fait à Lille le 23 octobre 1756. — *Signé* : Tissier [3].

Entre temps, le 10 août 1756, avait été promulgué un arrêt du Conseil d'État, ordonnant « que les maîtres en l'art et science de chirurgie du royaume qui exer-

1. Documents, n° 328.
2. A. C. L., carton 1276, dossier 6.
3. Ibidem.

ceront purement et simplement leur profession, jouiront en qualité de notables bourgeois des villes et lieux de leur résidence, des honneurs, distinctions et privilèges dont jouissent les aultres notables bourgeois ; qu'ils pourront en conséquence être pourvus des offices municipaux des villes, qu'ils seront exempts de la collecte de la taille, de guet et garde, de corvées et autres charges publiques, et défendant de les comprendre dans l'avenir dans les rôles des arts et métiers et d'assujettir leurs élèves au sort de la milice » [1].

Le Magistrat de Lille voulut ignorer cet arrêt ; mais, le 31 mars 1757, les chirurgiens le lui firent signifier. Le Magistrat s'empressa dès lors d'y former opposition, surtout contre la clause « concernant l'admission aux offices municipaux, qui y a été insérée subrepticement et contre la teneur dudit arrêt » [2]. Il prétendait que cet arrêt, comme plusieurs arrêts précédents, ne devait point s'étendre à la Flandre, à cause des droits et privilèges « maintenus par la capitulation solennelle » de 1667.

Dans tous les temps les chirurgiens, aussi bien que toutes les autres communautés d'arts et métiers, ont été soumis à leur police et juridiction, tant avant que depuis ladite capitulation. Les choses ont été en règle, et la moindre nouveauté seroit préjudiciable à l'ordre établi et tireroit à conséquence. On sçait que la chirurgie est un art dont l'objet mérite de grandes considérations ; aussi les Magistrats ne manquent point d'y donner toutes leurs attentions ; cela est si vrai, que, dans tous les cas où le bien public les autorise d'exiger des corps d'arts et métiers de certains services vils et abjects, les chirurgiens en sont toujours exceptés. Mais quelque utilité que le public retire de leur art, elle ne peut fournir de prétexte aux chirurgiens pour chercher à se soustraire à la jurisdiction des Magistrats de Lille, comme ils font pour le premier chef de leur demande.

Le second chef est également déplacé, en proposant d'être admis

---

1. A. C. L., carton 1276, dossier 5.
2. Documents, n° 346.

à remplir les charges municipales. La moindre connoissance de la constitution des Magistrats de Lille prouve combien cette demande est hazardée. Ce corps a été institué par un ancien souverain du pays, et maintenu jusqu'à présent dans le même état qu'il subsiste, conformément à la capitulation de la ville de Lille ; il se renouvelle chaque année à la Toussaint, suivant un article formel de cette même capitulation, par les quatre commissaires de Sa Majesté, en vertu des lettres de cachet qui leur sont adressées, à moins que par des motifs particuliers elle ne juge pas à propos de le continuer, aussi en vertu des lettres de cachet. Ces commissaires du Roi, dont les deux premiers sont le gouverneur et l'intendant de la province, et tels par état, ont toujours l'attention pour remplir les intentions de Sa Majesté, de ne composer le Magistrat que des personnes les plus distinguées qui sont tous gentilshommes, hors un petit nombre choisis parmi les négocians en gros et les notables bourgeois [1].

Le Parlement de Flandre, fort perplexe, ne voulut point trancher la question ; il renvoya, le 23 décembre 1758, les parties « vers le Roy, pour avoir déclaration de sa volonté », en d'autres termes, il passa le procès au Conseil d'État [2]. Dès lors, les mémoires se succédèrent de part et d'autre, et l'affaire traîna tellement qu'il fallut attendre sa solution pendant une douzaine d'années. Le 20 janvier 1770, le Conseil d'État rendit enfin sa sentence : le lieutenant et le greffier du premier chirurgien seront maintenus dans leurs droits et privilèges, mais, en cas de vacance, le droit de présentation appartiendra au Magistrat ; les chirurgiens ne pourront être employés dans la classe des notables qu'en justifiant du diplôme de maître ès arts ; enfin le Magistrat sera invité à proposer, de concert avec les baillis des États et le premier chirurgien, un projet de statuts pour la communauté des chirurgiens de Lille [3].

1. Documents, nº 348.
2. Documents, nº 352.
3. Documents, nº 356.

Le Magistrat essaya une suprême tentative, en écrivant au Roi, le 28 avril 1770 :

« Ses membres, disait-il, respectent infiniment la décision de Sa Majesté, mais ils ne peuvent se dispenser de lui représenter que c'est à eux-mêmes qu'il appartient de former les statuts qui peuvent être nécessaires pour la chirurgie de Lille, de même que c'est à eux de les faire exécuter dans cette ville ; ce qui les oblige de recourir de nouveau à l'autorité de Sa Majesté, pour qu'elle veuille bien les dispenser de fournir à cet égard ni mémoire, ni projets, comme étant eux mêmes juges en cette partie, et ordonner au contraire que ces mémoires et projets seront remis à leur propre greffe par la communauté des chirurgiens, pour former eux-mêmes lesdits statuts et règlemens, et que la remise en sera faite dans le mois de la signification de l'arrêt à intervenir, faute de quoi le lieutenant du premier chirurgien sera privé de toutes fonctions de police.[1] »

Cette remontrance n'eut point le succès qu'en avait peut-être espéré le Magistrat ; il dut, sur une nouvelle injonction, remettre au Chancelier un projet de statuts et règlements pour la communauté des chirurgiens[2].

Le 1er juin 1772, fut promulguée la Déclaration du Roi portant règlement pour les corps et collèges des maîtres en chirurgie des villes de Flandre.

En réalité, c'était le dernier acte de ce long procès ; il consommait la défaite du Magistrat et le triomphe définitif des chirurgiens. Mais, avec lui, la Corporation disparaissait pour faire place à un régime nouveau, celui de la Communauté.

---

1. Documents, n° 357.
2. Documents, n° 439.

Situation financière. — Nous avons reproduit, comme exemple, dans nos *Documents* [1], deux comptes de la corporation des chirurgiens, de 1639-1640, et de 1673-1674. Ils suffisent à donner une idée exacte de la situation financière de la Corporation, du genre de recettes et de dépenses qu'elle comportait.

La série des autres comptes de la Corporation qui nous sont parvenus embrasse, avec quelques lacunes, la période de 1639 à 1769 [2] ; ils ne présentent guère de variantes intéressantes, et paraissent s'être copiés les uns les autres, d'année en année, offrant toujours les mêmes chapitres de recettes et de dépenses. Ces comptes se balançaient assez ordinairement par un déficit plus ou moins considérable que l'on comblait par une taxe levée sur chacun des suppôts de la corporation.

Quand le déficit était trop important, comme, par exemple, à la suite du procès contre le collège des médecins, en 1756, la Corporation empruntait en rente héritière la somme nécessaire, après autorisation du Magistrat [3]. L'intérêt annuel figurait aux comptes à titre de dépense ordinaire.

Fondation de Jude Gelée. — Dans la chapelle du Saint-Sauveur, en l'église de Saint-Étienne de Lille, se voyait autrefois une pierre tombale portant cette inscription :

Sépulture du sieur Jude Gelée, Me chirurgien juré de cette ville, décédé le 16 juillet 1715, âgé de 76 ans ; et dlle Marguerite Descamps, son épouse, décédée le 9 sept. 1716, qui ont fondé une messe à perpétuité tous les mercredis en cette chapelle et deux prébendes de 10

1. Nos 91 et 106.
2. A. C. L., liasses 8699 à 8789.
3. Documents, nos 327 et 372.

patars chacune par semaine à distribuer après lad. messe en faveur de deux pauvres suppôts Mes chirurgiens ou veuves d'iceux. R. I. P. Amen [1].

L'attribution des prébendes ainsi fondées par ces généreux époux [2] était faite par les maîtres de la corporation des chirurgiens, qui, à chaque vacance par décès ou abandon d'un titulaire des prébendes, publiaient l'avis suivant :

Aux maîtres chirurgiens jurez de cette ville.

Messieurs les Doyen et Maîtres du corps de l'art de chirurgie en cette ville de Lille, confèreront une prébende de dix patars par semaine à un maître chirurgien juré [3], le plus nécessiteux, ou à la veuve d'icelui, fondée par deffunt Jude Gelée, en son vivant chirurgien juré de cette ville de Lille, vagante (*sic*) par la mort de la veuve Joyez, maître chirurgien. Ceux ou celles qui voudront y prétendre, se trouveront chez le sieur *Dambre*, doïen, rue Saint-Étienne, le mardy vingt octobre 1744, à deux heures après midy, où se conférera ladite prébende [4].

A la mort de Philippe *Vandendriesse*, sa prébende fut conférée par le doyen et les maîtres, le 18 novembre 1745 [5] ; il en fut de même, le 28 octobre 1748, à la suite du décès de la veuve *Vandevivre* [6]. Mais, en 1763, le lieutenant du premier chirurgien et le greffier, *Guffroy* et *Chastanet*, voulurent conférer ces prébendes à Jean-Gilles *Barbier* et à la veuve *Vandendriesse* ; les maîtres de la corporation les conférèrent, de leur côté, à la veuve *Arnould* et à la veuve de Jacques

1. Chan. Th. Leuridan, *Épigraphie du département du Nord*, t. I, p. 210. (*Mémoires de la Société d'études*, t. VIII.)

2. Par un testament du 14 novembre 1709, Jude Gelée et sa femme avaient aussi assigné deux rentes viagères de 9 florins chacune à leur sœur Chrétienne Descamps et à leur nièce Marie-Claire Biden, toutes deux religieuses aux Sœurs noires de Lille (A. C. L., cartons Gentil, nº 108).

3. Il faut entendre par ce mot « juré » un chirurgien qui a prêté le serment de réception dans la corporation, et non un *chirurgien-juré* de la Ville.

4. A. C. L., liasse 8777.

5. Ibidem, liasse 8778.

6. Ibidem, liasse 8780.

Vinchant et en appelèrent au Magistrat qui, sur l'avis du Procureur syndic, leur donna gain de cause par sa décision du 4 juin de cette année[1].

La fondation *Gelée* disparut à la Révolution, confisquée comme les autres fondations de l'église Saint-Étienne ; il est très probable qu'elle fut attribuée, avec beaucoup d'autres, au Bureau de bienfaisance.

---

1. Documents, n° 413.

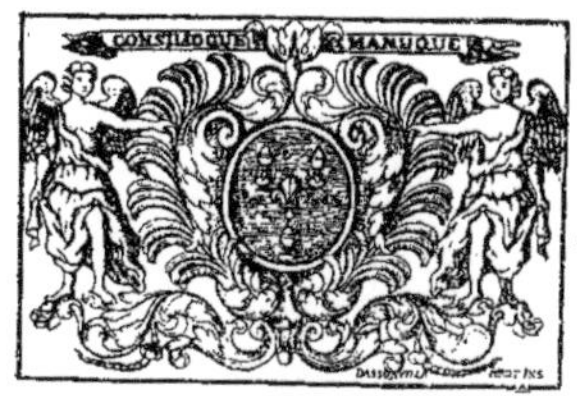

CATALOGUE
DU PREMIER JANVIER 1766.

Contenant les Noms & Demeures des Doyen, Prévôts de la Communauté de l'Art de la Chirurgie de la Ville de Lille.

DOYEN,
PIERRE-JACQUES POLLET.

PREVOSTS EN CHARGE.
ANTOINE DE LA BUISSIERE, DENIS-LOUIS-JOSEPH DUPONT, LOUIS-FRANÇOIS ROBERT, ET FRANÇOIS VANDREGRACHT.

NOMS DES SUPPOTS EN CHARGE.
ARNOULD-FRANCOIS-JOSEPH WAROCQUIER, ET. NOEL-ALEXANDRE-JOSEPH PIONNIER.

NOMS DES MAISTRES EN CHIRURGIE.

MAître Pierre-Jacques Pollet, Doyen, Ruë de S. Sauveur, le 15. Janvier 1702.
M. Jean-Gilles Barbier, Ruë des Malades, le 22. Novem. 1717.
M. Jean-François Delescluse, Ruë de la Barre, le 29. Octobre 1723.
M. Pierre-Joseph Manniez, Ruë S. Maurice, le 19. Décembre 1740.
M. Louis-François Robert, Place de Rihour, le 19. Décembre 1743.
M. François Vandregracht, Marché aux Filets de Lin, le 4. Mars 1745.
M. Antoine De la Buissiere, derriere la Trinité, le 26. May 1747.
M. Leonard Chastanet, Ruë d'Amiens, le 28. Juin 1747.
M. Mathieu-Philippe Lombart, Ruë des Roblets, le 26. Septembre 1747.
M. Laurent-Lambert Prevost, Marché aux Poulets, le 9. Janvier 1749.
M. François-Elie Bruloit, Ruë de S. Sauveur, le 26. Août 1751.
M. Arnould-François-Joseph Warocquier, Ruë des Dominiquains, le 27. Novembre 1752.
M. Noël-Alexandre-Joseph Pionnier, Ruë de S. Pierre Neuve, dite de S. André, le 18. Janvier 1753.
M. Constantin-François Dauchy, Ruë des Tanneurs, le 30. Juillet 1756.
M. Denis-Louis-Joseph Dupont, sur la Grand'Place, le 21. Novembre 1760.
M. François-Joseph Quittez, Ruë des Jardins, le 5. Avril 1762.
M. Charles-Albert-Joseph Pionnier, Ruë Saint Pierre, le 20. Décembre 1764.
M. Philippe-Joseph Arnould, Place des Patiniers, le 30. Janvier 1765.
M. Guillaume-Constantin Vandekeere, Ruë Royale, le 10. Août 1765.

NOMS DES VEUVES.

La Veuve de Block, Ruë du Banc-de-Wedde.
La Veuve Arnould, Ruë de la Magdelaine.
La Veuve Pionnier, Marché au Verjus.
La Veuve Vinchant, Ruë de l'Abbiette.

Présenté par Louis-Joseph BAR, Clerc de la Communauté de l'Art de la Chirurgie, demeurant Ruë d'Oudin, Paroisse de Sainte Catherine, à Lille. 1766.

A LILLE, de l'Imprimerie de LIEVIN DANEL, sur la Grand'Place.

CHAPITRE VIII

LA COMMUNAUTÉ

La Déclaration royale du 1er juin 1772. — Catalogues des chirurgiens. — Armoiries et ex-libris de la Communauté. — Les lieutenants du premier chirurgien. — Les greffiers. — Les prévôts. — Les receveurs. — Les doyens. — Les maîtres. — Les assemblées. — Le siège de la Communauté. — Les finances. — Les offices religieux.

La majeure partie de l'histoire de la Communauté des chirurgiens de Lille, notamment ce qui concerne son organisation, les droits et privilèges de ses membres, les fonctions de ses prévôts et autres officiers ou dignitaires, la réception des nouveaux membres, l'économie du Collège et de l'enseignement qui devait y être donné, est exposée avec de multiples détails dans la *Déclaration du Roi portant règlement pour les corps et collèges des maîtres en chirurgie des villes de Flandres, donnée à Versailles le* 1er *juin* 1772, *registrée au Conseil supérieur de Douay le* 3 *juillet suivant.*

Cet important document aurait dû figurer in extenso dans le recueil de notre premier volume, sous le n° 446. Mais, pour éviter un double emploi, nous avons préféré en réserver la publication pour notre second volume et en donner ici le texte intégral, qui, mieux qu'un résumé ou une analyse, fera connaître notre communauté, corps et collège de chirurgie de Lille.

Nous reproduisons même le préambule de cette

Déclaration, comme transition nécessaire entre le régime de la corporation et celui de la communauté.

Louis, par la grâce de Dieu, roi de France et de Navarre : à tous ceux qui ces présentes lettres verront ; salut. Nous avons, par nos lettres patentes du 6 avril 1770, données sur l'arrêt de notre Conseil du 20 janvier précédent, contradictoirement rendu entre les Mayeur, Échevins, Conseil et Huit hommes de la ville de Lille, les officiers de la Gouvernance et Souverain Bailliage de ladite ville, les Baillis des quatre grands seigneurs hauts justiciers, représentant l'État des Châtellenies de Lille, Douay et Orchies, et le sieur Germain Pichault de la Martinière, Conseiller d'État, chevalier de notre ordre de Saint-Michel, notre premier chirurgien et chef de la chirurgie du royaume, ordonné que l'édit du mois de septembre 1723, enregistré au Parlement de Flandres le 3 octobre suivant, portant rétablissement des lieutenans de notre premier chirurgien, seroit exécuté selon sa forme et teneur. En conséquence, Nous avons maintenu et gardé le sieur de la Martinière dans le droit et possession d'avoir et commettre un lieutenant et un greffier dans le collège des maîtres en chirurgie de ladite ville de Lille, pour par lesdits lieutenant et greffier jouir et user des mêmes droits, honneurs, fonctions, privilèges et jurisdictions dont jouissent ceux par lui nommés en la même qualité dans les autres corps, collèges et communautés de chirurgiens établis dans les autres villes de notre royaume. Mais comme, par ledit édit du mois de septembre 1723, Nous avions ordonné que les statuts du mois de mars 1719 des chirurgiens de Versailles, seroient exécutés par provision seulement dans les autres communautés de chirurgiens du royaume jusqu'à ce qu'il eût été dressé de nouveaux règlemens généraux pour lesdites communautés, et que ceux que Nous avons en conséquence arrêtés depuis par notre déclaration du 24 février 1730, n'ont point été adressés à notre Parlement de Flandres, pour y être enregistrés, Nous avons jugé qu'au lieu de prescrire l'observation, soit desdits statuts des chirurgiens de Versailles, soit de ceux donnés en 1730 pour les chirurgiens des autres villes, il seroit plus à propos de faire rédiger un nouveau règlement particulier, qui réunît sous une même forme législative les différentes dispositions que Nous avions jusqu'à présent estimées les plus convenables aux progrès de la chirurgie. C'est par cette considération que, par le même arrêt du 20 janvier 1770, Nous avons pareillement ordonné que, dans trois mois, pour tous délais, lesdits officiers municipaux et notre dit premier chirurgien remettroient à Monsieur le Chancelier tels mémoires et projets qu'ils aviseroient bon être, pour servir non seulement à la rédaction d'un corps de statuts et règlemens particuliers pour le collège en chirurgie de la dite ville de Lille et desdites châtellenies, mais même à l'établissement d'une école publique de chirurgie en ladite ville à l'instar de celles déjà formées de notre autorité en plusieurs grandes villes des autres provinces de notre royaume ; et lesdits officiers municipaux et notre premier chirurgien ayant également satisfait aux dispositions dudit arrêt, en Nous remettant mutuellement leurs dits projets et mémoires dans le terme fixé, Nous avons observé qu'en ordonnant seulement pour les chirurgiens de la ville de Lille l'exécution des statuts qui en résulteroient, il resteroit encore à désirer un nouveau règlement pour les autres corps et collèges de chirurgiens des autres villes de Flandres, attendu que ceux donnés au mois de mars 1719 pour les chirurgiens de Versailles, n'avoient été enregistrés au Parlement de Douai que provisoirement, en conformité dudit édit de septembre 1723 et que ceux donnés en 1730 n'y avoient point été adressés. A quoi Nous avons jugé qu'il étoit nécessaire de pourvoir, en rendant communs auxdits chirurgiens des autres villes des Flandres les statuts particuliers que nous avions d'abord dessein d'arrêter seulement pour ceux de la ville de Lille, afin d'établir entre eux l'uniformité de discipline que Nous avons déjà établie dans les autres corps et collèges de chirurgiens de notre royaume, pour favoriser les progrès de la chirurgie, et entretenir parmi ceux qui s'y destinent l'émulation si nécessaire à l'accroissement de cet art important pour la conservation de nos sujets. A ces causes, après Nous être fait représenter lesdits projets et mémoires, ensemble ledit arrêt de notre Conseil du 20 janvier 1770, et les édits et déclarations, arrêts, règlemens et lettres patentes, donnés tant par Nous que nos prédécesseurs Rois, sur le fait de la chirurgie et les droits de notre premier chirurgien, de l'avis de notre Conseil, de notre certaine science, pleine puissance et autorité royale, Nous avons, par notre présente déclaration, dit, statué et ordonné, disons, statuons et ordonnons, voulons et nous plaît ce qui suit :

Titre premier. — *Des droits et prérogatives du premier chirurgien du Roi.*

1. — Les statuts, privilèges et ordonnances accordés en faveur de notre premier chirurgien, de ses lieutenans, greffiers et commis, ensemble les arrêts et règlemens donnés en vertu d'iceux, seront exécutés selon leur forme et teneur ; en conséquence avons maintenu et maintenons notredit premier chirurgien dans sa qualité de chef et garde des chartes, statuts et privilèges de l'art et science de la chirurgie. Il continuera, par lui et par ses lieutenans, d'avoir tout droit d'inspection, jurisdiction et connoissance du fait de la chirurgie, sur tous les maîtres, sages-femmes, élèves et tous ceux exerçans ledit art et science ou partie d'icelle, tant dans la ville, faubourgs et châtellenie de Lille, que dans toutes les autres villes et lieux du ressort de notre conseil supérieur de Douai, sans aucuns excepter, ainsi et de la manière qu'il en use dans les autres villes, terres et seigneuries de notre obéissance.

2. — Continuera notre premier chirurgien de nommer pour ses lieutenans, vacance arrivant des dites places, tant dans le collège des maîtres de ladite ville de Lille que dans les autres corps et collèges de chirurgiens établis dans les autres villes du ressort dudit Conseil supérieur, dont la justice est nuement ressortissante en ladite Cour, conformément à l'édit du mois de septembre 1723, l'un des trois maîtres en chirurgie dont les noms lui seront désignés par les officiers municipaux desdites villes, dans le premier mois de la vacance ; faute de quoi, et ledit délai passé, pourra notre premier chirurgien choisir pour ses lieutenans tel membre desdits collèges, corps et communautés qu'il estimera le plus capable. Nommera aussi à son choix notre premier chirurgien, pour ses greffiers, l'un des maîtres en chirurgie desdites villes, qui entendra les affaires, ou telle autre personne d'honnête profession, de bonne vie et mœurs, et de la capacité requise. Seront les officiers municipaux desdites villes invités d'assister, si bon leur semble, par un ou plusieurs députés qu'ils nommeront à cet effet, à l'installation desdits lieutenans et greffiers dans le collège de chirurgie desdites villes. Lesdits députés auront la place d'honneur.

3. — Seront lesdits lieutenans et prévôts perpétuels, et ils jouiront, outre les droits utiles et honorifiques à eux attribués en ladite qualité, de tous ceux dont jouissent les autres maîtres. Il en sera de même du greffier, lorsqu'il sera du nombre des maîtres en chirurgie. En cas d'absence du greffier, ou lorsqu'il sera l'un des interrogateurs, le lieutenant pourra commettre l'un des autres maîtres pour greffier ; lequel greffier commis tiendra compte au titulaire de la moitié des droits qu'il percevra pour raison de son exercice. Le greffier n'aura point de voix délibérative dans les assemblées, à moins qu'il ne soit maître en chirurgie.

4. — Sera maintenu notre premier chirurgien dans le droit d'avoir sa chambre de jurisdiction auxdits collèges des maîtres en chirurgie ; auquel lieu il aura, ainsi que son lieutenant, le droit de convoquer les assemblées du corps pour les affaires d'icelui, d'y présider, d'y porter le premier la parole, et recueillir les voix et prononcer les délibérations, de recevoir le serment des nouveaux maîtres et celui des prévôts, d'entendre les comptes, de les clorre définitivement, comme aussi d'y faire observer la discipline, les statuts et règlemens donnés sur le fait de la chirurgie.

5. — Le greffier tiendra les registres de tous les actes du collège et seront lesdits registres cotés et paraphés par première et dernière feuille, par le lieutenant de notre premier chirurgien.

6. — Les contestations qui pourroient être formées au sujet des droits utiles et honorifiques de la charge de notre premier chirurgien, ses lieutenans, greffiers et commis, seront portées directement en notre conseil supérieur de Douai, sans néanmoins que, sous prétexte de cette attribution, lesdits lieutenans, greffiers ou commis puissent porter ou faire évoquer en notre dit conseil les autres causes, contes-

tations ou affaires personnelles, ou même celles qui ne concerneront que la police ou l'exécution des présens statuts, lesquelles seront portées par devant les juges ordinaires qui en doivent connoître.

TITRE DEUXIÈME. — *Des droits et prérogatives et immunités des maîtres en chirurgie.*

7. — Les collèges des maîtres en chirurgie des villes du ressort de notredit conseil continueront de porter pour armoiries celles dont ils sont en possession, et d'autant qu'ils sont composés en grande partie de chirurgiens gradués et qu'il n'en sera plus reçu à l'avenir que pour l'exercice pur et simple de la chirurgie, sans mélange d'aucune profession étrangère et non libérale, jouiront les membres desdits collèges de porter la robe longue et le bonnet carré dans les cérémonies publiques et particulières, comme aussi des honneurs, distinctions, prérogatives et immunités dont jouissent ceux qui exercent les arts scientifiques et libéraux. Seront en conséquence les maîtres en chirurgie compris dans la classe des notables bourgeois des villes de leur résidence et participeront à toutes les prérogatives dont sont en possession lesdits notables, et particulièrement du droit d'être revêtus des offices municipaux, dans le même rang que lesdits notables, conformément à nos lettres patentes du 10 août 1756, sans néanmoins que les maîtres en chirurgie desdites villes puissent jouir du droit de porter, en aucun cas, la robe longue et le bonnet carré, ni qu'ils puissent être promus aux dits offices municipaux, qu'en justifiant par eux qu'ils ont obtenu le grade de maîtres ès arts dans quelqu'une des Universités du royaume. Défenses sont faites de comprendre à l'avenir aucun desdits maîtres en chirurgie dans les rôles d'arts et métiers, et de les assujettir à la taxe de l'industrie, ou à toute autre charge de ville et publique, dont sont exempts, suivant les usages et règlemens de la province, lesdits notables bourgeois.

8. — Aucune personne de quelque qualité et condition qu'elle soit ne pourra exercer la chirurgie, ou partie d'icelle, dans les villes et lieux du ressort de notredit Conseil, même dans les lieux privilégiés ou prétendus tels, pour quelque raison ou prétexte que ce puisse être, s'il n'a été approuvé et reçu en l'une des manières qui sera expliquée ci après, par le lieutenant de notre premier chirurgien et par le collège des maîtres en chirurgie, dans le département duquel il voudra exercer. Défenses sont faites à tous autres d'exercer aucunes parties de la chirurgie sous peine de cinq cens livres d'amende. Ne pourront les personnes non reçues avoir aucune action sur leurs salaires, pansemens et médicamens, même en vertu de mémoires arrêtés et reconnus, ni leur rapport faire foi en justice, nonobstant tous arrêts, brevets, lettres patentes, privilèges, édits à ce contraire, auquel Nous avons dérogé et dérogeons expressément par ces présentes.

9. — Chacun des corps et collèges de chirurgiens soumis aux présens statuts, seront indépendans les uns des autres. Leurs départemens

respectifs seront déterminés par l'étendue des lieutenances de notre premier chirurgien, lesquelles auront chacune pour district, conformément à notre déclaration du 29 mars 1760, le ressort de justice nuement ressortissante au conseil supérieur où elles seront établies.

TITRE TROISIÈME. — *De la forme des collèges de chirurgie et de leurs assemblées.*

10. — Chaque corps et collège de chirurgie desdites villes sera composé du lieutenant de notre premier chirurgien, de son greffier, des deux prévots, d'un receveur, d'un doyen, et de tous les autres maîtres reçus et aggrégés à icelui, lesquels seront inscrits avec leur date de réception, demeures et qualités, sur un tableau dans l'ordre ci dessus. Le doyen sera toujours le plus ancien maître.

11. — Il y aura, dans chaque collège, trois sortes de registres ; le premier pour servir à écrire tous les actes concernant les délibérations sur toutes les affaires dudit collège ; le second, pour les enregistremens des élèves ; et le troisième contenant tous les actes relatifs à la réception des candidats. Seront lesdits registres cotés et paraphés par première et dernière page par notre premier chirurgien et contiendront tous les actes de suite sans aucun blanc, à peine de cinquante livres d'amende contre le greffier, par chaque contravention.

12. — Tous les anciens registres, titres et papiers de chaque collège, seront enfermés dans un coffre ou armoire fermant à trois clefs ; le lieutenant, le greffier et le prévôt en charge en auront chacun une. A l'égard des registres courans, ils demeureront entre les mains du greffier, qui en sera chargé jusqu'à ce qu'ils soient remplis ; après quoi ils seront clos par le lieutenant, le prévôt en charge et le greffier, et renfermés ensuite avec les anciens titres.

13. — Les chirurgiens admis à la maîtrise pour les bourgs, villages et autres petites villes où il n'y a pas de lieutenant ni de communauté de chirurgien, les sages-femmes et autres reçus par la légère expérience, ne seront point censés faire membres du collège, dans le département duquel ils seront établis ; ils n'y auront de droit, ni entrée, ni suffrage.

14. — Toutes les assemblées pour affaires, délibérations, élections des prévôts, receveur, reddition de comptes, examens, actes et réceptions des candidats, se feront à peine de nullité en la salle, bureau ou chambre commune de chaque collège, sur les mandemens ou billets du lieutenant de notre premier chirurgien, signés de lui, remplis par le greffier, et distribués par le bedeau ou clerc dudit collège. Défenses sont faites aux prévôts, doyen et autres, de convoquer aucune assemblée de leur autorité ; pourront seulement lesdits prévôts assembler le collège en cas de vacance de la place de lieutenant, ou de refus de sa part, trois jours après une sommation qui lui en sera faite en la forme ordinaire.

15. — Dans toutes les assemblées ordinaires, le lieutenant de notre premier chirurgien aura la première place, ensuite les prévôts, le

receveur, le doyen, les autres maîtres en suivant le rang de leur réception, et le greffier ; à l'égard des consultations, les avis seront donnés d'abord par les plus jeunes, ensuite en rétrogradant par les autres maîtres ; tous porteront honneur et respect au lieutenant de notre premier chirurgien, aux prévots en charge, au doyen et à tous les anciens. En cas de contravention au présent article, les contrevenans seront exclus des entrées du bureau pour le tems qui sera déterminé à la pluralité des voix.

16. — Après l'exposition du sujet de l'assemblée faite par le lieutenant de notre premier chirurgien, ou par le prévôt qui présidera en son absence, chaque maître ne pourra parler qu'à son rang, lorsque son nom sera appellé par le greffier, le tout à peine de cinq livres d'amende pour la première fois, et vingt livres pour la seconde ; en cas de récidive, il sera privé des entrées du bureau et de tous ses émolumens.

17. — Dans toutes les assemblées, les opinions seront prises par le lieutenant du premier chirurgien, en commençant par les prévôts en charge, par le receveur, par le doyen, par les maîtres qui ont passé les charges, et par les autres maîtres, suivant l'ordre de leur réception ; ensuite le lieutenant donnera son avis, il comptera les suffrages, et la délibération qu'il prononcera sera inscrite sur le registre par le greffier, ainsi qu'elle aura passé à la pluralité des voix. En l'absence du lieutenant, le plus ancien des prévôts en charge présidera, recueillera les voix, et prononcera les délibérations qui seront, en ce cas, signées par tous les assistans.

18. — Le lieutenant de notre premier chirurgien, les prévôts en charge, le receveur, le doyen, le greffier et les maîtres qui auront passé les charges, s'assembleront au bureau tous les lundis de chaque semaine, trois heures de relevée, pour traiter des affaires communes, de police et discipline, qui concerneront les maîtres, veuves et élèves, et tous ceux qui sont soumis au collège, et s'il survenoit des affaires urgentes et importantes, tous les membres du collège seront mandés extraordinairement par billets du lieutenant du premier chirurgien, et tenus de se trouver au bureau au jour et à l'heure indiqués, à peine de trois livres d'amende, sinon en cas de maladie ou autre cause légitime, dont ils feront informer l'assemblée avant sa clôture.

19. — Pour la conservation des fonds, titres et papiers du collège, il en sera fait tous les deux ans, après la reddition du compte du receveur, un inventaire ou répertoire signé du lieutenant et des prévôts, lequel inventaire sera déposé aux archives pour y avoir recours en cas de besoin ; aucuns desdits titres, papiers et registres ne pourront être tirés de l'armoire, que sur un récépissé, lequel sera écrit sur un registre particulier, qui sera tenu à cet effet par le greffier, et qui demeurera auxdites archives ; et en marge sera fait mention de la remise, et le récépissé barré.

20. — Les deniers de la bourse commune seront employés à acquitter

les charges ordinaires et annuelles du collège, suivant l'état qui en sera arrêté dans une assemblée générale de tous les maîtres, dans lequel état sera compris une somme arbitrée à la pluralité des voix pour satisfaire aux dépenses courantes et imprévues qui pourront se présenter, et dont l'emploi se fera par les lieutenant et prévôts. Sera ledit état homologué par sentence du juge de police, ou autre officier faisant les fonctions de la police.

21. — S'il restoit des deniers après l'acquittement des charges ordinaires et annuelles, ils seront déposés dans le coffre, et il ne pourra en être fait emploi qu'en vertu d'une délibération de l'assemblée générale, fondée sur des raisons justes et nécessaires, laquelle délibération sera homologuée par le juge de police ; et au défaut des délibérations et homologations, les dépenses faites par le receveur seront rayées de son compte.

22. — Le receveur rendra, à la fin de son exercice, le compte de sa recette et de sa dépense, dans une assemblée générale du corps ; et dans le cas où la dépense excéderoit la recette, les avances faites par le receveur lui seront rendues des deniers de la bourse commune. S'il n'y avoit point de fonds dans la bourse commune, il sera fait sur tous les maîtres et par égale portion sur chacun d'eux, une répartition par forme d'emprunt de la somme qui sera due, laquelle somme le nouveau receveur sera tenu de rembourser à chacun desdits maîtres, des premiers deniers qui lui rentreront du produit de la bourse commune.

23. — Seront les officiers municipaux desdites villes invités d'assister, par un ou plusieurs députés, à la reddition du compte que rendra de son administration le receveur des maîtres en chirurgie desdites villes. Auront lesdits députés la place d'honneur.

24. — Seront lesdits comptes arrêtés définitivement par le lieutenant de notre premier chirurgien, lorsque tous les articles auront passé à la pluralité des voix ; sinon, et en cas de difficultés, ils seront vus, examinés et approuvés, si faire se doit, sinon, réformés par les juges de police, avant qu'ils puissent être exécutés ; et sera alors payé, pour tous droits et vacations, aux juges : sçavoir, six livres au juge de police, et quatre livres au procureur du Roi, pour chacune homologation ou visa de compte.

25. — Nul officier du collège, ni aucun de ses membres, ne pourra faire, de son autorité privée, aucun emprunt, obligation ou dépense extraordinaire, sous quelque prétexte que ce puisse être, à peine, par celui qui l'auroit faite, d'en demeurer garant et responsable en son propre et privé nom ; sera tenu sur la même peine le receveur de payer, avant la fin de son exercice, toutes les rentes, charges et dépenses annuelles du collège, tels que les frais d'avocats, procureurs, notaires et autres de pareille nature.

26. — Lorsque les maîtres et veuves des maîtres, les élèves et autres qui sont soumis au collège, seront mandés par le lieutenant

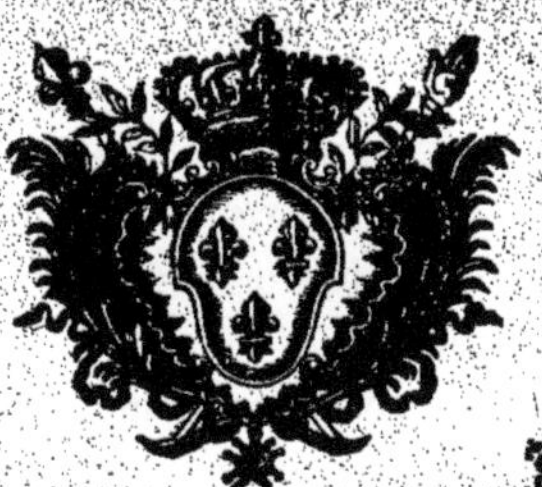

TABLEAU

DU COLLEGE ROYAL DES MAITRES EN CHIRURGIE DE LA VILLE DE LILLE,

Etabli par la Déclaration du Roi donnée à Versailles le premier Juin 1772, & registrée au Conseil Supérieur le 3 Juillet suivant, contenant les Noms & Demeures des Lieutenant, Prévôts, Professeurs Royaux, Receveur, Doyen, Greffier & Maîtres en Chirurgie composant ledit Collège au premier Janvier 1788.

LIEUTENANT DU PREMIER CHIRURGIEN DU ROI,
M. LEONARD CHASTANET.

PREVOTS,
MM. DELACOURT & PIONNIER L'ONCLE.

NOMS DES PROFESSEURS ROYAUX,

M. Chastanet Fils, pour la Physiologie & les Principes de Chirurgie.
M. Warocquier Fils, pour les Principes des Mixtes & les Médicamens.
M. Warocquier, pour les Accouchemens, son Fils Adjoint.
M. Quittez Fils, pour l'Ostéologie & les Maladies des Os.
M. Delacourt, pour l'Anatomie.
M. Pionnier le Jeune, pour les Opérations.

RECEVEUR,
M. CHARLES-JOSEPH PIONNIER.

DOYEN,
M. VARDERGRACHT.

GREFFIER,
M BRULOIS.

NOMS DES MAITRES EN CHIRURGIE, SELON LE TEMPS DE LEUR RECEPTION.

Maître François Vandergracht, Marché au Fil de Lin, le 24 Mars 1745.
M. Léonard Chastanet, rue d'Amiens, le 28 Juin 1747.
M. Laurent-Lambert Prévost, Marché aux Poulets, le 9 Janvier 1749.
M. François-Elie Bruloit, rue St. Sauveur, le 26 Août 1751.
M. Arnould-François-Joseph Warocquier, rue St. Jacq. le 27 Novem. 1752.
M. Denis-Louis-Joseph Dupont, Marché au Verjus, le 21 Novemb. 1760.
M. François-Joseph Quittez, rue Françoise, le 5 Août 1762.
M. Charles-Joseph Pionnier, rue St. Pierre, le 20 Décembre 1764.
M. Philippe-Joseph Arnould, absent, le 31 Janvier 1765.
M. Nicolas Marchand, rue des Malades, le 27 Avril 1768.
M. Mathias-Joseph Tilman, rue du Priez, le premier Mai 1770.
M. Henri-Philippe Savarin, absent, le 31 Mars 1772.
M. Charles-Joseph Reigniaux, rue Ste. Catherine, le 15 Février. 1779.
M. Louis-François-Joseph Delacourt, rue St. Maurice, le 15 Juin. 1779.
M. Claude-Léonard-Joseph Chastanet, rue d'Amiens, le 11 Déc. 1781.
M. François-Joseph Waroequier, place Ste. Catherine, le 8 Fév. 1782.
M. Jean-Baptiste-Joseph Quittez, rue Françoise, le 9 Février 1782.
M. Joseph Ducret, rue de la Magdeleine, le 16 Août 1782.
M. Charles-Alexandre Pionnier, rue St. André, le 5 Juillet 1783.
M. François-Joseph Vraux, rue de la Clef, le 31 Juillet 1783.
M. Eustache-Henri-Joseph Hevins, rue de Poids, le 8 Juin 1786.
M. Pierre Brielman, Marché au Fil de Lin, le 13 Mars 1787.
M. Alexandre-J. Vanderhaghen, rue de la Quenette, le 15 Mars 1787.

CHAMBRE DE JURISDICTION ET COLLEGE DES MAITRES EN CHIRURGIE, PLACE AUX BLEUETS.

NOMS DES EXPERTS.
M. Cazenove, Expert-Dentiste, rue du Curé. M. Bernier, Expert-Herniaire, sur la Grand'Place.

NOMS DES VEUVES,
La Veuve Noël-Alexandre Pionnier, rue St. André. La Veuve Jean-Baptiste de Block, rue du Marché aux Bêtes. La Veuve Vandekeere, rue Royale.

NOMS ET DEMEURES DES ACCOUCHEUSES JURÉES DE LA VILLE DE LILLE.

Dame Marie-Catherine Loyez, rue de la Halloterie.
Dame Rose Douchetz, rue des Etaques.
Dame Marie-Angélique-Joseph Dupuis, rue des Etaques.
Dame Marie-Joseph Crévillez, rue de Fives.
Dame Françoise Grugeon, rue Françoise.
Dame Marie-Thérèse Reynault, rue des Béguines.
Dame Anne-Marguerite Devaux, Marché au Verjus.
Dame Reine-Joseph Durieux, rue St. Genois.
Dame Arnould, rue de la Magdeleine.
Dame Angélique Camin, rue du Prez.
Dame Barbe-Joseph Lærsse, rue du Pont de Roubaix.
Dame Marie-Barbe-Joseph Divoir, rue du Marché aux Bêtes.

Présenté par Arnould Joseph VIENNE, *Clerc & Concierge du Collège royal des Maîtres en Chirurgie de la Ville de Lille, Place des Bleuets.*

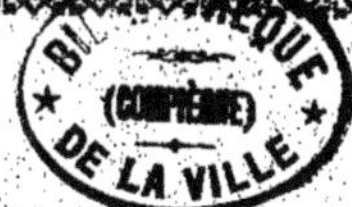

34. — Le premier professeur traitera, pendant les mois de mars et avril, des principes de la chirurgie en général, et, en particulier, de la physiologie, de la pathologie, de la séméiotique, de l'hygienne, enfin de la thérapeutique en général.

35. — Le second professeur fera ses leçons, pendant les mois de mai et juin, sur les principes des mixtes et sur les médicamens, tant simples que composés, et il traitera, en particulier et en général, de toute la matière médico-chirurgicale.

36. — Le troisième professeur traitera, dans les mois de juillet et d'août, des accouchemens, des maladies des femmes grosses et en couches, des remèdes et instrumens qui ont rapport à cet objet.

37. — Les leçons du quatrième professeur se feront pendant les mois de septembre et d'octobre et auront pour objet l'ostéologie fraîche et sèche, les maladies des os, les remèdes et appareils, bandages et instrumens qui y ont rapport.

38. — Les mois de novembre et décembre seront employés, par le cinquième professeur, à démontrer les parties molles. Il en expliquera la structure, les fonctions et les usages.

39. — Le sixième professeur terminera le cours général dans le mois de janvier et février. Il démontrera les opérations de chirurgie, les appareils et bandages, instrumens et pansemens qui y conviennent ; et fera exercer autant qu'il sera possible ses élèves dans la pratique des opérations et dissections.

40. — Outre l'annonce générale qui se fera au mois de février, seront tous lesdits cours particuliers indiqués par affiches avant le mois où ils doivent commencer.

41. — Ceux des professeurs qui, par maladie ou autre empêchement légitime, ne pourront se rendre au jour et à l'heure fixés pour leurs leçons, seront tenus de faire avertir assez tôt quelqu'un de leurs confrères, en état de remplacer le professeur, en sorte que la leçon ne vaque point.

42. — Les professeurs auront des cahiers qui serviront à les guider dans les matières qui feront le sujet de leurs leçons ; ils pourront, si bon leur semble, en dicter l'analyse aux étudians pendant la première demi-heure ; ils auront soin de ménager le tems convenable pour les interroger et exercer sur les matières qui auront été traitées dans les leçons précédentes.

43. — Les élèves et étudians qui fréquenteront les écoles de chirurgie seront tenus de s'inscrire, sous chaque professeur, sur trois feuilles différentes, dont l'une sera remise au lieutenant du premier chirurgien, la seconde aux prévôts, pour être déposée aux archives et la troisième restera entre les mains du professeur.

44. — Ces inscriptions se prendront pendant les premiers quinze jours de chaque cours, lequel tems passé, les feuilles seront exactement remises à leur destination, et aucun élève ne sera plus reçu à se faire inscrire.

45. — Les professeurs auront soin de constater l'assiduité des étudians, en faisant, pour cet effet, l'appel autant de fois qu'il en sera nécessaire. Ils délivreront à chacun de ceux qui auront suivi les cours avec sagesse et régularité, des attestations signées d'eux, visées par les lieutenant et prévôts en charge, et légalisées par les juges. Payeront pour tous droits lesdits étudians, en recevant leurs certificats, trois livres pour l'entretien de l'école.

46. — Les élèves inscrits faisant actuellement leurs cours, comme aussi ceux qui seront de service chez les maîtres, seront exemts de tirer au sort de la milice. Défenses sont faites de les y comprendre, comme aussi d'imposer les corps et collèges à aucune contribution à cet égard.

47. — Il est enjoint aux élèves et étudians qui fréquenteront les écoles, de s'y comporter avec décence, honneur et respect, de n'y parler que quand ils seront interrogés par le professeur, qui sera autorisé de faire sortir sur-le-champ ceux qui auroient contrevenu au présent article, même de les rayer du catalogue, et de les priver de l'effet de leurs inscriptions, en cas de résistance de leur part.

48. — Les cadavres nécessaires aux démonstrations et aux actes des candidats seront fournis gratuitement par les administrateurs des hôpitaux, seulement dans les saisons convenables, c'est-à-dire depuis le premier septembre jusqu'au dernier avril. Seront lesdits cadavres conservés autant qu'il en sera besoin pour le service de l'école ; après quoi ils seront rendus aux infirmiers pour être pourvu à leur sépulture, en acquittant, par celui qui en aura fait usage, une somme de cinq livres, pour faire prier Dieu pour l'âme de chaque sujet. Seront tenus les professeurs démonstrateurs de n'user desdits sujets qu'avec les ménagemens et la décence qui conviennent à l'humanité et à la religion.

49. — En attendant que le collège des maîtres en chirurgie de Lille se soit mis en état de remplir, dans toute leur perfection, les dispositions ci-dessus, concernant la distribution des cours et leçons de chirurgie, il y sera sommairement pourvu par trois professeurs seulement, qui partageront entre eux, par chaque année, un cours de principes, un cours d'anatomie, d'opérations et de maladies des os, et un cours d'accouchemens, en se conformant, pour le surplus, auxdites dispositions ci-dessus, qui seront observées selon leur forme et teneur, autant que les circonstances pourront le permettre.

50. — Les autres corps et collèges de chirurgie des autres villes du ressort de notredit Conseil, feront pareillement démontrer, dans leur bureau ou chambre commune, par un ou plusieurs maîtres qui seront nommés à cet effet, tous les ans, à la pluralité des voix, l'anatomie, l'ostéologie et toutes les opérations de chirurgie. Et en cas qu'ils ne puissent se procurer des sujets humains, la démonstration se fera sur un sujet desséché et sur les animaux, pour les opérations du bas-ventre et de la poitrine ; et sur la tête d'un veau, pour le

trépan. Nommeront pareillement lesdits collèges, un autre maître pour faire, chaque année, un cours d'accouchemens, tant pour les élèves que pour les sages-femmes.

Titre cinquième. — *De l'élection des prévôts, receveurs et de leurs fonctions.*

51. — Il y aura dans chaque collège de chirurgiens deux prévôts, dont les fonctions dureront deux ans ; il en sera élu un chaque année, pour remplacer celui qui sortira de charge. L'élection s'en fera l'un des jours du mois de mars, à la pluralité des voix, dans une assemblée générale, convoquée à cet effet, sur les mandemens du lieutenant de notre premier chirurgien. Aucun ne pourra être élu prévôt qu'après quatre années de réception. On fera, tous les deux ans, le même jour, en la même forme, élection d'un receveur parmi les maîtres les plus solvables, pour rester aussi en exercice pendant deux années.

52. — Aussitôt après leur élection, les prévôts et le receveur prêteront serment entre les mains du lieutenant du premier chirurgien, de laquelle prestation de serment sera fait mention dans l'acte d'élection, qui sera inscrit par le greffier sur le registre des délibérations ; et sera payé par lesdits prévôts et receveur : sçavoir six livres au lieutenant de notre premier chirurgien pour la prestation du serment, et trois livres au greffier.

53. — Le greffier délivrera aux nouveaux prévôts et receveur une expédition de leur acte d'élection, pour leur servir de commission, en vertu de laquelle ils entreront en fonctions le premier lundi du mois d'octobre suivant. Le prévôt élu présentera sa commission aux juges de police à l'effet de la faire enregistrer en ce siège ; ledit prévôt prendra en même temps desdits juges de police un mandement, pour pouvoir, conjointement avec son collègue, établir les contraventions qui viendront à leur connoissance, ou pour requérir l'assistance d'un officier de police ; desquelles contraventions ils donneront avis, dans les vingt-quatre heures, au lieutenant de notre premier chirurgien, et en feront ensuite le rapport auxdits juges de police, à l'effet d'y être par eux pourvu, ainsi qu'il appartiendra.

54. — Le receveur sera chargé, pendant les deux années de son exercice, de recevoir les deniers communs, de payer les dépenses et frais ordinaires, dont il rendra son compte à la fin de ses deux années, dans la forme expliquée ci devant, articles XXII et XXIII.

55. — Seront tenus les prévôts de gérer toutes les affaires du collège, de veiller, conjointement avec le lieutenant de notre premier chirurgien, à l'observation des statuts et de la discipline de la chirurgie, d'empêcher qu'aucun particulier ne l'exerce sans titre, et que les autres ne tombent dans les abus ou malversations, et en cas de contraventions, de poursuivre, si le cas y écheoit, les réfractaires, par devant les officiers de police, suivant les édits, déclarations et statuts.

56. — Ne pourront les prévôts être continués, s'ils n'ont au moins les deux tiers des voix ; et néanmoins, dès qu'ils auront cessé d'être en charge, ils pourront être nommés et élus de nouveau, à la pluralité des voix, pour reprendre les fonctions de prévôts. Pourra le receveur, une fois élu, être continué, à la pluralité des suffrages, autant de tems que le collège le jugera à propos.

TITRE SIXIÈME. — *Des qualités requises pour parvenir à la maîtrise, et de la forme des réceptions.*

57. — Les élèves en chirurgie qui voudront se présenter à la maîtrise seront au moins âgés de vingt ans, s'ils sont fils de maîtres, et de vingt-quatre, s'ils ne le sont pas. Il n'en sera admis aucun en la qualité d'aspirant ou de candidat, s'il n'est de la religion catholique, apostolique et romaine.

58. — Les candidats feront choix d'un conducteur dans le nombre des maîtres qui auront au moins quatre années de réception, et sera tenu le conducteur d'accompagner le candidat à tous ses actes, dans lesquels cependant il ne pourra ni interroger le récipiendaire, ni donner sa voix pour l'admettre ou le refuser ; il suppléera seulement aux questions, opérations ou démonstrations auxquelles son candidat ne satisferoit pas. Aucun maître ne pourra conduire plus d'un aspirant à la fois ; les honoraires du conducteur, dans les réceptions, seront les mêmes que ceux de l'un des prévôts.

59. — Le candidat, assisté de son conducteur, présentera au lieutenant de notre premier chirurgien une requête signée de lui et de son conducteur, à laquelle seront joints son extrait baptistaire, ensemble ceux de bonnes vie, mœurs et catholicité, ceux de cours et de service. Le lieutenant répondra la requête d'un *soit communiqué aux prévôts*, pour donner par écrit leur avis sur les qualités du candidat. Seront toutes les requêtes dressées et signées par le greffier.

60. — Aucun aspirant ne pourra être admis à la maîtrise, qu'il n'ait rempli, au moins pendant une année, le cours complet des études en chirurgie, soit dans l'école de Lille, soit dans quelqu'autre des collèges de chirurgie du royaume et qu'il n'ait de plus exercé, avec application et assiduité, pendant quatre années au moins, la chirurgie chez les maîtres ou dans les hôpitaux ; desquels études et services il rapportera des certificats en bonne et due forme.

61. — Et pour prévenir les fautes qui pourroient se commettre par rapport auxdits certificats de service, voulons que les élèves soient tenus de faire déclaration de leur entrée chez les maîtres ou dans les hôpitaux, au greffe de notre premier chirurgien ; et ce, dans la quinzaine du jour de leur entrée, laquelle déclaration ne pourra être reçue que sur le certificat du maître ou du chirurgien-major de l'hôpital où ils auront été admis ; et sera ladite déclaration enregistrée sur le registre tenu, à cet effet, par le greffier de chaque collège de chirurgie, en payant par l'élève, pour ledit enregistrement, la somme de dix

livres au profit de la bourse commune du collège, et celle de quatre livres au greffier ; et seront lesdits certificats qui auront été délivrés aux élèves après leurs services, représentés au lieutenant et au greffier de notre premier chirurgien, lesquels seront tenus de faire mention sur icelui, à peine de nullité, de la déclaration préalablement faite et de certifier que le tems porté par lesdits certificats a été exactement rempli.

62. — Lorsque les maîtres serviront dans les armées, les certificats qu'ils donneront aux élèves pour le service d'une campagne leur tiendront lieu d'une année, et seront lesdits certificats visés par les colonels et autres officiers, où lesdits élèves auront été employés dans le temps marqué par leurs certificats. Le *visa* desdits officiers tiendra lieu, à l'égard desdits élèves, de la déclaration au greffe de notre premier chirurgien.

62. — Seront les certificats des cours signés des professeurs, visés par les lieutenant et prévôts des collèges de chirurgie, et légalisés par les juges des lieux, à peine de nullité.

64. — Et afin de donner aux élèves le temps de se conformer aux trois articles ci dessus, les conditions qui y sont prescrites pour la validité des certificats ne seront exigibles, à la rigueur, qu'après six années expirées, à compter du jour de l'enregistrement des présens statuts ; pourra, en attendant, chacun des collèges de chirurgie du ressort de notredit Conseil s'en tenir aux usages observés jusqu'ici sur la nature des certificats qu'il est en possession d'exiger des aspirans.

65. — Lorsque les candidats se trouveront en concurrence pour leurs actes, les maîtres ès arts auront le premier rang sur tous les autres. Entre les maîtres ès arts, les fils de maîtres auront la préférence, et les autres suivant l'ordre de la date de leurs lettres de maîtrise ès arts. Entre ceux qui ne seront pas gradués, le premier rang sera pareillement donné aux fils de maîtres, et les autres suivant la date de leurs certificats.

66. — Les fils de maîtres, qui seront maîtres ès arts, ne payeront que la moitié des droits qui seront fixés ci après pour la licence, tant pour la bourse commune que pour les autres honoraires ; ceux des fils de maîtres qui ne seront point maîtres ès arts payeront les deux tiers, ainsi que les autres aspirans.

67. — Les droits et privilèges accordés aux fils de maîtres n'auront lieu que pour un seul de chaque famille ; et en cas qu'il en reste quelqu'un sans enfans mâles, ou qu'aucun d'eux ne se destine à la chirurgie, celui qui aura épousé une des filles des maîtres jouira seul des mêmes droits et privilèges que les fils des maîtres.

68. — La licence ou le cours des actes que subiront les candidats pour parvenir à la maîtrise sera composé d'un *examen sommaire ou tentative*, d'un *premier examen*, des actes des *quatre semaines*, du *dernier examen appelé de rigueur*, et enfin de l'*acte public*, qui sera

soutenu en latin ou en françois, au choix du candidat, soit qu'il soit maître ès arts, soit qu'il ne le soit pas ; chaque semaine conservera le nom des matières qui y seront traitées. Dans la première, l'aspirant sera examiné sur l'ostéologie et les maladies des os, et sera désignée par *semaine d'ostéologie* ; dans la seconde, il sera examiné sur l'anatomie, et sera désignée par *semaine d'anatomie* ; les opérations feront l'objet de la troisième semaine, qui sera appellée *semaine des opérations* ; et enfin la quatrième, où il sera traité des médicamens, sera reconnue sous le nom *semaine de médicamens*. Ne pourra l'ordre desdits actes être changé, sous quelque prétexte que ce soit.

69. — Les élèves, dont les certificats auront été trouvés valables, et dont la requête aura été répondue favorablement par les prévôts, sur le *soit communiqué du lieutenant*, feront, accompagnés de leurs conducteurs, une visite chez tous les membres, pour faire la supplique de l'assemblée générale, au jour qui aura été indiqué par le lieutenant.

70. — Les billets de convocation pour les actes des candidats, dont les jours seront pareillement fixés par le lieutenant, seront signés et délivrés par ledit lieutenant et portés chez tous les maîtres, par le clerc ou bedeau du collège, à la diligence du greffier, la veille de chaque acte, excepté ceux pour l'acte public, qui seront portés par le candidat, assisté par le conducteur, neuf jours avant celui qui aura été fixé pour ledit acte.

71. — Aussitôt que la supplication de l'élève aura été faite dans l'assemblée générale, le lieutenant rendra compte à l'assemblée de l'examen qui aura été fait des certificats du récipiendaire ; et dans le cas où ils auroient été trouvés valables, s'il n'y a point de plaintes légitimes contre ses mœurs, il sera sommairement interrogé par le lieutenant, les prévôts, le receveur et le doyen, sur les généralités de la chirurgie seulement ; et s'il est jugé suffisant et capable dans cet examen, appellé sommaire ou tentative, le lieutenant de notre premier chirurgien ordonnera qu'il soit immatriculé dans les registres, mis au rang des candidats, et renvoyé à un mois pour son premier examen.

72. — Dans tous les autres actes, les candidats seront toujours interrogés en présence de tous les maîtres, ou, eux duement convoqués, par le lieutenant, les deux prévôts, le receveur, le doyen, par l'un des professeurs à tour de rôle, et par trois autres maîtres tirés au sort par le lieutenant, dans le nombre des présens. En cas d'absence de quelqu'un desdits officiers du collège interrogateurs, le lieutenant, ou celui qui présidera à sa place, en nommera d'autres, à son choix, entre les anciens maîtres présens, pour interroger le candidat. Chacun d'eux interrogera environ une demi-heure. Les honoraires des maîtres absens resteront au profit de la bourse commune, sinon en cas de maladie ou autre cause légitime.

73. — Ne pourra le candidat mettre plus de deux mois d'intervalle

d'un acte à l'autre, à moins que par cause juste et légitime, il n'ait obtenu du collège la permission de les différer plus longtems.

74. — A la fin de chaque acte, l'aspirant sortira avec son conducteur ; ensuite le lieutenant, ou celui qui présidera en son absence, comptera les suffrages donnés par scrutin, fera rentrer le conducteur et le candidat, et prononcera la délibération, telle qu'elle aura passée à la pluralité. Si l'aspirant est jugé capable, il sera admis à subir l'acte suivant, dans l'espace d'un mois ; si au contraire il étoit jugé incapable, il sera renvoyé à trois mois, pour recommencer celui dans lequel il aura été jugé insuffisant.

75. — Sera tenu le candidat de se représenter, après l'expiration des trois mois, pour recommencer ledit acte, ce qu'il fera sans payer aucuns nouveaux frais ; mais, si dans ce nouvel examen il étoit encore renvoyé pour cause d'incapacité, et qu'il se prétendit capable, il pourra, si bon lui semble, se faire donner un acte de refus, et se pourvoir par devers notre premier chirurgien, à l'effet de lui être nommé d'autres examinateurs, soit au collège de chirurgie de Paris, soit dans quelqu'une des principales villes les plus voisines de celle où il voudra s'établir, pour y recommencer le même acte ; et dans le cas où il auroit été reconnu capable par ses nouveaux examinateurs, sur l'attestation ou procès-verbal qui lui aura été donné de sa capacité, il reviendra recontinuer ses autres actes, en la forme ordinaire ; si néanmoins dans le cours desdits actes qui lui resteroient à subir, il éprouvoit encore semblable refus, et que l'aspirant voulût encore justifier de sa capacité par devant d'autres examinateurs, ils lui seront encore désignés, comme la première fois par notre premier chirurgien, dans un autre collège de chirurgie, à l'effet, en ce cas, si le candidat donnoit des preuves suffisantes de capacité, d'y consommer en entier sa réception pour la ville où il auroit été refusé ; et ce, dans la forme ordonnée par les présens statuts, et en payant les mêmes droits qui y sont fixés, à l'exception de celui de la bourse commune, qui seroit réservé, pour être payé par le nouveau maître, au profit de celle du collège où il avoit dessein de s'établir, en y faisant enregistrer les lettres de maîtrise qu'il auroit obtenues, pour jouir, du jour de leur date, des mêmes droits, fonctions et privilèges que les autres membres dudit collège.

76. — L'acte pour le premier examen ne pourra être différé plus de deux mois par le candidat, à compter du jour de l'examen *sommaire* ou *tentative*, à peine de nullité de l'immatricule.

77. — Au jour indiqué par le lieutenant pour le premier examen, tous les maîtres assemblés dans la salle du collège, ou eux duement convoqués, l'aspirant sera interrogé sur les principes de la chirurgie en général, la physiologie, la pathologie et la thérapeutique chirurgicale, sur les playes, tumeurs et ulcères en général, et sur les moyens de les guérir. Chacun des interrogateurs, en commençant par le lieutenant et les prévôts, prendra à son choix la matière qu'il jugera

à propos. Si l'aspirant est jugé capable dans cet examen, il sera admis à faire, deux mois après, la semaine d'ostéologie.

78. — La semaine d'ostéologie sera composée de deux actes, entre lesquels il y aura deux jours d'intervalle. Dans le premier, le candidat sera interrogé sur le général de l'ostéologie, sur toute la tête, la poitrine, l'épine, les extrémités tant supérieures qu'inférieures, et démontrera sur le champ tels os qui lui seront indiqués. Dans le second acte, il sera interrogé sur les fractures et dislocations, sur toutes les opérations nécessaires pour la guérison des maladies des os, sur les bandages et appareils. Sera tenu, pour cet effet, le candidat de porter un squelette humain.

79. — La semaine d'anatomie sera pareillement partagée en deux actes qui se feront pendant deux après-midi de suite, pendant lesquels le candidat fera le discours sur la structure, la situation et l'usage de toutes les parties du corps humain, en commençant par les parties du bas ventre, la poitrine, la tête, et ensuite les extrémités, qu'il aura préparées et disséquées et dont il fera la démonstration à la fin de l'acte ; s'il ne peut se procurer de sujet humain, les démonstrations se feront sur les parties des animaux convenables ; il en sera usé de même pour les opérations.

80. — Pendant la semaine d'opérations, qui sera également composée de deux actes, lesquels se feront de suite les après-midi, le candidat sera examiné sur les opérations chirurgicales, telles que la cure des tumeurs, des playes, l'amputation, la taille, le trépan, le cancer, les accouchemens, les ouvertures des abcès, et sur les autres opérations principales.

81. — Les deux semaines d'anatomie et des opérations ne pourront se commencer que depuis la Toussaint jusqu'au dernier jour d'avril ; lorsque le candidat y aura satisfait, et qu'il aura été jugé capable, il se disposera pour la semaine des médicamens, divisée aussi en deux actes, entre lesquels il y aura deux jours d'intervalle.

82. — Dans le premier acte de la semaine des médicamens, le candidat sera interrogé, tant sur la théorie que sur la pratique de la saignée, et notamment sur la manière d'ouvrir la veine, de faire la ligature, les bandages, sur l'anévrisme, sur les accidens de la saignée, sur les moyens d'y remédier. Le second acte sera employé à examiner le candidat sur les médicamens simples et composés, tels que les émolliens, les adoucissans, les résolutifs, et tels autres qui conviennent dans les différentes maladies chirurgicales, et sur les emplâtres de différente nature. cataplasmes, fomentations d'huiles, beaumes simples et composés, sur leurs vertus et effets. Cet acte fini, le candidat se préparera à faire celui de son dernier examen, au jour qui lui sera fixé par le lieutenant.

83. — Pour le dernier examen ou examen de rigueur, le candidat sera interrogé sur les faits de pratique et principalement sur les rapports en chirurgie. Le lieutenant proposera au candidat un ou

plusieurs sujets de rapports, auxquels il sera tenu de satisfaire sur le champ, en dressant et en écrivant de sa propre main les rapports revêtus de toutes les formalités et conditions requises et nécessaires pour leur validité. Le lieutenant déterminera ensuite les points de la thèse qui sera la matière de l'acte public que soutiendra le candidat pour le jour de sa réception et prestation de serment.

84. — Avant de prendre jour pour ledit acte public, le candidat sera tenu de se présenter à l'une des assemblées du lundi, pour y être examiné sommairement sur sa capacité au fait dudit acte, et lui être nommé les maîtres qui y proposeront leurs questions et argumentations. Seront lesdits maîtres nommés au nombre de six, à la pluralité des voix des membres qui composeront l'assemblée. Pourra le candidat faire imprimer les points de sa thèse, ou indiquer seulement par écrit la question qu'il se sera proposé de traiter dans ledit acte public, qu'il soutiendra en latin ou en français, à son choix, ainsi qu'il a été dit ci-dessus. Le lieutenant de notre premier chirurgien, ou en son absence le premier prévôt qui le représentera, présidera toujours audit acte, ainsi qu'aux précédents.

85. — Ledit acte public se soutiendra à portes ouvertes dans l'Hôtel de ville, si faire se peut, sinon dans la salle ordinaire ou chambre commune du collège de chirurgie de chaque ville. Seront, dans ce dernier cas, les officiers municipaux desdites villes invités d'assister, par un ou plusieurs députés, audit acte public. La même invitation aura lieu pour les autres examens, et se fera la veille de chaque acte par le candidat accompagné de son conducteur. Lesdits députés auront la place d'honneur.

86. — Sera pareillement invité le médecin de la ville où se fera la réception d'être présent à la tentative, et au premier et dernier examen et à la prestation du serment ; ledit médecin siégera à la droite du lieutenant, ou de celui qui présidera en son absence ; et à l'égard de ses droits utiles, ils seront payés sur le pied de trois livres par chaque assistance, laquelle sera pure et simple, sans aucun droit d'interroger les aspirans, ou de donner son suffrage sur leur admission ou leur refus.

87. — L'acte ou examen public sera de trois heures ; chacun des interrogateurs occupera une demi-heure. Après qu'il sera achevé, le lieutenant de notre premier chirurgien recueillera les suffrages qui lui seront donnés par scrutin ; et en cas que le candidat ait été trouvé suffisant et capable à la pluralité, il prêtera serment entre les mains dudit lieutenant. Et sera l'acte de sa réception transcrit sur les registres des réceptions et signé, tant par les lieutenant et prévôts que par tous les maîtres présens, ainsi que par le greffier.

88. — Les extraits baptistaires des nouveaux maîtres, leurs attestations de vie, mœurs et religion catholique, apostolique et romaine, leurs certificats de service, soit des maîtres sous lesquels ils auront travaillé, soit des administrateurs des hôpitaux où ils auront servi, ou des chirurgiens-majors des armées dans lesquelles ils auront exercé,

leur profession pendant le tems ci-dessus prescrit, et la légalisation desdites attestations, ensemble le nombre et la qualité des examens par eux subis, et autres actes probatoires, seront visés dans ledit acte de réception, et rappellés dans les lettres de maîtrise du nouveau maître, sous peine de nullité d'icelles.

89. — Pourront les nouveaux maîtres faire enregistrer leurs lettres au greffe des hôtels de ville, ce qui sera fait en payant par eux la somme de trois livres, et sans prêter aucun nouveau serment.

TITRE SEPTIÈME. — *Des aggrégations.*

90. — Pourront se faire aggréger aux collèges des maîtres en chirurgie des villes du ressort de notredit Conseil, et réciproquement les membres respectifs desdits collèges, aux autres corps de chirurgie de notre royaume, les chirurgiens qui, déjà reçus maîtres pour les villes, y auront exercé leur profession avec honneur et distinction, pendant dix années entières et consécutives, ce qu'ils seront tenus de justifier, en rapportant des certificats signés du lieutenant général, du procureur du Roi du bailliage, sénéchaussée ou autre jurisdiction royale de la ville où ils auront été reçus, comme aussi du lieutenant de notre premier chirurgien et des prévôts.

91. — Les chirurgiens qui voudront poursuivre leur aggrégation présenteront au lieutenant de notre premier chirurgien leur requête, à laquelle ils joindront leurs titres ou certificats, pour être le tout enregistré au greffe de notre premier chirurgien. La requête sera répondue d'un *soit communiqué aux prévôts ;* et lorsqu'il leur aura été donné jour par le lieutenant pour leur aggrégation, ils iront, accompagnés de leur conducteur, rendre visite chez les lieutenant, prévôts, receveur et autres maîtres, qui, convoqués en la manière accoutumée, sur les mandemens du lieutenant, se rendront au jour indiqué en la salle ordinaire, où le candidat, en soutenant seulement l'acte public, conformément aux dispositions expliquées ci-dessus pour ledit acte, et en payant les droits qui seront fixés ci-après, sera reçu et admis à la maîtrise en la forme ordinaire, après avoir prêté serment entre les mains du lieutenant, pour jouir, du jour de son aggrégation, de tous les mêmes droits et privilèges dont jouisseut les autres maîtres dudit collège.

92. — Ne pourront lesdits chirurgiens aggrégés, ni aucuns autres maîtres en chirurgie, louer leur privilège, ni avoir d'élèves ailleurs que dans le domicile qu'ils occuperont en personne, et à quelque titre et sous quelque prétexte que ce puisse être.

93. — Ne pourront pareillement les veuves des maîtres qui seront reçus à l'avenir, dix ans après l'enregistrement des présentes, faire exercer la chirurgie, en leur nom, par des élèves, ainsi qu'il se pratiquoit ci devant. Sera seulement fait à celles de ces veuves qui se trouveroient pour lors dans le besoin, une pension annuelle de soixante livres, par le collège dont le mari étoit membre.

TITRE HUITIÈME. — *De la réception des chirurgiens par la légère expérience.*

94. — Les élèves qui voudront se faire recevoir pour exercer la chirurgie dans les petites villes où il n'y a point de corps et collèges de chirurgie ni de lieutenant de notre premier chirurgien, s'adresseront au lieutenant de notredit premier chirurgien établi dans le chef-lieu du ressort de la justice de ladite ville, en lui présentant une requête, contenant, avec les attestations ordinaires de bonne vie, mœurs et religion, des certificats de quatre années au moins d'étude et d'exercice chez les maîtres ou dans les hôpitaux, lesdits certificats duement enregistrés en la forme prescrite ci dessus. Le lieutenant répondra la requête d'un *soit communiqué aux prévôts*. Si elle est admise, l'aspirant demandera jour pour se présenter à la salle du collège ; il portera ensuite, accompagné de son conducteur, ses billets de convocation seulement chez tous les officiers du collège, le doyen, le professeur en tour, et les anciens maîtres, ainsi que le médecin de la ville ; et au jour indiqué, il subira un premier acte sur les principes de la chirurgie ; les deux jours suivans, le candidat sera interrogé sur les opérations, l'ostéologie et les maladies des os, la saignée, les tumeurs, les playes, les ulcères et sur les médicamens, tant simples que composés, ainsi que sur la pratique des accouchemens. L'aspirant sera interrogé, dans ses trois actes, par le lieutenant, les prévôts, le receveur, le doyen, le professeur en tour, et deux maîtres tirés au sort entre les présens.

95. — Si le candidat est jugé capable dans les trois actes ci-dessus, il sera reçu sans autre formalité, en prêtant serment entre les mains du lieutenant de notre premier chirurgien, et en payant les droits qui seront fixés ci-après. L'acte de réception sera ensuite dressé et transcrit sur le registre des réceptions ; duquel acte le greffier lui délivrera une expédition en forme, signée du lieutenant, et contre signée par le greffier, qui apposera le sceau du collège.

96. — Les élèves qui voudront se faire recevoir, pour exercer la chirurgie dans les bourgs, villages et simples paroisses, se conformeront à l'article XCIV ci-dessus, en s'adressant au lieutenant de notre premier chirurgien, établi dans le chef-lieu du ressort, et subiront un acte, composé de deux séances, dans la salle du collège, en présence seulement du lieutenant, des prévôts, du receveur, du doyen et de l'un des professeurs en tour, qui seront convoqués à cet effet par billets du lieutenant, et portés par l'aspirant accompagné de son conducteur, qui inviteront également le médecin de la ville. L'aspirant sera interrogé par lesdits lieutenant, prévôts, receveur, doyen et professeur, sçavoir, dans la première séance, sur les principes de la chirurgie, l'anatomie et les maladies des os ; dans la seconde séance, il répondra sur les saignées, les aposthêmes, les playes, les ulcères et les médicamens, tant simples que composés, ainsi que sur la pratique des accouchemens. L'acte fini, si le candidat est jugé capable, il sera reçu,

en prêtant serment entre les mains du lieutenant de notre premier chirurgien, et en payant les droits fixés ci après. L'acte de sa réception sera dressé et délivré, en la manière expliquée à l'article XCV ci-dessus.

97. — Défenses sont faites aux chirurgiens ainsi reçus par la légère expérience pour les petites villes, villages et simples paroisses du ressort de chaque collège de chirurgie, de faire aucune opération décisive, comme taille, trépan, fistule ou autre de ceste importance, ni lever aucun appareil en occasion grave, sans appeller un des maîtres du collège. Comme aussi il leur est défendu de s'établir dans un lieu différent de celui pour lequel ils auront été reçus, sans un consentement par écrit du lieutenant de notre premier chirurgien et des prévôts dudit collège, et sans un nouvel examen, dans le cas où lesdits chirurgiens voudroient s'établir dans un lieu plus considérable.

Titre neuvième. — *De la réception des experts et des sages-femmes.*

98. — Ceux qui voudront s'occuper de la fabrique et construction des bandages pour les hernies, ou ne s'appliquer qu'à la cure des dents, aux maladies des yeux, ou à remettre les membres démis ou disloqués, en qualité de renoueurs, seront tenus, avant d'en faire l'exercice, de se faire recevoir en qualité d'experts, au collège de chirurgie établi dans le chef-lieu du ressort où ils voudront faire leur résidence.

99. — Seront admis les aspirans à la qualité d'experts, après avoir subi un seul examen de pratique sur les questions qui leur seront proposées par le lieutenant, les prévôts, le receveur, le doyen et le professeur en tour, en prêtant serment entre les mains dudit lieutenant, et en payant les droits ci après ; il leur sera délivré par le greffier une expédition de leur acte de réception, signée du lieutenant et contre signée par le greffier, qui y apposera le sceau du collège.

100. — Défenses sont faites auxdits experts, à peine de trois cens livres d'amende, d'exercer aucune partie de la chirurgie autre que celle à laquelle ils auront été admis, et de prendre sur leurs enseignes, affiches ou placards, la qualité de chirurgiens, sous pareille peine ; ils auront seulement la faculté de prendre celles d'*experts-dentistes, herniaires, oculistes* ou *renoueurs*.

101. — Aucunes femmes ni filles ne pourront exercer la chirurgie, en tout ou en partie, si ce n'est pour les accouchemens, en qualité de de matrones ou sages-femmes. Celles qui se destineront à recevoir cette qualité, pour les villes où il y aura collège de chirurgie, seront au moins âgées de vingt-cinq ans ; il n'en sera reçu aucune qu'elle ne soit de religion catholique, apostolique et romaine, et qu'elle ne sçache lire et écrire et qu'elle ne justifie, par des certificats bien et duement légalisés, qu'elle a exercé chez une maîtresse sage-femme pendant deux années, où un an chez un maître en chirurgie accoucheur ou dans un hôpital où il y ait lieu de les occuper en cet art, ou enfin pendant

trois mois dans l'Hôtel-Dieu de Paris, et qu'elle n'ait de plus suivi exactement un cours d'accouchemens.

102. — Les brevets d'étude ou de service faits chez les accoucheurs ou maîtresses sages-femmes, seront enregistrés au greffe du premier chirurgien dans la quinzaine de leur date, à peine de nullité, et sera payé pour leur enregistrement trois livres au greffier et six livres au receveur du collège, au profit de la bourse commune.

103. — Les aspirantes à la maîtrise pour les accouchemens présenteront leur requête au lieutenant de notre premier chirurgien, signée d'elles et de l'un des maîtres du collège, à laquelle requête seront joints leurs extraits baptistaires, certificats de vie, mœurs et catholicité, et brevets de service ; la requête sera répondue d'un *soit communiqué aux prévôts*, pour y donner leur avis. Après quoi l'aspirante se présentera au collège, accompagnée de son conducteur, au jour qui lui aura été indiqué par le lieutenant, pour y subir deux examens, l'un sur la théorie, l'autre sur la pratique des accouchemens ; l'aspirante sera interrogée par le lieutenant, les prévôts, le receveur, le doyen et le professeur en tour, en présence des anciens maîtres convoqués, à cet effet, en la forme ordinaire. Si elle est jugée capable à la plurailté des voix, elle sera reçue, et prêtera serment entre les mains du lieutenant de notre premier chirurgien, en payant les droits qui seront fixés ci-après pour la réception des sages-femmes.

104. — Les aspirantes à la maîtrise des accouchemens pour les petites villes, bourgs, villages du ressort, seront reçues et admises en la forme que ci-dessus, à l'exception qu'elles ne subiront qu'un seul examen, qui sera fait par le lieutenant et les prévôts seulement. Elles prêteront serment entre les mains du lieutenant, et payeront les droits fixés ci-après pour la réception des sages-femmes du ressort ; si elles sont pauvres, elles seront reçues gratuitement, en rapportant un certificat de leur pauvreté, signé de leur curé.

105. — Sera délivrée aux unes et aux autres une expédition en forme de leur acte de réception, signée du lieutenant et contre signée par le greffier. Défenses leur sont faites de changer le lieu de leur résidence, sans un consentement par écrit du lieutenant du premier chirurgien et des prévôts, et sans un nouvel examen dans le cas où elles voudroient s'établir dans un lieu plus considérable ; comme aussi de faire aucun accouchement contre nature, sans appeller un maître en chirurgie qui sera tenu de donner ses secours gratuitement.

Titre dixième. — *Des droits qui seront payés pour les réceptions.*

106. — Les aspirans à la maîtrise en chirurgie, pour les villes où il y aura corps et collège de chirurgie et lieutenant de notre premier chirurgien, payeront audit lieutenant pour droits de requête et pour les billets de convocation à chaque acte, trois livres.

Au greffier, aussi pour droit de requête et billets, trois livres.

Pour chaque séance dans les différents actes :

Audit lieutenant, neuf livres ;

Aux prévôts, receveur, doyen, professeur, aux trois maîtres interrogateurs et au greffier, à chacun trois livres ;

A chaque maître présent, une livre dix sols.

Plus consignera l'aspirant, avant le premier examen, la somme de trois cens livres entre les mains du receveur, au profit de la bourse commune.

Le receveur donnera quittance aux aspirans des sommes qu'ils auront consignées à chaque acte.

107. — Les aspirans à la maîtrise, pour les villes du ressort de chaque collège de chirurgie, payeront pour tous droits au lieutenant, tant pour répondre à la requête, que pour les billets de convocation et examens, trente six livres ;

Aux prévôts, receveur, doyen, professeurs et aux maîtres interrogateurs, à chacun neuf livres ;

A chacun des anciens maîtres, une livre ;

Au greffier pour tous droits, vingt livres ;

Au médecin, six livres ;

A la bourse commune, cent livres.

108. — Les aspirans qui se feront recevoir pour les bourgs, villages et simples paroisses, payeront pour tous droits :

Au lieutenant, vingt quatre livres ;

Aux prévôts, receveur, doyen et professeurs, à chacun six livres ;

A chacun des anciens maîtres, dix sols ;

Au greffier, pour tous droits, douze livres ;

Au médecin, cinq livres ;

A la bourse commune, cinquante livres.

109. — Les chirurgiens qui seront reçus par aggrégation dans un autre collège, payeront pour tous droits ceux de l'acte public, c'est-à-dire ceux fixés à l'article ci-dessus, pour chaque séance et la bourse commune en entier.

110. — Les sages-femmes qui se feront recevoir pour les villes où il y aura corps et collège de chirurgie, payeront pour tous droits :

Au lieutenant, quinze livres ;

Aux prévôts, receveur, doyen et professeurs, à chacun six livres ;

Au greffier, neuf livres ;

A chacun des anciens maîtres, dix sols ;

A la bourse commune, cinquante livres.

Celles pour les petites villes, bourgs, villages et simples paroisses, qui seront en état de payer, payeront pour tous droits :

Au lieutenant, huit livres ;

Aux prévôts et au greffier, à chacun quatre livres.

111. — Les experts-dentistes, oculistes, renoueurs et herniaires, payeront pour tous droits ceux fixés par l'article CVII ci-dessus.

112. — Défenses sont faites d'exiger, sous quelque prétexte que ce

puisse être, de plus grands droits que ceux fixés ci-dessus, sous peine de concussion et de restitution du quadruple.

TITRE ONZIÈME. — *De la police générale de la chirurgie.*

113. — Sera payé par chaque année, tant pour les dépenses à faire pour le service divin que pour celles qui concerneront les cours et leçons, sçavoir, par chaque maître des collèges de chirurgie la somme de six livres ; par ceux des villes du ressort, deux livres ; et par les autres chirurgiens des bourgs, villages et simples paroisses, ainsi que par les sages-femmes et experts, une livre.

114. — Les prévôts en charge feront leurs visites, toutes et quante fois ils le jugeront à propos, dans les maisons particulières, palais, hôtels, collèges, prisons, enclos, communautés religieuses, hôpitaux, casernes et autres lieux privés ou prétendus tels, en se faisant accompagner d'un officier de police, pour découvrir et vérifier les contraventions aux présens statuts.

115. — Sera fait tous les ans une visite par le lieutenant de notre premier chirurgien, assisté de son greffier, chez tous les maîtres en chirurgie, sages-femmes, experts et autres dépendans du collège, tant de la ville, que des fauxbourgs et du ressort, pour examiner s'ils sont munis d'instrumens et médicamens nécessaires à leur état, et s'assurer s'il ne se commet point d'abus contraires au règlement. Sera payé par chacun de ceux chez qui se fera la visite, deux livres au lieutenant, et une livre au greffier, pourvu que la visite se fasse par lesdits lieutenant et greffier en personne.

116. — Défenses sont faites à tous maîtres en chirurgie de consulter avec d'autres chirurgiens qu'avec ceux reçus et admis à la maîtrise, suivant les édits, déclarations et règlemens émanés sur le fait de la chirurgie, à peine d'amende et d'interdiction ; comme aussi de lever aucun appareil posé par d'autres maîtres, si ce n'est en leur présence, ou duement appellés, à moins toutefois d'un péril évident, le tout à peine d'interdiction et de trois cens livres d'amende.

117. — Les maîtres en chirurgie seront obligés d'avertir incessamment les officiers de la police de leur quartier, des blessés qu'ils auront pansés au premier appareil, comme aussi d'informer les parens et autres que regardera le soin des malades chez lesquels ils auront été appellés, des risques de la maladie lorsqu'elle deviendra dangereuse, afin de leur faire donner les secours spirituels.

118. — L'ouverture des cadavres ne pourra être faite que par les membres du collège, et il ne pourra y être procédé que vingt-quatre heures après la mort en hyver, et douze heures en été. Ceux qui mourront subitement ne pourront être ouverts que quarante-huit heures après, en toutes saisons, à moins qu'il n'en soit autrement ordonné par justice.

119. — Dans toutes les consultations, l'avis des plus jeunes sera

pris le premier, et seront les consultations signées en commençant par les plus anciens.

120. — Nul ne pourra faire imprimer, afficher ou distribuer aucune recette ou remède dépendant de l'art de guérir, s'il n'en a obtenu la permission des juges de police, sur le certificat de la chambre de commission établie pour l'examen des remèdes particuliers, comme aussi sur le certificat du lieutenant de notre premier chirurgien et des prévôts du collège de chirurgie de chaque ville; et ceux qui obtiendront la permission seront tenus d'exprimer dans leurs placards, affiches ou billets, leurs noms et demeures, à peine de cinq cens livres d'amende et de confiscation de leurs effets et équipages au profit du collège, et même d'emprisonnement de leur personne pour un mois, à la seule requête des lieutenant et prévôts. Défenses leur sont faites, et sous les mêmes peines, de colporter leurs remèdes en ville, et d'exercer quelque partie que ce soit de la chirurgie, sous prétexte desdits remèdes, dont l'administration et l'application leur sont interdites.

121. — Les veuves des maîtres reçus avant le présent règlement auront la faculté de continuer l'exercice de la chirurgie par un élève qui aura été reçu et approuvé, à cet effet, par les lieutenant, prévôts, receveur et doyen, après un examen subi sans frais dans la salle du collège.

122. — Ne pourront les élèves quitter les maîtres chez lesquels ils seront en service, pour entrer chez un autre, sans le congé et le consentement du maître d'où ils sortent. Les maîtres ou veuves des maîtres, qui auront reçu quelque élève au préjudice de ces défenses, seront tenus de les congédier à la première réquisition qui leur en sera faite.

123. — Les dommages et intérêts, ainsi que les amendes qui pourront être prononcées pour contravention aux présens statuts, seront appliqués au profit de la bourse commune, et perçus par le receveur, qui s'en chargera dans son compte.

124. — Chaque collège fera choix, à la pluralité des voix, de notaires, avocats, procureurs et autres officiers dont il aura besoin pour la suite de ses affaires. Ces officiers, une fois élus, ne pourront être révoqués que par une nouvelle délibération passée aux deux tiers des voix.

125. — Toutes les dispositions ci-dessus seront exécutées selon leur forme et teneur, et ce, nonobstant tous édits, déclarations, arrêts et règlemens à ce contraires, auxquels Nous avons dérogé et dérogeons par ces présentes, en tant que de besoin. Si donnons en mandement à nos amés et féaux conseillers les gens tenans notre conseil supérieur de Douai, et autres nos officiers et justiciers qu'il appartiendra, que ces présentes ils aient à faire lire, publier et enregistrer (même en tems de vacations) et le contenu en icelles faire garder et observer selon leur forme et teneur : car tel est notre plaisir. En témoin de quoi nous avons fait mettre notre scel à cesdites présentes. Donnée à Versailles le premier jour du mois de juin, l'an de grâce mil sept cent soixante

douze, et de notre règne le cinquante-septième. *Signé* Louis. *Plus bas*, Par le Roi, Monteynard. Et scellée du grand sceau de cire jaune.

Lue et publiée, l'audience tenant, ce jourd'hui et enregistrée au greffe de la cour, ouï, ce requérant le procureur général du Roi, pour être exécutée selon sa forme et teneur, et copies collationnées envoyées aux bailliages et autres sièges du ressort, pour y être pareillement lue, publiée et enregistrée. Enjoint aux substituts du procureur général du Roi èsdits sièges d'y tenir la main, d'en certifier la Cour dans le mois, suivant l'arrêt de ce jour. A Douai, au conseil supérieur, le trois juillet mil sept cent soixante douze.

Signé, Caneau de Langries.

Prononcé le 7 septembre 1772, par devant M. le Prévôt, présens échevins en nombre compétent.

Par ordonnance, Le Roy.

Le texte si précis et si détaillé de cette « Déclaration » nous laisse peu de choses à ajouter. Disons seulement que cet acte de première importance fut accueilli avec joie par nos chirurgiens lillois ; il mettait le comble à leurs vœux et sanctionnait définitivement leur indépendance.

Catalogues des chirurgiens de Lille et de la Chatellenie. — La corporation des chirurgiens lillois n'avait point attendu la promulgation de la décision royale ; déjà, dès 1766, elle s'était adjugé le titre de communauté. Le premier janvier de cette année, elle publiait un tableau que le clerc offrait comme étrennes aux maîtres du corps ; elle intitulait ce tableau : « Catalogue contenant les noms et demeures des Doyen, Prévôts de la Communauté de l'art de la chirurgie de la ville de Lille ». On y voit figurer un doyen, quatre prévôts en charge, deux suppôts en charge, dix-neuf maîtres, quatre veuves et le clerc ou valet.

Dans ce premier tableau, on ne mentionne ni le lieutenant ni le greffier du premier chirurgien du Roi ; ceux-ci ne seront cités qu'à partir de 1772 et le titre de

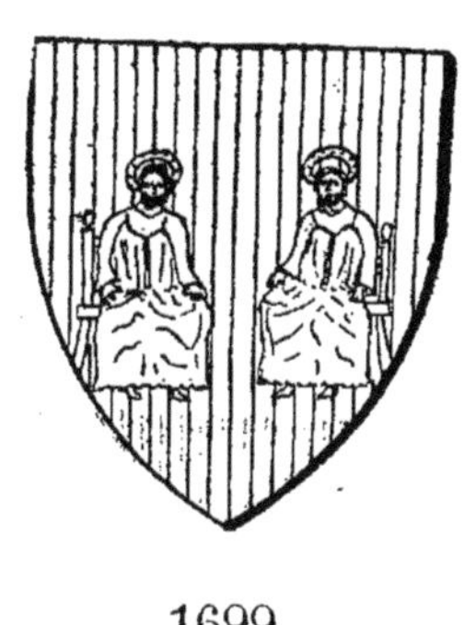
1699

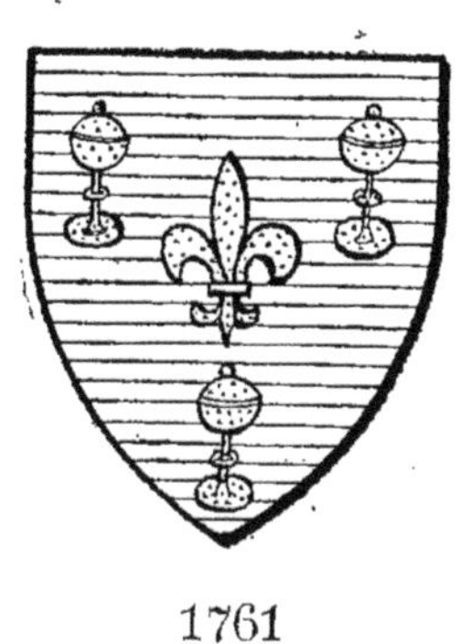
1761

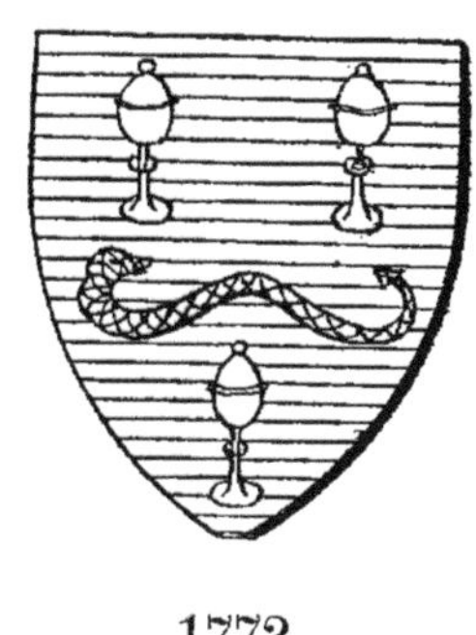
1772

ARMOIRIES DES CHIRURGIENS LILLOIS

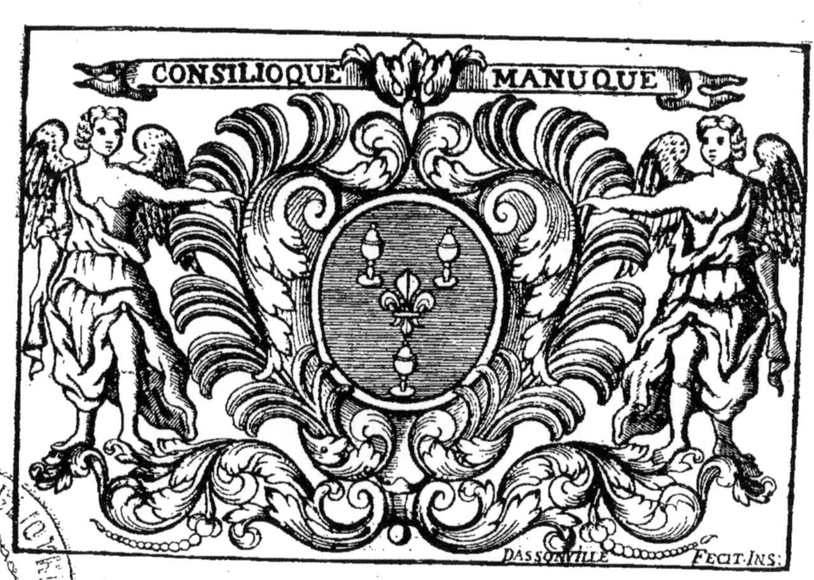

VIGNETTE EN-TÊTE DE DASSONVILLE

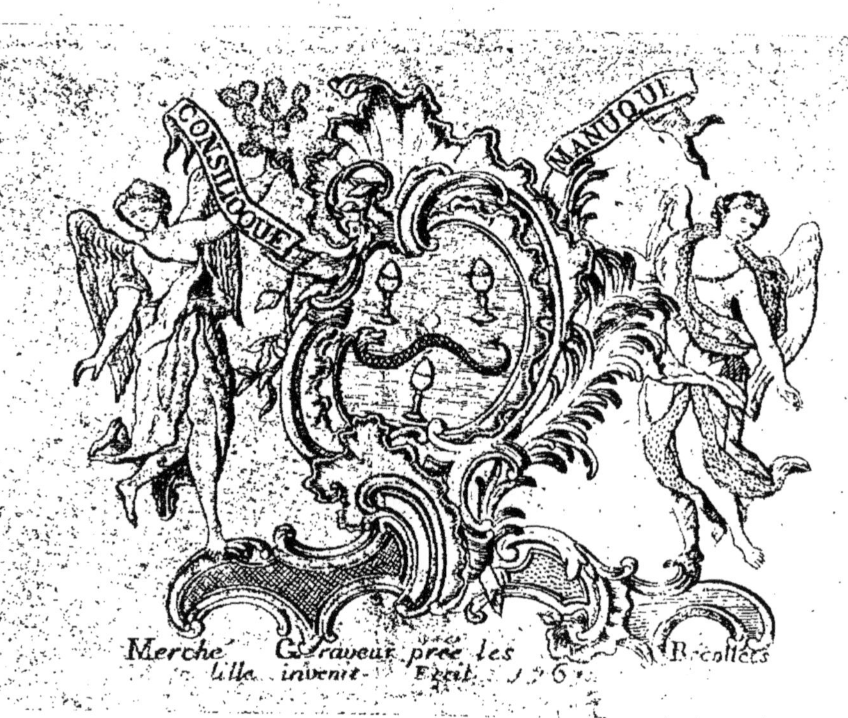

Ex-libris du Collège des Chirurgiens de Lille.
(Bibliothèque Communale. — Collection DANCHIN).

Catalogue sera changé en celui de « Tableau du Collège royal des maîtres en chirurgie de la ville de Lille ».

Nous donnons ci-contre des reproductions réduites de quelques-uns de ces tableaux.

Armoiries de la Communauté. — L'article VII de la Déclaration prescrit aux collèges des maîtres en chirurgie de porter les armoiries dont ils sont en possession. Le corps des chirurgiens de Lille avait fait enregistrer à l'Armorial général, le 23 janvier 1699, des armoiries ainsi libellées : « *De gueules à deux figures de Saint Cosme et de Saint Damian assises d'argent, leurs testes entourées d'une gloire d'or* »[1]. Mais, en 1761, ils avaient abandonné ce blason pour employer celui des chirurgiens de Paris : « *D'azur à une fleur de lis d'or, accompagnée de trois vases couverts d'argent* »[2]. Ils avaient également emprunté la devise de leurs confrères parisiens : « *Consilioque manuque* ».

Après 1772, le Collège de chirurgie lillois crut devoir supprimer la fleur de lis et la remplacer par *un serpent au naturel posé en fasce ;* mais il conserva la devise.

L'en-tête qui servait aux affiches des années précédentes était signée : *Dassonville fecit Ins.* Nous le reproduisons également à titre de curiosité.

Ex-libris. — Dans la riche collection d'ex-libris du regretté Fernand Danchin se trouve un « ex-libris des chirurgiens lillois » dessiné par Merché et daté de 1761 ; nous en donnons ci-contre la reproduction.

Cette vignette est incontestablement un en-tête

1. Armorial général de d'Hozier, Flandre, p. 167, n° 199. (Édition de Borel d'Hauterive.)

2. La fleur de lis avait été concédée aux chirurgiens par Louis XII (Lobligeois, *Les armoiries des communautés des professions médicales*, dans le *Bulletin de la Société française de l'histoire de la Médecine*, 1904, p. 440).

d'affiche ; a-t-elle été réellement utilisée comme ex-libris par le collège de chirurgie ? Le fait ne serait pas sans exemples, mais nous devons avouer que nous n'avons jamais rencontré cette vignette sur la garde d'aucun volume. M. Danchin lui-même avait trouvé son exemplaire séparé et non collé.

Les lieutenants du premier chirurgien. — Nous avons vu plus haut que Lille avait possédé des lieutenants du premier chirurgien dès 1727, malgré les protestations et les procès que souleva l'institution de leur office.

En 1727, le 8 mars, Pierre *Laurent* avait reçu de *M. Mareschal*, premier chirurgien du Roi, sa double commission de lieutenant et de greffier ; mais, sur la demande du Magistrat, il renonça à ses droits, à condition de continuer à exercer les fonctions de l'un des chirurgiens jurés de la ville [1].

Son successeur fut Philippe-Joseph *Guffroy*, nommé par *M. de la Peyronie*, premier chirurgien, le 11 décembre 1744 [2]. Nous avons dit plus haut comment la ville refusa d'enregistrer sa commission « parce qu'il vouloit s'arroger plusieurs droits qui sont une dépendance de la police qui appartient au Magistrat sur la communauté des chirurgiens » [3]. Le procès qui suivit ce refus fut réglé seulement en 1770, et le Magistrat dut se soumettre.

Sous le régime de la communauté l'office de lieutenant du premier chirurgien fut exercé par Léonard *Chastanet*, auquel, en 1790, succéda son fils Claude-Léonard *Chastanet*.

1. Documents, nº 199.
2. Documents, nº 232.
3. Documents, nºs 234, 243.

On trouvera plus loin les notes biographiques que nous avons recueillies sur chacun de ces personnages.

Les greffiers du premier chirurgien. — Cette charge fut d'abord jointe à celle du lieutenant ; *Laurent* et *Guffroy* la possédèrent ainsi. Puis elle en fut séparée et appartint à N.-I. *Isabeau* [4], puis à François-Élie *Bruloit* [5]. Les greffiers étaient nommés par le premier chirurgien ; d'après la Déclaration de 1772, le Magistrat avait droit de présentation.

Les prévôts. — L'article LI de la Déclaration de 1772 établit deux prévôts chargés de veiller au fonctionnement général du collège, de concert avec le lieutenant du premier chirurgien. Leur mandat durait deux années, et chaque année, alternativement, l'un des deux était remplacé [1].

Le prévôt était élu à la pluralité des voix par les maîtres du corps :

Dans notre assemblée générale d'aujourd'hui 10 du mois de mars 1787, conformément à l'article LI de la Déclaration du Roi portant règlement pour les corps et collèges de chirurgie des villes de Flandres, qui ordonne d'élire tous les ans un prévôt ; en conséquence tous les maîtres convoqués pour procéder à ladite élection, la plus grande partie des voix se sont réunies en faveur de *M. Pionnier* l'aîné, pour entrer en fonction le premier lundi d'octobre de la présente année. Fait dans notre chambre de jurisdiction ordinaire, le jour, mois et an que dessus.

L. *Chastanet*.
J. *Quittez*.
Warocquier père.
Chastanet fils.
Ducret.
Delacourt.

F. *Vandergracht*, doyen.
Pionnier.
Hévin.
M. *Tilman*.
Pionnier le jeune.
Warocquier fils.
Fr. Élie *Brulois*, greffier.

---

4. Documents, n° 318.
5. Documents, n° 566.
1. Documents, n°s 552 à 556.

Ledit jour, le sieur *Pionnier* l'aîné, ci-dessus nommé prévôt, a prêté en nos mains le serment dont est tenu pour raison de sa charge de prévôt, à l'effet de pouvoir en exercer librement les fonctions.

L. Chastanet.

A la suite de cette élection et de cette prestation de serment, le nouveau prévôt recevait du lieutenant du premier chirurgien du Roi une commission conçue en ces termes :

Nous, lieutenant de M. le premier chirurgien du Roi en la communauté des maîtres en chirurgie de la ville de Lille, à tous ceux qui ces présentes lettres verront, salut. Savoir faisons qu'après avoir assemblé notre communauté et pris l'avis des maîtres qui la composent et bien informé des talens, capacité, probité et expérience du sieur Nicolas *Marchand*, maître en ladite communauté, nous l'avons nommé et commis, nommons et commettons par ces présentes pour remplir les fonctions de prévôt en ladite communauté pendant deux ans ; en conséquence le chargeons de veiller aux affaires de la communauté et à tout ce qui peut contribuer à y maintenir le bon ordre et pour entrer en fonction le premier lundi du mois d'octobre mil sept cent quatre-vingt-dix, le susdit sieur Nicolas *Marchand* ayant prêté le serment en mains du sieur Mathias *Tilman*, prévôt en charge, le vingt-deux de mars de la présente année, à l'absence du sieur *Chastanet*, lieutenant de M. le premier chirurgien du Roi.

Fait au collège royal des maîtres en chirurgie de la ville de Lille, les jours et mois que dessus. Étoient signées : *Tilman* et F. Élie *Brulois* [1].

La commission de prévôt, comportant la police générale du corps, devait être enregistrée au greffe de la ville et le Magistrat devait la sanctionner :

Nous, maire et officiers municipaux de la ville de Lille, à tous ceux ceux qui ces lettres présentes verront, salut. Savoir faisons que le s[r] *Quittez* père ayant été nommé à une place de prévôt en la communauté des maîtres en chirurgie de cette ville, nous lui avons accordé le présent mandement pour lui donner pouvoir d'établir, conjointement avec son collègue, les contraventions. Ils nous feront un rapport à l'effet d'y être par nous pourvu ainsi qu'il appartiendra. En foi de quoi, ouï le procureur de la commune, nous avons fait signer ces présentes par notre secrétaire greffier et y fait apposer le contre scel de cette ville, le 1er octobre 1790 [2].

1. A. C. L., Reg. aux chirurgiens, n° 26, f° 107 verso.
2. Documents, n° 564.

Les prévôts en charge pouvaient faire « toutes et quantes fois ils le jugeaient à propos » des visites domiciliaires « pour découvrir et vérifier les contraventions aux statuts ». Ce droit de visite comprenait « les maisons particulières, palais, hôtels, collèges, prisons, enclos, communautés religieuses, hôpitaux, casernes et autres lieux privés ou prétendus tels » ; mais les prévôts devaient se faire accompagner par un officier de police.

Voici les noms de prévôts qui nous ont été conservés par les documents de nos archives communales :

Constantin-Joseph *Dauchy*, 1772 ; Denis-Louis-Joseph *Dupont*, 1773 ; Claude-Léonard *Chastanet*, 1782 ; *Hanguillart*, 1783 ; Louis-François-Joseph *Delacourt*, 1786 ; *Pionnier* l'aîné, 1787 ; Mathias-Joseph *Tilman*, 1788 ; Jean-Baptiste *Quittez*, 1789 ; François-Joseph *Quittez*, 1790 ; Nicolas *Marchand*, 1790 ; Charles-Joseph *Reignaux*, 1791.

Le receveur. — Il était, comme les prévôts, élu par l'assemblée générale qui se tenait au mois de mars, Ses fonctions duraient deux ans, mais il était rééligible. En fin d'année il rendait compte de sa gestion à l'assemblée, à laquelle assistait un délégué du Magistrat.

En 1772, le receveur était Laurent-Lambert *Prévost* ; puis nous trouvons Charles-Joseph *Pionnier*, auquel succéda, avant le mois d'août 1788, Charles-Alexandre-Joseph *Pionnier* le jeune. En 1792, la charge était desservie par Denis-Louis-Joseph *Dupont*.

Le doyen. — Après le receveur venait le doyen que l'article X de la Déclaration prescrit devoir être toujours le plus ancien maître. Nous avons vu plus haut que ce dignitaire, ou, si l'on veut, ce fonctionnaire existait déjà sous le régime de la corporation.

Mentionnons : Martin *Hanegrave*, en 1664 ; Philippe *Vanstivordt* en 1676-1677 ; François *Fontaine*, sous-doyen en 1705 ; J.-Pierre *Ghesquier*, en 1707 ; Philippe *Dupuis*, en 1717 et 1720 ; Denis-François *Dambre*, en 1744 ; Adrien *Alexandre*, mort en 1754 ; Pierre-Jacques *Pollet*, en 1765 jusqu'en 1766 au moins ; François *Vandergracht*, en 1782 jusqu'en 1792.

Les maîtres. — Le collège, dont nous venons d'énumérer les dignitaires, se composait des maîtres chirurgiens dûment reçus et agrégés. Leur nombre était de 23 en 1639, de 40 en 1674, de 19 en 1766, de 23 en 1788 et en 1792, de 24 en l'an XII.

Les assemblées. — Les réunions du collège, réglées dans les plus minutieux détails par la Déclaration, avaient lieu le lundi de chaque semaine et étaient obligatoires sous peine d'amende.

Le siège social. — Avant la constitution du Collège de chirurgie, les maîtres avaient acquis, le 12 octobre 1770, une maison de la place aux Bleuets, voisine du cabaret du Jeu de l'Arc, et destinée à leur servir de chambre de juridiction [1]. Cette maison devint, en 1772, le siège social du Collège. Sur requête présentée par la Communauté, l'intendant de Flandre, par décision du 19 juin 1780, exempta ce siège du paiement du vingtième.

Les supplians n'ont rien eu de plus pressé que de se conformer aux dispositions de l'article XXIX et, malgré leur impuissance, ils ont acheté à grands frais un derrière de toute une maison, place aux Bleuets, dont

1. Documents, n° 440.

la situation est telle que personne ne peut en être incommodé, dans laquelle sont enseignées toutes les parties reprises audit règlement par les professeurs qu'il a plu à Sa Majesté de nommer, et où soixante élèves au moins, tant étrangers que de la ville, viennent journellement recueillir le fruit des dictées et des démonstrations qui se font sans interruption pendant toute l'année.

Cependant cette école, qui ne subsiste que par le zèle qui anime chacun des membres dudit collège, se trouve hors d'état de faire face à la demande réitérée que le collecteur du vingtième tend à faire pour le payement de la taxe à laquelle cette portion de maison où se tient ladite école a été imposée sur le rôle de la ville, avec menace de sa part de les y contraindre.

Les supplians sont persuadés que cette portion de maison ne peut être taxée pour les vingtièmes, ou au moins que la caisse municipale peut les en affranchir sans blesser l'intérêt public, attendu que ladite portion de maison ne sert à d'autre usage qu'à un enseignement public et gratuit, et que cet établissement épargne à Messieurs du Magistrat les pensions qu'ils faisaient autrefois à Messieurs *Boucher*, pour l'anatomie, *Labuissière*, pour les opérations, et *Warocquier*, pour les accouchements.

Ce considéré, Monseigneur, il plaise à Votre Grandeur ordonner à Messieurs du Magistrat de ne plus inquiéter les supplians à l'avenir et décharger ladite portion de maison des vingtièmes, tant qu'elle sera à l'usage d'une école publique et gratuite de chirurgie.

L. *Chastanet.*	*Vandekeère.*
Dupont.	*Warocquier.*
H. Vandergracht.	*Brulois.*

Depuis les éclaircissements que le s[r] Lagache nous a adressés avec son avis, tout considéré, nous, Intendant de Flandres et d'Artois, avons déclaré et déclarons que la portion de maison occupée par les supplians, pour y tenir une école publique et gratuite, sera et demeurera déchargée du vingtième ; défendons aux collecteurs des impositions d'inquiéter les supplians pour ces objets.

Fait à Dunkerque, le 19 juin 1780.

De Calonne [1].

La même année, la maison avait été « singulièrement maltraitée par une cheminée voisine qui fut renversée sur elle par le terrible ouragan de la nuit du 12 au 13 février [2]; cette cheminée avoit écrasé le toit de laditte maison et failli de tuer le valet du corps et

1. Documents, n° 499.
2. Voir *Bulletin de la Société d'études*, t. II, p. 62.

sa femme qui tous deux étoient couchés ; tous les châssis et vitres avoient aussi été brisés ; un tel désordre exigeoit une prompte réparation et elle fut sur le champ décidée par plusieurs membres du collège, auxquels une nécessité aussi urgente ne laissa pas le temps de convoquer une assemblée générale ». Mais à la reddition des comptes en 1782, il s'éleva une opposition de la part d'un des maîtres. Se basant sur l'article XXV de la Déclaration, celui-ci prétendait faire supporter tous les frais de ces réparations par les maîtres qui les avaient ordonnées sans réunion préalable du Collège[1]. Le Magistrat trancha la question en décidant, le 27 septembre 1782, que « les frais pour les réparations faites à la maison occuppée par le collège de chirurgie où il tient ses assemblées seront et demeureront pour cette fois à la charge de la bourse commune dudit collège, à charge qu'à l'avenir les suplians devront se conformer au prescrit de la Déclaration du Roy du premier juin 1772 »[2].

Après la suppression de leur Collège, nos chirurgiens continuèrent leur enseignement, nous l'avons dit plus haut. Grâce à la Municipalité, ils purent conserver leur local ; la ville en prit tous les frais à sa charge par délibération du 3 vendémiaire an X, 25 septembre 1801.

Le Conseil, vu l'exposé de son Président sur les charges dont les professeurs et les membres composant le ci-devant Collège de chirurgie sont grevés, tant en canon d'arrentement qu'en contributions et réparations du local affecté aux leçons et aux examens des aspirants à la maîtrise ;

Considérant que les services rendus à la Commune par les pro-

1. Documents, n° 515.
2. Documents, n° 518.

fesseurs dans les parties de l'art de guérir sont inappréciables ; que c'est à leur zèle et à leurs talens que Lille et ses environs doivent quantité d'artistes distingués et des accoucheuses assez instruites pour exercer leur art avec discernement ;

Que depuis la suppression des Collèges, la Société de chirurgiens, quoique sans traitement ni rétribution, n'a pas discontinué de rendre à la Commune les mêmes services que lorsque les professeurs jouissaient de l'un et de l'autre ;

Que sous quelque point de vue que l'on considère les choses, les professeurs et le lieu de l'enseignement ne sont qu'à l'avantage de la Commune ;

Le Conseil, après avoir délibéré, a arrêté que les dépenses faites pour la conservation du local affecté aux leçons de chirurgie et à l'examen des aspirants, telles que canon d'arrentement, contributions et entretien de l'édifice, seront à la charge de la Commune. La présente délibération sera adressée au Préfet par l'intermédiaire du sous-préfet pour, d'après son avis, être approuvée s'il y a lieu. *Signé* : Gentil-Muiron, Rohart [1].

Plus tard, l'administration des hospices ou « des secours publics », comme on disait alors, réclama le domaine utile de ce bien en vertu de la loi du 4 ventôse an IX, ce qui lui fut accordé par arrêté préfectoral du 29 décembre 1810, avec entrée en jouissance du même jour [2].

Les finances. — La caisse de la Communauté s'alimentait au moyen des droits d'examens et de réceptions réglés par la Déclaration, ainsi que du montant des différentes amendes. De plus, chaque année, « tant pour les dépenses à faire pour le service divin que pour celles qui concernent les cours et leçons », les maîtres du collège payaient chacun 6 livres, les maîtres des villes du ressort, 2 livres, les autres chirurgiens et sages-femmes, 1 livre.

La reddition des comptes se faisait dans une assem-

1. Archives hospitalières de Lille, XX, B. 8.
2. Ibidem, Registtre sommier n° 2, f° 9.

blée générale à laquelle le Magistrat était invité en cette forme :

Conformément à l'article 23 de la déclaration du Roi portant règlement pour les corps et collèges de chirurgie des villes de Flandre, qui prescrit d'inviter MM. les Magistrats à la reddition des comptes, etc., en conséquence, nous, lieutenant de M. le premier chirurgien du Roi, prions MM. du Magistrat de nous faire l'honneur d'assister par leurs députés audit compte que rendra devant moi le sieur Prévot, receveur du collège, samedi 15 octobre 1774, à deux heures de relevée, dans la salle du Bureau où s'assemble ordinairement le collège, place aux Bleuets. — Lille, le 13 octobre 1774. — L. Chastanet[1].

Suivant le même article, les délégués du Magistrat occupaient la place d'honneur dans cette assemblée.

Après approbation des comptes, s'ils présentaient un excédent, on le versait dans la bourse commune. En cas de déficit, le receveur était remboursé de ses avances au moyen des fonds qui pouvaient se trouver dans la caisse ; s'il n'y en avait pas, on répartissait, par portions égales, sur chacun des maîtres, la somme nécessaire, sous forme d'emprunt forcé mais remboursable à l'aide des premiers fonds qui seraient perçus.

Les offices religieux. — L'article XXVII de la Déclaration avait maintenu les usages de l'ancienne corporation. « Le collège fera célébrer, le jour de saint Côme et saint Damien, une messe solennelle, vêpres et salut en l'honneur de ses Patrons, et le lendemain une grand'messe pour les confrères défunts ». Les frais nécessités par ces offices religieux étaient prélevés sur les cotisations annuelles des membres du Collège.

1. Documents, n° 481.

CHAPITRE IX

L'ACADÉMIE

Société ou école d'émulation. — Les règlements. — Opposition des médecins. — Première attaque. — Réponse des chirurgiens. — Réplique du Collège de médecine. — Réplique des chirurgiens. — Avis du procureur syndic. — Nouveaux incidents et nouveaux mémoires. — Décision du Magistrat. — L'Académie a-t-elle fonctionné ?

En 1731, MM. Mareschal et de La Peyronie fondèrent la Société académique des chirurgiens de Paris, qui devint, en 1747, l'Académie Royale de chirurgie [1]. « Ils sentoient, dit un document publié à Lille en 1751, tous les avantages qu'il y avoit à retirer d'une société à laquelle les observations et les découvertes en chirurgie seroient rapportées et où elles seroient mises à l'épreuve d'une critique judicieuse [2]. »

Ce qui était utile à Paris ne pouvait-il l'être aussi à Lille ? Nos chirurgiens le pensaient.

Société ou école d'émulation. — Dès 1751, nos maîtres chirurgiens, considérant que « leur art est peut-être la profession la plus utile et la plus essentielle, tout doit concourir à le perfectionner », formèrent

1. Boucher, professeur d'anatomie, Chastanet père et fils, Warocquier, furent *associés régnicoles* de cette Académie. Ceux-ci et d'autres, comme Guffroy, Planque, Pollet, Robert, Théry, Vandergracht, y firent des communications qui furent imprimées dans les mémoires.

2. A. C. L., carton 1271, dossier unique.

le projet de fonder entre eux une société ou école d'émulation, autrement dit une académie. Ils en avaient élaboré les statuts qu'ils présentèrent à l'approbation du Magistrat [1]. On trouvera le texte complet de ces statuts dans notre recueil de documents [2].

Requête et projet de statuts furent envoyés à l'étude du Procureur syndic. Il jugea, lui aussi, que « rien n'étoit plus capable de procurer le progrès de la chirurgie que l'établissement d'une Société académique ou d'une École d'émulation, dans laquelle, les membres qui la composeront étant à portée de se communiquer les uns aux autres leurs propres expériences et raisonner sur les cas extraordinaires de chirurgie, cet art qui demande tant d'application et de connoissance, en recevra de jour en jour un plus grand accroissement. »

En conséquence, le Magistrat prit la décision suivante :

« La matière mise en délibération et vu ledit projet de règlement, nous avons provisionnellement et par forme d'essay autorisé et autorisons lesdits maîtres chirurgiens de tenir entre eux des assemblées en cette ville, quand ils le trouveront convenir, soit pour raisonner sur les cas de chirurgie, former des mémoires sur ces matières et recevoir et panser gratuitement les pauvres, ainsi qu'il est proposé par le dit projet et, à cet effet, de convenir entre eux quant à présent des règles qu'ils voudront observer dans leurs assemblées, nous réservant ci-après, à proportion du progrès que nous remarquerons de ce commencement d'établissement et de l'utilité qu'il en reviendra au public, de

1. Documents, nº 273.
2. Documents, nº 274.

l'ériger et perpétuer en forme de société académique suivant les articles de règlemens contenus ou autres que nous trouverons convenir[1]. »

Ce fut le seul acte officiel qui fut promulgué ; ceux dont nous allons nous occuper restèrent à l'état de projets ; nous en donnerons plus loin les raisons.

LES RÈGLEMENTS. — Le règlement élaboré par le Magistrat se rapproche, sur beaucoup de points, du projet présenté par les chirurgiens. Il se compose de dix-sept articles que nous reproduisons *in extenso* :

Les douze maîtres chirurgiens du corps et communauté de cette ville ci-après nommés, sçavoir : *Pollet*, doïen, *Vanstivort*, *Vinchent* l'ainé, *Vinchent* le jeune, *Robert*, *Chastanet*, *Prévost*, *Waroquier*, *Guffroy*, *La Buissière*, *Lombart* et *Lescot*, nous ayant représenté que pour procurer le progrès de leur art et en vue de secourir les pauvres attaqués de maladies chirurgicalles, ils ont formé entre eux, sous notre bon plaisir, une association pour remplir ces deux objets, et voulant seconder le zèle desdits chirurgiens, nous avons autorisé et autorisons par provision ladite association ; et pour le bon ordre d'icelle, réglé et réglons les points et articles suivans :

1. — Lesdits chirurgiens associés éliront deux d'entre eux par voie de scrutin pour être l'un directeur et l'autre secrétaire pendant une année, même pendant plusieurs années de suite, si lesdits associés le jugent avantageux au bien de la société.

2. — Les associés tiendront leurs assemblées régulièrement les après midy des premiers et troisièmes jeudys de chaque mois et, au cas de fête, le jour suivant, dans l'endroit qui sera par nous indiqué, depuis trois heures jusqu'à cincq.

3. — Chacun des associés auront rang et séance dans les assemblées et opineront suivant l'ancienneté de leur réception à la maîtrise, sauf le directeur qui aura toujours le premier rang et le secrétaire après luy.

4. — Il sera permis au directeur, si le cas le requiert, d'indiquer une assemblée extraordinaire.

5. — Chacun desdits associés sera tenu d'assister aux assemblées ordinaires et extraordinaires qui seront indiquées, à peine de huict patars d'amende pour chaque assemblée dont ils se seront absentés sans légitime empêchement, et pour l'exécution de cet article chaque associé présent aux assemblées signera sur le registre après l'intitulé

1. A. C. L., carton 1271, dossier unique.

de chacune scéance ordinaire ou extraordinaire qui contiendra première, seconde, &c... et la datte de jour, mois et an. Tous ceux qui arriveront après le quart sonné de l'heure indiquée, ne seront point admis à signer et seront censés absents. Le produit desdites amendes sera appliqué aux frais que la société sera tenu de faire pour ports de lettres, achapts des journaux et ouvrages dans lesquels il se trouve souvent de grands morceaux de chirurgie, (lesquels seront lus exactement aux assemblées) et autres frais nécessaires ; lesdites amendes seront payées tous les trois mois.

6. — Lesdits associés s'appliqueront à perfectionner la théorie et la pratique de la chirurgie, auquel effet ils feront part aux assemblées des recherches et observations qu'ils auront faites sur les cas de chirurgie, des doutes qu'ils pourront avoir sur les maladies chirurgicalles et sur l'application des remèdes, après néantmoins en avoir obtenu la permission du directeur qu'ils seront tenus d'en prévenir avant l'assemblée.

7. — Losqu'un associé qui en aura obtenu la permission, conformément à l'article précédent, aura fait part à l'assemblée de ses remarques, questions, doutes, manières de traiter les maladies chirurgicalles, nouvelles découvertes et générallement sur toutes matières de chirurgie, soit de vive voix, soit par écrit, le directeur demandera l'avis d'un chacun et les délibérations qui seront prises, soit pour admettre ou réformer les points proposés, seront enregistrées et signées du directeur et du secrétaire.

8. — La société ne pourra délibérer valablement qu'elle ne soit au moins composée de sept opinans et tout s'y décidera à la pluralité des voix.

9. — Dans les cas où la matière demandera un plus grand examen, le secrétaire en tiendra notte dans un registre à ce destiné pour être examiné de nouveau dans une autre assemblée et, si le cas le requiert, le directeur nommera l'un desdits associés, pour, avec le proposant ou l'autheur du mémoire, éclaicir le tout avant de le soumettre au jugement de la société au jour que le directeur trouvera bon d'indiquer.

10. — Tous lesdits associés devront présenter chaque année un mémoire soit de théorie ou de pratique chirurgicalle.

11. — Dans les cas de mort ou désistement de l'un desdits associés, il sera procédé au choix d'un nouvel associé par la voye du scrutin, qui sera pris du corps et communauté des chirurgiens de cette ville, en sorte que ladite société sera toujours composée de douze associés.

12. — Tous ceux qui sans être du corps de la chirurgie de cette ville, seront jugés par la société avoir du mérite et du talent au fait de cet art, pourront être reçus à titre d'associés externes et assister en cette qualité à toutes les assemblées et y jouir des mêmes droits que les autres associés, mais sans voix délibérative.

13. — Il sera permis à toutes personnes qui sont au fait de la chirurgie d'adresser des mémoires à la société pour obtenir la résolution

des cas proposés, mais aucun mémoire ne sera lu sans avoir été remis au directeur et ensuitte examiné par deux associés par luy nommés qui auront jugé le mémoire présenté digne d'être lu à l'assemblée.

14. — Les maîtres chirurgiens des paroisses gagés par cette ville auront une singulière attention de faire connoitre à la société, par la voie ci-dessus indiquée, les cas rares et extraordinaires qu'ils auront à traiter.

15. — L'utilité publique étant le but principal de la présente association, lesdits associés s'assembleront les premiers mercredys de chaque mois dans l'endroit qui sera marqué pour y visiter tous les pauvres infirmes de maladies chirurgicalles indistinctement qui s'y présenteront et leur donner leur avis gratuitement.

16. — Pour maintenir le bon ordre de la société, il sera par nous nommé deux de nos collègues échevins commissaires pour juger les différens qui pourroient la troubler et assister aux assemblées lorsqu'ils le jugeront convenable.

17. — Et sera le présent règlement lu à la première assemblée desdits associés et enregistré dans les registres pour être exécuté selon sa forme et teneur, nous réservant le pouvoir de le changer et augmenter ainsi que nous trouverons bon, même d'ériger et perpétuer ladite association en forme d'académie avec toutes les attributions convenables à cette sorte d'établissement, lorsque par l'importance de ses ouvrages et l'utilité qui en reviendra au public, elle aura justifiée qu'elle mérite cette distinction [1].

De leur côté, les maîtres chirurgiens rédigèrent leur règlement intérieur, en se conformant aux indications du Magistrat. Nous nous bornerons à citer les quelques particularités que ce règlement présente :

La Société académique sera soumise aux ordres et à la police de MM. du Magistrat ainsi que l'a été de tous tems le corps ou la communauté des chirurgiens de Lille.

Elle sera composée d'un président, *M. Bagieu*, écuyer, chirurgien major des gendarmes de la garde du Roy, et conseiller perpétuel de l'Académie royale de chirurgie de Paris, d'un directeur, le sieur *Vinchant* le jeune, d'un secrétaire, le sieur *Chastanet*, d'un commissaire pour les extraits, le sieur *Robert*, d'un trésorier, le sieur *Prévost*, et de huit autres membres, les sieurs *Vanstivoort*, *Guffroy*, *La Buissière*, *Vinchant* l'ainé, *Lesco*, *Bruloy*, *Warocquier* et *Guffroy* le fils, tous, à l'exception de *M. Bagieu*, maîtres en chirurgie de cette ville, qui formeront le comité de la Société académique.

---

1. A. C. L., carton 1271, dossier unique.

Tous les autres maîtres chirurgiens de Lille seront associés libres ; on recevra d'ailleurs comme associés tous ceux qui donneront des preuves de leur capacité en chirurgie.

Le président, le secrétaire et le trésorier seront permanens ; le directeur et le commissaire pour les extraits changeront tous les ans, à moins que le comité ne juge à propos de les continuer pour le bien de son service et ce avec l'agrément de MM. du Magistrat.

Quand il s'agira de faire un nouveau Président, il ne pourra être élu que parmi les quarante conseillers du comité de l'Académie royale de chirurgie de Paris, ou parmi les douze membres du comité de Lille.

A l'égard des autres officiers, le comité élira par la voye du scrutin deux sujets pris parmi les membres, pour remplir chaque place ou vacante ou sujette à mutation, lesquels seront proposés à MM. du Magistrat qui seront suppliés d'en nommer deux.

Il en sera de même quand il sera question de remplacer un membre de la Société ; le comité choisira par scrutin deux maîtres chirurgiens de Lille, pour en être nommé un par MM. du Magistrat.

Les assemblées ordinaires se tiendront deux fois par mois, le jeudy. Lorsqu'il y aura une fête, elle sera remise à la semaine suivante ; il n'y en aura point pendant la quinzaine de Pasques ; les séances seront de deux heures, depuis trois jusqu'à cinq.

Tous les premiers mercredis du mois, les membres de la Société s'assembleront aux Récolets, pour y entendre la messe, après laquelle ils visiteront et donneront leur avis gratuitement à tous les pauvres infirmes de maladies chirurgicales qui se présenteront.

Opposition des médecins. — Tous ces projets étaient fort beaux ; les règlements semblaient être sagement conçus et promettaient d'excellents résultats. Mais les chirurgiens avaient compté sans leurs adversaires habituels, les médecins. Ceux-ci firent si bien qu'ils parvinrent à ruiner tous les efforts de leurs « frères ennemis » et cela d'une manière si complète que la Société d'émulation ne put jamais fonctionner comme Académie et ne dura d'ailleurs que peu de temps, sous forme de simples réunions des douze chirurgiens, auteurs du projet.

Nous touchons ici à l'épisode le plus intéressant et le plus piquant de la lutte séculaire entre médecins et chirurgiens. On ne s'étonnera donc point de nous voir nous étendre un peu longuement sur ce sujet. Nous tâcherons de donner l'exacte physionomie de ces étranges discussions, en la dégageant des innombrables pièces de procédure accumulées dans les cartons de nos archives et même sur les rayons de nos bibliothèques, car plusieurs des Mémoires publiés de part et d'autre prirent les proportions de véritables volumes.

Première attaque. — Les médecins étaient trop habiles pour s'attaquer ouvertement à la formation de l'Académie projetée. Ils prirent un adroit détour et, sous le spécieux prétexte de défendre « la santé et la vie du public » et, en même temps, les privilèges de leur corps, ils présentèrent au Magistrat une requête « contre les apothicaires, droguistes, épiciers, chirurgiens et tous autres. » Ils savaient bien que cette requête ouvrirait aussitôt un procès, à la faveur duquel ils espéraient bien faire surseoir à l'approbation définitive de l'Académie et même parvenir à la faire interdire.

Les médecins du collège de cette ville supplient Messieurs du Magistrat de rendre une ordonnance par laquelle, en réitérant ce qui est statué par les édits, déclarations et les précédens règlemens, il soit déclaré :

1° Que personne ne peut exercer la médecine à Lille, même gratuitement, sans s'être préalablement fait aggréger audit Collège en représentant leurs lettres de doctorat ou de licence.

2° Qu'il soit défendu à tous apotiquaires, droguistes, épiciers et tous autres de délivrer aucun médicament ou remède destiné à entrer dans le corps humain sans ordonnance par écrit d'un médecin, lesquelles ordonnances seront dattées et signées.

3° Qu'il soit défendu, en conformité du règlement du 7 février 1632, à tous chirurgiens d'entreprendre aucune opération d'importance, telles que du trespan, de la taille, la fistule à l'anus, l'amputation de quelque membre, etc., aucune cure d'accident considérable tels que la cangrène, playes à la tête, à la poitrine, au ventre, celles qui attaquent les artères ou les tendons etc., sans y appeller un médecin aggrégé audit collège ; ce qu'ils seront pareillement tenus de faire avant de commencer à traiter du mal de Naple, sous telle peine et amende qui sera réglée.

4° Qu'il soit enjoint à tous chirurgiens de se borner aux opérations de chirurgie manuelle, avec défences de composer, vendre ou débiter aucun médicament ou remède destiné à entrer dans le corps humain [1].

Le Magistrat commença par faire la « sourde oreille ». Il fallut qu'après une longue attente, le comte du Bus lui rappelât « les vives et réitérées sollicitations des médecins » [2].

Le 12 novembre 1753, le Procureur syndic fut enfin chargé de communiquer amiablement aux maîtres apothicaires et chirurgiens la requête du collège de médecine.

Nous n'avons pas à nous occuper de la réponse des pharmaciens [3] qui d'ailleurs ne prirent pas une part très active au procès. Quant à celle des chirurgiens, elle fut remise seulement en janvier 1754 au Magistrat qui la transmit le mois suivant aux médecins.

Réponse des chirurgiens. — Après avoir fait observer que la requête est l'œuvre de quelques chirurgiens seulement, puisque « neuf médecins du collège ont protesté hautement contre les démarches de leurs confrères », les chirurgiens présentent à leur tour un projet de règlement, qu'ils opposent à celui des médecins.

Mémoire pour les maîtres chirurgiens opposans au projet de règlement des médecins et renversallement demandeurs en autre règlement... On supplie très humblement Messieurs du Magistrat de porter un règlement qui fixe les limites des deux corps, et d'ordonner :

1° Que dans toutes les maladies et les opérations de chirurgie, les chirurgiens pouront opérer et administrer les remèdes convenables, tant internes qu'externes, sans être forcés d'appeller un médecin, laissant au malade la liberté d'en appeller ou de n'en point appeller ;

---

1. Documents, n° 297.
2. A. C. L., carton 1271, dossier unique.
3. Nous l'avons reproduite dans notre *Histoire de la pharmacie à Lille*, p. 347.

mais que dans les cas difficiles ils seront tenus, surtout les nouveaux maîtres, d'appeller quelqu'un de leurs confrères pour renfort.

2° Qu'ils ne seront pas plus obligés d'appeller un médecin dans le traitement du mal de Naples, avec deffence d'administrer des remèdes dans ces sortes de maladies, à tous ceux qui ne seront pas maîtres chirurgiens.

3° Que dans toutes les consultations où il sera appellé des médecins et des chirurgiens, soit sur des maladies procédantes de causes extérieures, soit sur des maladies d'un autre genre, dans lesquelles il pourra y avoir lieu de faire une opération chirurgicale, comme la taille ou autres semblables, les chirurgiens donneront leurs avis les premiers, et leurs voix seront comptées comme celles des médecins, qui opineront après tous les chirurgiens.

4° Qu'il soit ordonné qu'à l'avenir les sages-femmes et les lithotomistes seront examinés et reçus par les doyen et les quatre maîtres du corps de la chirurgie, le médecin et le chirurgien de la ville.

5° Que les opérateurs seront examinés dans la même forme.

Réplique du Collège de médecine. — Le 8 août 1754, le Collège des médecins s'assembla extraordinairement pour rédiger un nouveau mémoire.

« Il ne s'agit point, affirment-ils en commençant, d'un projet de règlement, comme l'assurent les apoticaires et chirurgiens, qui veuillènt par ces expressions faire suspecter de nouveauté la demande du collège ; il s'agit de faire connoître, de déclarer ou de réitérer ce qui a été statué par les édits, déclarations et précédens règlemens touchant l'exercice de la médecine et la police des trois corps respectifs ; ainsi le Collège ne demande rien de nouveau, il ne projette aucun règlement ; il demande qu'on fasse connoître ces loix qui ne sont pas faites pour le bien des médecins, mais pour le bien public. »

Il ne s'agit point non plus d'intenter un procès aux apothicaires et aux chirurgiens ; le Collège de médecine « en est bien éloigné ». Il demande seulement qu'on notifie de nouveau les ordonnances et règlements, afin que tous les intéressés s'y conforment. Et cet avis du

Collège est unanime, quoiqu'en disent les chirurgiens ; la protestation des huit médecins, à laquelle il est fait allusion, ne porte nullement sur le fond même de la requête, mais seulement sur les frais que pourrait entraîner l'impression des statuts, règlements et ordonnances que nécessiterait la discussion.

Dans le corps du mémoire, le Collège se contente de reprendre, sous différentes formes, tous les arguments qui lui semblent propres à établir la « subordination de la chirurgie à la médecine ».

Réplique des chirurgiens. — Ce long mémoire affecte des allures de haute philosophie et « d'impartiale histoire ». Il repose tout entier sur cette double proposition : « Par état, les chirurgiens ne dépendent pas des médecins dans l'exercice de leur art. — Les chirurgiens de Lille sont en possession immémoriale de ne pas dépendre des médecins ».

Ces deux propositions sont prouvées « par les monuments de l'antiquité » sous forme d'un long « aperçu » de l'histoire de la médecine et de la chirurgie en France, auquel est joint l'éloge des chirurgiens français depuis François Ier jusqu'à l'époque actuelle.

Nos chirurgiens n'ont garde d'oublier leur projet d'Académie qui, à vrai dire, était la cause principale du débat. Ils rappellent cette société à l'attention du Magistrat ; voici leur conclusion :

Non, des Magistrats éclairés ne rendront point méprisables les ministres d'un art si utile et si précieux ; ils ne sacrifieront pas à la jalousie de quelques médecins des praticiens recommandables, qui dans la dernière guerre ont donné des preuves de leur zèle, & justifié que sans la présence stérile des médecins, ils étoient en état de traiter & de guérir les blessures les plus dangereuses ; ils n'éloigneront point de cette ville les chirurgiens distingués, qui auroient dessein d'y venir voûer au public une main sçavante & secourable, mais jalouse de son indépendance ; ils épargneront enfin aux malades, déjà assez malheureux, la dure nécessité de payer aux médecins un tribut involontaire aussi préjudiciable à leur tranquilité qu'à leurs intérêts. Les nouveaux règlemens qu'on a cités dans ce mémoire, ont signalé la sage prévoyance des Pères du Peuple ; on espère qu'animés du même esprit, ils appuieront de leur crédit & de leur protection le projet d'une Académie de Chirurgie qu'on se propose d'établir ici, à l'exemple de Paris, de Rouen, de Dijon, & des principales villes du Royaume, plûtôt que de favoriser la prétention pernicieuse de quelques novateurs, qui ne tend qu'à replonger en cette ville la chirurgie dans un état déplorable & funeste à la conservation de ses habitans.

Dans un second mémoire, qui suivit de près le premier, les chirurgiens reviennent sur ce projet, non sans faire appel « au pathétique » :

Tous les mouvemens des chirurgiens sont guidés par l'amour de la Patrie. S'ils défendent l'art utile qu'ils professent des coups dangereux que quelques médecins voudroient lui porter, c'est pour en relever l'éclat & en prévenir la décadence ; c'est pour éviter que les malades ne soient forcément tributaires de la médecine externe, où son ministère est au moins inutile. S'ils supplient les Pères du Peuple d'établir une Société de Chirurgie, ouverte gratuitement à tous les malheureux de la Ville & de la Châtellenie, conformément au projet qu'ils ont eu l'honneur de leur présenter depuis plus de six mois, c'est pour exciter l'émulation, c'est pour faire couler abondamment les secours de l'art dans le sein de l'indigence. Devroit-on balancer et tarder à couronner leur zèle ? Qu'il leur soit permis de le dire, du milieu des cabannes, mille voix languissantes s'élèvent & se plaignent d'une lenteur qui de moment en moment leur devient plus funeste.

En somme, concluent-ils, tout le débat se résume dans trois questions qu'ils posent au Magistrat :

1° Ordonnerez-vous que les chirurgiens ne pourront entreprendre aucune cure ou opération importante de chirurgie, sans l'ordonnance et assistance d'un médecin?

2° Réglerez-vous que les sages-femmes, les lithotomistes et les opérateurs seront examinés par des chirurgiens et votre médecin juré ?

3° Accueillerez-vous le projet de société que les chirurgiens ont l'honneur de vous présenter ?

Ils insistent sur ce dernier point avec quelque amertume à l'égard des médecins :

Vous protégez, Messieurs, avec complaisance tout ce qui tend à l'utilité publique, et de tous les établissemens imaginables, il n'en est aucun de plus intéressant pour la Société qu'une école de chirurgie où vous verrez se perfectionner, sous vos yeux, ceux entre les mains de qui tous les habitans de cette ville sont dans le cas de devoir confier ce qu'ils ont de plus cher au monde.

Les médecins ne peuvent être intéressés à s'opposer à un établissement dont l'utilité évidente ne sçauroit être raisonnablement contestée. Tout le mal qui pourra jamais en résulter pour eux, c'est que le public sera convaincu que les Chirurgiens sont plus zélés pour les progrés de la chirurgie, que les médecins pour ceux de la médecine. Mais rien ne les empêche de marcher sur les traces des chirurgiens et de former à leur exemple une Société de médecine. Plût à Dieu qu'ils en ayent le courage et qu'ils tournent au profit de l'humanité le tems qu'ils ont perdu jusqu'aujourd'huy à persécuter les chirurgiens ! Sans doute que vous ne leur refuserez point, Messieurs, la même protection que les Chirurgiens implorent et qu'ils espèrent que vous voudrez bien leur accorder.

Avis du Procureur syndic. — Le 1er octobre 1754, le Procureur syndic, du Chasteau de Villermont, déposa son « avis ».

Il est défavorable aux chirurgiens.

« Les inconvéniens et les abus qu'a occasionné la témérité qu'ont souvent les chirurgiens d'entreprendre toutes sortes de maladies, sans au préalable avoir fait connoitre à un médecin aggrégé au Collège l'état et la situation des malades, a déterminé ledit Collège des médecins à vous supplier de porter un règlement nouveau qui, en expliquant et rappellant les dispositions des anciens, pût contenir les chirurgiens dans les justes bornes de leur profession.

» Les chirurgiens demandent le droit d'administrer, dans toutes les maladies et les opérations de chirurgie, les remèdes convenables tant internes qu'externes, sans pouvoir être contraints d'appeller un médecin.

» Si cet article a lieu, il faut réunir les deux corps de médecine et de chirurgie, car je ne vois pas de quelle utilité pourront être les médecins, si les chirurgiens ont la faculté d'administrer les remèdes tant internes qu'externes ; tout le monde sçait que le propre des médecins est de connoître la constitution intérieure de l'homme, que le but de leur art est de pénétrer les causes intérieures qui peuvent causer une altération trop grande dans le poulx, un mal de tête violent, une cangraine, etc., et de travailler ou faire opérer en conséquence la source du mal, tandis que le chirurgien ne s'étudie qu'à guérir le mal extérieur suivant les principes de sa profession ; mais il a beau faire, si ce mal a une cause interne, il ne fera que pallier la maladie pour la faire reparoître ensuitte avec plus de violence et souvent sans espérance de guérison.

» Ces observations et autres moyens déduits dans le mémoire des médecins, conclue-t-il, me persuadent qu'il convient d'adopter le règlement proposé par lesdits médecins et de déclarer aux chirurgiens qu'il a déjà été suffisamment statué sur les différens articles contenus en leur projet de nouveau règlement et qu'il n'eschet point de prononcer une seconde fois. »

Quant à la création d'une Académie par les chirurgiens, le Procureur syndic ne peut en méconnaître l'utilité et les bienfaits. Mais est-elle bien nécessaire à Lille ? Les chirurgiens lui paraissent pouvoir atteindre le but qu'ils se proposent, sans qu'il leur soit besoin de se constituer en Académie spéciale :

Il est certain qu'une académie de cette espèce est louable dans ses autheurs et par elle-même et qu'elle ne peut procurer qu'un grand bien au public, par la facilité qu'elle procurera aux chirurgiens de se perfectionner dans l'exercice de leur art, et qui plus est de reconnoître les fautes qui auront été commises dans certaines opérations,

Mais je n'apperçois pas qu'il soit nécessaire pour cet effet d'établir une société particulière, distincte et séparée du reste de la communauté des chirurgiens, parce que ce seroit donner occasion de faire naître beaucoup de difficulté et de jalousie entre eux.

Si l'envie de rendre service aux pauvres gratuitement et de se perfectionner dans leur art sont les seuls motifs de leurs démarches, ils n'ont pas besoin de votre authorisation pour remplir ces deux objets, ils peuvent donner à Messieurs les baillifs des quatre seigneurs hauts justiciers un tableau contenant le nom de tous les chirurgiens de cette ville avec les villages dont les malades pourront se rendre chez eux à certain jour et heure de la semaine pour y être pansez gratuitement, de telle façon que chaque chirurgien ait son département, à charge de rendre compte des traitemens extraordinaires qui leurs seront arrivez, à la première assemblée de la communauté, ou à celle des leçons d'anatomie où préside le sieur Boucher pensionné de notre part, pour en faire les mémoires et observations qui seront trouvez convenir et ensuitte envoyez à l'Académie de Paris, s'il y eschet, afin d'en avoir les éclaircissements nécessaires sur les doutes proposez.

Nouveaux incidents et nouveaux mémoires. — Ordinairement, quand le Procureur syndic avait formulé son avis motivé, le Magistrat ne tardait guère à rendre sa sentence. Il n'en fut pas ainsi dans l'espèce. Ce serait connaître incomplètement l'étrange tenacité de nos médecins lillois ; ce serait aussi méconnaître leur habileté de tactique, que de supposer une accalmie dans leur animosité envers les chirurgiens ou une concession, si minime fût-elle, accordée à leurs adversaires pour le bien de la paix publique.

Ils mirent tout en œuvre, ils employèrent toutes sortes d'influences et d'intermédiaires pour entraver la décision du Magistrat qui ne laisserait, à en juger par l'avis du Procureur syndic, qu'une très insignifiante faveur aux chirurgiens. C'eût été beaucoup trop encore pour l'égoïsme des médecins de ce temps-là. Peut-être eussent-ils consenti à la création et au fonctionnement de l'académie, si la présidence et le gouvernement leur en eussent été réservés. C'est ce que fait entendre clairement le passage suivant d'une lettre adressée, le 17 novembre 1754, au conseiller Ringuier, par M. *Bagieu*, de l'Académie de chirurgie de Paris, président qu'avaient choisi nos chirurgiens :

La prétention des médecins de présider à une académie des chirurgiens est injuste, parce qu'elle est mal fondée. Les premiers médecins de l'Europe sont associés à la nôtre, sans prétendre y présider. Les médecins et les chirurgiens sont égallement reçus à l'Académie des Sciences et y sont directeurs à leur tour, ce qui ne peut être autrement. Vous pensés bien, Monsieur, que les Chirurgiens de Lille ne consentiront pas à une telle présidence, surtout m'étant offert de leur assurer une correspondance avec la nôtre, sur le modelle de laquelle ils ont fait leur plan [1].

En février 1755, les chirurgiens insistaient auprès du Magistrat pour obtenir enfin une décision :

Ils prennent la respectueuse liberté de vous supplier, Messieurs, de faire incessament droit sur les prétentions respectives des parties ; les délais sur délais accordés aux médecins sont écoulés, et il y auroit sans doute de la cruauté à laisser encore languir les suplians dans l'attente d'une décision tant de fois promise et après laquelle ils aspirent depuis si longtems avec tant d'ardeur [2].

Le Magistrat fit communiquer cette requête au Collège de médecine dont le syndic Verly s'empressa d'accuser réception. Le collège en effet semblait n'attendre que cette occasion pour reprendre la lutte avec plus d'acharnement. Il fit aussitôt imprimer un formidable mémoire, ou plutôt un véritable volume in-quarto, de IV-176 et 8 pages, intitulé :

« *Réflexions du collège de Médecine de cette ville de Lille, sur la nécessité de la subordination absolue des Apothicaires et des Chirurgiens aux Médecins. Où l'on fait voir en particulier le faux et le ridicule des nouveautés que le Corps des Chirurgiens cherche à établir en cette Ville, contre les édits du Roi, contre les ordonnances et règlemens de Messieurs du Magistrat, contre les droits du Collège de Médecine,*

1. A. C. L., carton 1271, dossier unique.
2. Ibidem.

et contre la teneur des statuts chirurgicaux; et où l'on prouve que les anciens règlemens pour la police des trois professions, doivent subsister dans leur entier. Présentés à Messieurs, Messieurs les Rewart, Mayeur, Échevins, Conseil et Huit Hommes de la Ville de Lille ». — A Lille, chez Pierre Brovellio, Imprimeur-Libraire, Rue des Malades, M. D. CC. LV.

Curieuse est leur façon de présenter les faits :

Le Collège de Médecine a cru qu'il ne pouvoit se dispenser, avant d'entrer en matière, d'instruire le Public du déplaisir qu'il ressent de se voir engagé dans la démarche qu'il fait aujourd'hui. C'est pour avoir cherché à éviter les discussions et les querelles, à écarter les procès, à faire rentrer les contrevenans aux ordonnances du Roi et à celles du Magistrat, dans leur devoir ; c'est pour avoir voulu épargner à ceux-ci la peine due à leurs contraventions, en les ramenant avec douceur à leurs obligations, que les chirurgiens, au lieu de tenir compte au Collège d'une conduite qui portoit visiblement l'empreinte de ces motifs, suscitent des tracasseries, réveillent des prétentions dont ils ont été plusieurs fois déboutés, et en forment de nouvelles, tendantes manifestement à la destruction des loix de la police, qui les subordonnent aux médecins, et à dépouiller ceux-ci de plusieurs portions de leur héritage naturel.

Les prétentions de ces Messieurs ayant été en grande partie rejettées par plusieurs sentences antérieures de Messieurs du Magistrat..., le Collège comptoit en rester là. Mais les chirurgiens, emportés par une ambition sans bornes, emploièrent toutes sortes de démarches pour obliger Messieurs du Magistrat à leur donner satisfaction sur les demandes proposées dans leur mémoire : ce qui engagea Messieurs à faire entendre aux médecins qu'il étoit nécessaire qu'ils produisissent au grand jour les raisons sur lesquelles les droits et les prérogatives de la médecine en général et du Collège en particulier sont fondés.

Après cette entrée en matière, les médecins s'excusent sur le peu de temps qu'on leur laisse ; ils ne peuvent « ni polir ni abréger leur écrit ». Puis, forts de cette précaution oratoire, ils reproduisent tous leurs arguments antérieurs, les présentant sous différentes formes et à plusieurs reprises. A vrai dire, dans tout ce mémoire, on ne trouve pas « l'argument nouveau », mais, en revanche, on y rencontre de longs et minutieux commentaires sur les édits et ordonnances promulgués dans la suite des temps.

Au fond, la cause des médecins était bonne dans sa base et dans ses premières conclusions ; elle devenait mauvaise par l'exagération et par l'exclusivisme.

Mais n'oublions pas que ce chapitre est spécialement consacré à l'académie de chirurgie et voyons ce qu'en pensait le collège des médecins. C'est ici qu'éclate tout leur dédain, tout leur mépris pour nos pauvres chirurgiens.

Les chirurgiens de Lille, n'ayant aucune idée des sciences, sont excusables de faire une demande aussi singulière ; ils ont cru sans doute qu'on pouvoit devenir académicien, comme on devient confrère en s'enrôlant dans une confrairie. Ils ne sçavent point que les honneurs littéraires tels que la maîtrise ès arts, le baccalauréat, la licence & le doctorat, ne sont accordés, dans les universités, qu'à ceux qui ont mérité ces grades par de longues études, un travail pénible, et des preuves d'érudition. Ils ne sçavent point que ces titres distingués de maître ès arts, de bachelier, de licencié & de docteur, sont les prix & les récompenses les plus honorables et les plus flatteuses que reçoivent les gens de lettres ; que les universités ne les accordent qu'après de grandes épreuves & avec des cérémonies éclatantes ; & que c'est par-là que les souverains ont voulu qu'on excitât l'émulation, en récompensant le mérite, & qu'on mit le public en état de distinguer dans la théologie, la jurisprudence et la médecine, ceux à qui on pouvoit confier son salut, sa fortune et sa vie. Ils ne sçavent pas non plus, nos chirurgiens illetrés, qu'on n'a accordé le titre d'académie & d'académiciens qu'à ceux qu'on regardoit à Paris comme les plus sçavans de la France ; & qu'aujourd'hui ceux qui forment ces sociétés des sciences si connues dans la République littéraire, comme celle de Londres, d'Édimbourg, de Montpellier, etc., n'ont jamais pris le titre d'académiciens ; ces Messieurs se contentent du titre modeste de membre de la société des sciences.

N'est-il pas louable de faciliter aux chirurgiens de Lille les moïens de communiquer les observations qu'ils font, afin de perfectionner leur profession d'une part, & de l'autre pour exciter le zèle de leurs confrères à ne rien négliger pour se distinguer aussi, quand l'occasion se présentera ?

Bien loin de vouloir empêcher les chirurgiens de communiquer leurs observations et de se perfectionner les uns les autres, dans le manuel de leur art, nous le souhaitons de tout notre cœur, & nous allons leur indiquer avec plaisir de quelle manière ils peuvent parfaitement remplir cet objet.

Les chirurgiens de Lille ont, pour se perfectionner, des exemples que les médecins leur montrent. Dans plusieurs villes de France, ainsi qu'à Lille, des médecins s'assemblent journellement pour conférer ensemble sur les cas les plus épineux de la médecine ; que ceux de nos chirurgiens, qui sont les plus zélés pour leur professlon, s'assemblent à leur exemple chez quelqu'un de leurs confrères ; qu'ils y proposent les cas de pratique qui leur paroissent épineux ; qu'ils se consultent mutuellement ; qu'ils y lisent les chirurgiens qui sont à leur portée ; ils travailleront certainement alors à se perfectionner, & le bien public ne peut en être que le résultat.

Qu'on ne s'y trompe pas, cette société de chirurgie, telle que les chirurgiens la demandent, tire plus à conséquence qu'on ne se l'imagine ; les médecins sont les seuls en état de faire apercevoir les suites cachées sous cette simple demande. Les règles ou statuts de cette société, en leur accordant le droit de s'assembler sans médecin à leur tête, de lire, rapporter et discourir sur des observations chirurgicales, d'examiner tout ce qui a rapport à la chirurgie, de donner à la fin de leurs assemblées leur avis gratis aux pauvres ; ces règles qui ont pour prétexte le bien public, lui sont diamétralement opposées, & vont directement à abolir toutes les ordonnances du Magistrat, à anéantir les statuts du collège des médecins, à enfreindre les arrêts du Conseil d'État & les édits du Roi : ces règles vont établir les chirurgiens de Lille maîtres en l'art & science de la chirurgie, ce que nous avons démontré être impossible ; ces règles vont mettre les chirurgiens de Lille de niveau & même au-dessus des chirurgiens lettrés de Paris ; ces règles vont les authoriser à donner les remèdes internes & externes, comme ils le demandent renversalement dans leur mémoire ; à donner & à faire compter leurs voix dans les opérations chirurgicales ; à examiner les sages-femmes, les accoucheurs, les oculistes, les lythotomistes et les opérateurs : enfin ces règles vont, mais par un autre chemin, à assûrer aux chirurgiens de Lille tout ce que leur ambition démesurée leur a inspiré de demander.

Pour le titre d'académie, nous avons fait voir qu'ils n'ont point senti la valeur du terme ; le nom d'académicien auroit pourtant bien fait leur affaire, ils auroient passé pour des docteurs en chirurgie de la première volée, & c'est sans doute tout ce qu'ils demandoient, *Populo imponere & videri Doctores*. Les chirurgiens de Lille ont-ils cru de bonne foi que leurs forces leur permettoient de soutenir le poids d'une académie ? 1° Y a-t-il quelqu'un parmi eux qui ait éprouvé jusqu'où pouvoit aller sa capacité, qui ait essayé ses forces en concourant au prix que l'Académie royale de chirurgie propose tous les ans ? Quelqu'un a-t'il remporté le prix ? a-t'il été nommé comme en ayant approché ? ou seulement a-t'il jamais formé un mémoire que l'Académie ait cru supportable ? 2° Les chirurgiens de Lille, qui ne sont formés que dans le manuel de la chirurgie, qui n'ont aucune connoissance des principes de l'art de guérir, qui ne sont pas & ne peuvent être, vû leur éducation chirurgicale, maîtres en la science de la chirurgie, comment sans avoir fait aucune étude de la science chirurgicale, oseroient-ils donner des observations, dans lesquelles ils exposeroient fidèlement leur conduite, sans appréhender d'être taxés d'ignorance ou d'incapacité ? 3° Leurs mémoires, comme cela s'observe dans toutes les académies, seront-ils en état d'être imprimés à la fin de chaque année ? N'auront-ils point à craindre que des chirurgiens de campagne ne leur apprennent une meilleure façon de traiter les cas dont ils auront donné l'histoire ? Les autres chirurgiens de Lille, qui n'ambitionnent pas le titre d'académiciens, pourront-ils taire les fautes qu'ils y liront ? Les médecins sont-ils des juges sur de pareilles matières que ces académiciens puissent récuser ? 4° Enfin est-il naturel de supposer que des gens qui n'ont eu aucun maître, qui n'ont point fait de cours d'étude, parce qu'ils sçavent lire et écrire, soient en état d'être académiciens ? Les chirurgiens ne feroient-ils pas plus sagement de suivre nos conseils ? Pourquoi se mettre sur le chandelier ? Pourquoi ne pas se contenter de former, à l'exemple des médecins, une société amicale, où on se perfectionne véritablement dans sa profession ? Pourquoi vouloir une académie, & surtout une académie où aucun médecin ne soit à leur tête ? N'est-il pas aisé d'apercevoir que les chirurgiens ne sentent ni le bien public ni le leur ? Leur ambition de passer pour académiciens, pour sçavans, pour auteurs de mémoires, leur fascine les yeux ; c'est vouloir crier au public, *qui vult decipi decipiatur*. Ils espérent apparemment se donner par là un vernis d'hommes d'étude, ou plûtôt leur passion est de faire accroire à ceux qui ne les connoîtront pas, qu'ils sont docteurs en chirurgie ; qu'ils perfectionnent leur profession ; qu'ils sont en état eux seuls de se conduire dans les maladies chirurgicales, même les plus graves & les plus dangereuses.

A ce mémoire, les chirurgiens ne pouvaient, à leur tour, opposer que leurs précédents arguments et conclure que « ce seroit aller contre le bien public de mettre les chirurgiens dans une dépendance servile des médecins ». Quant à la formation de leur académie ou de leur société de chirurgie, ils mettent à découvert le véritable motif de l'opposition des médecins.

Ce n'est pas l'insuffisance des chirurgiens, le bien public, la disposition des loix qui résistent à cet établissement. Quoi donc ? le voici ; c'est qu'il n'y aura pas de médecin à la tête des chirurgiens. Il faut que le médecin soit partout, les chirurgiens ne peuvent parler, penser, se mouvoir sans la présence & la licence d'un médecin. Mais, en vérité, nos adversaires ne se lasseront-ils jamais de se donner des ridicules ? Que feroit un médecin dans l'assemblée des chirurgiens ? l'important, le personnage de la mouche ; ceux-ci tireroient & il s'en attribueroit toute la gloire. Les chirurgiens sont zélés pour la perfection de leur art, mais aussi, ils ont de l'amour-propre. Pourroit-on les en blâmer ? sans lui, tout artiste n'est qu'un mercenaire. Ainsi, ils osent espérer que Messieurs du Magistrat ne trouveront point mauvais qu'ils refusent d'acheter, au prix de ce sacrifice, les suffrages des ennemis de la société projetée. Il s'agit d'un établissement de chirurgie, il est juste que les chirurgiens en partagent et l'honneur et le fardeau.

Décision du Magistrat. — Enfin, dans son assemblée de loi du 26 novembre 1755, le Magistrat rendit sa sentence. Nous avons eu plus haut l'occasion de la résumer en ce qui concerne l'exercice de la chirurgie, les examens, les opérations. Nous n'en retenons ici que le passage relatif à l'Académie :

« Sur la demande du corps des maîtres chirurgiens en érection d'une société chirurgicale ou école d'émulation, nous permettons aux douze maîtres chirurgiens qui ont signé l'acte qui nous a été présenté à cet égard de s'assembler quant ils le trouveront convenir, dans l'endroit qu'il leur sera par nous indiqué, pour discourir, raisonner et former des mémoires sur les cas de chirurgie et à cet effet de convenir entre eux à l'intervention dudit procureur sindic des règles qu'ils voudront suivre pour lesdites assemblées, nous réservant cy après, à proportion du progrès que nous remarquerons de ce commencement d'établissement et de l'utilité qu'il en reviendra au public, de l'ériger et perpétuer en forme de société académique, suivant les articles du règlement que lesdits maîtres chirurgiens nous ont présentés ou tels autres que nous trouverons convenir. »[1]

L'Académie a-t-elle fonctionné ? — Après un tel déploiement d'efforts de la part de nos chirurgiens,

1. Documents, n° 308.

cette question pourrait paraître étrange. Et cependant il est nécessaire de la poser, en terminant ce chapitre.

La société projetée par nos chirurgiens n'a jamais fonctionné comme *académie* et sous le vocable d'académie ; on en a surabondamment la preuve dans les pages qui précèdent.

Comme *société*, elle fonctionna dès 1751, mais seulement sous forme de simples réunions des douze chirurgiens auteurs du projet et que nous avons mentionnés plus haut. Même sous cette forme, elle n'eut qu'une existence éphémère, dont nous n'avons plus trouvé de traces dans les dossiers des Archives après 1755, ni registres, ni procès-verbaux de séances, ni autres renseignements.

TROISIÈME PARTIE

LES FONCTIONS SPÉCIALES

CHAPITRE X

LES CHIRURGIENS JURÉS

ORIGINE. — FONCTIONS. — NOMINATION ET RÉVOCATION. — NOMBRE. — TRAITEMENT OU PENSION. — OFFICES ROYAUX DE CHIRURGIENS JURÉS. — RACHAT DE CES OFFICES PAR LA VILLE. — CASUEL DES CHIRURGIENS-JURÉS ; INTERVENTION DU MAGISTRAT. — RAPPORTS DES CHIRURGIENS JURÉS.

ORIGINE. — Au *Livre de Roisin*[1] il est question, dès le XIIe siècle, de « mires » qui soignaient les individus blessés dans les rixes et qui étaient appelés devant les paiseurs pour témoigner par serment de la gravité des blessures et de leurs conséquences. Le docteur Faidherbe voit dans ces « mires » des médecins ou des chirurgiens jurés de la ville[2]. Cette hypothèse est plausible sans doute, mais elle reste à l'état d'hypothèse.

1. BRUN-LAVAINNE, *Roisin. Franchises, lois et coutumes de la ville de Lille*, p. 106 (Lille, 1842).

2. A. FAIDHERBE, *Les médecins et les chirurgiens de Flandre, avant 1789*, p. 112 (Lille, 1892).

Pour trouver mentionnée positivement l'existence de « chirurgiens de la ville » il faut descendre jusqu'à la seconde moitié du XIVe siècle. Le premier nom cité se trouve dans le compte de 1360 : c'est Jehan *de Renty*, qui touche une somme annuelle de quatre livres comme chirurgien pensionnaire de la ville. A partir de cette époque la ville eut régulièrement son chirurgien assermenté, parfois même plusieurs.

FONCTIONS. — Les fonctions de cet officier municipal ne sont pas nettement délimitées dans le principe. On possède des renseignements assez précis après la réunion de Lille à la France, mais on ne peut évidemment en tirer des conclusions certaines pour la période antérieure.

Le docteur Faidherbe, que nous avons déjà cité, affirme que les médecins et les chirurgiens pensionnaires étaient chargés de soigner gratuitement les pauvres. Il y a là une confusion entre chirurgiens jurés et chirurgiens des pauvres ; à ces derniers nous consacrerons plus loin un chapitre spécial. Bornons-nous à faire observer que si le chirurgien juré avait été chargé du soin des pauvres, il n'aurait pu se contenter d'une pension aussi minime. D'ailleurs des documents de 1363 et de 1372 prouvent bien que les soins donnés aux pauvres étaient rémunérés à part par le Magistrat [1].

A l'origine les fonctions des chirurgiens jurés étaient purement judiciaires. Elles paraissent s'être uniquement bornées à certifier, au tribunal des paiseurs ou à celui des échevins, le résultat des blessures faites par des particuliers à d'autres particuliers ; ils attestaient sous serment, verbalement ou par un rapport appelé

1. Documents, nos 4, 6, 8, etc.

« relation de navrure », que le blessé ne mourrait pas des suites de sa blessure.

Le VIIe jour du moix de novembre l'an mil CCC IIII^xx^ et dix, fu par maistre Jaques *du Dain*, surgiien sermenté, relaté que de la navrure que on disoit estre faicte par Jehan de la Bare, fil Pierre, en le personne de Pieret Prevost, fil de feu Tristran, le péril en estoit hors.

Le mardi XXVIIIe jour de février l'an mil CCC IIII^xx^ et dix, maistre Pierre *Crauwe*, chirurgiens sermentés en la ville de Lille jurés, sur le navrure de Ysabiel Franquette que on dist estre faicte par Jehan Platel, a affirmé le péril de la dicte navrure estre hors, maiz les plaiez n'estre mie senées.

Le IIe jour du mois de juing l'an mil CCC IIII^xx^ et onze, maistre Jaques *Dudain*, surgiien sermenté, relata en plaine halle et par serment que des navrures faites en le personne de Franquet Delatte, dont Jaques de la Mote diz le Leu estoit soupeçonnés, le péril de mort en estoit hors.

Le lundi XXVIIIe jour de juille l'an mil CCC IIII^xx^ et XIII, maistre Pierre *Crauwe* relatta et affirma par son serment que le péril de le mort estoit hors des plaiez que avoient eu Jehans Artus et Jaques Artus, que on dist à eulx estre faictes par Phelippet Coppin et Donas De le Cour [1].

Tous les rapports des chirurgiens jurés sont conçus dans les mêmes termes, ou peu s'en faut ; ils sont fort nombreux dans les cartons des archives jusqu'à la fin du xve siècle. Il n'y a pas lieu de s'en étonner, si l'on veut bien se rappeler de quelle importance était l'établissement de ce point de « non péril de mort » en matière criminelle, suivant la coutume du pays.

Les chirurgiens jurés étaient obligés par leur office de faire ces rapports sans en recevoir aucune rétribution spéciale ; mais ils en tiraient souvent profit, en devenant les « chirurgiens traitants » des blessés qu'ils avaient visités. Cette pratique, paraît-il, présenta des inconvénients sérieux ; le Magistrat dut défendre ce genre de cumul par une ordonnance spéciale du 11 août 1663 [2].

---

1. Documents, n°s 10 à 13.
2. A. C. L., Registre aux résolutions, n° 94, f° 29 verso.

L'écouage ou levée judiciaire des cadavres d'individus morts accidentellement se faisait par les échevins « à l'intervention d'un ou deux chirurgiens suffisamment establis et d'un docteur s'il se peut aisément recouvrer »[1]. Au XVIIIe siècle, les chirurgiens jurés furent spécialement désignés pour ces écouages ; ils touchaient, pour chacun d'eux, 3 florins « lorsque les devoirs se faisoient en cette ville » et 6 florins « lorsqu'ils se faisoient en la banlieue de Lille, ou dans les rivières de la haute et basse Deusle, châtellenie de Lille »[2]. Plus tard l'usage s'introduisit de payer également 6 florins pour les écouages « dans la citadelle, dans les hôpitaux, corps de gardes, cimetières et prisons »[3].

Au XVIIIe siècle encore nous trouvons spécifiée, parmi les fonctions des chirurgiens jurés, la charge de « raser, testonner, couper les ongles et faire autres devoirs aux insensés de la Tour de Saint-Pierre ». Ils devaient aussi, sur les ordres du Magistrat, faire « visites, pansemens, saignées et autres devoirs dans la prison de l'Hôtel de ville, aux Bons-Fils, aux Repenties et à la Tour des insensés, à l'égard des personnes qui y sont détenues à la charge de cette ville »[4].

NOMINATION ET RÉVOCATION. — La nomination des chirurgiens jurés était entièrement à la discrétion du Magistrat. Il choisissait les candidats qui lui plaisaient et sans que personne eût un droit quelconque de présentation.

---

1. Documents, n° 96.
2. Documents, n°s 188, 393.
3. Documents, n°s 501 à 504.
4. Documents, n° 188.

Le jeudi XIXe jour de février l'an mil IIII^c et LX, ledict Jehan *le Cocq*, fil inlégitisme de maistre Grard *le Cocq*, fu receu à maistre cirurgien de la ville de Lille aux gaiges de dix francs par an. Et sur ce fist le serment pertinent. Ce fait ledict maistre Grard *le Cocq* et avec lui maistre Jehan *le Cocq*, frère d'icellui maistre Grard, et oncle dudit Jehan *le Cocq*, promirent de conseiller, assister et aydier icellui Jehan *le Cocq* en toutes les cures qu'il aura à conduire, incontinent que par icellui Jehan ilz ou l'un d'eulx en seroit sommez et requis [1].

Au droit de nomination du Magistrat correspondait le droit de révocation. Disons tout de suite que cette mesure rigoureuse était très rarement employée ; nous n'en avons trouvé qu'un exemple, celui de Nicolas *de le Blonde*, qui fut « déporté » en 1429 [2].

Le Magistrat usait aussi parfois de son droit de correction. En 1451, les deux chirurgiens sermentés, Jehan *de Froitmont* et Jehan *Le Vasseur*, désobéirent aux échevins en leur office « et meismes ledict *Le Vasseur* avoit différé de vouloir certiffier où étoit ung nommé Poton, navré, qu'il avoit en sa cure, affin de le faire visiter ». Le Magistrat sévit aussitôt. *Le Vasseur* fut « privé à tous jours de ses serments et gages qu'il a sur le ville » ; quant à *Froitmont* « il sera tenchié et au surplus condempné à faire ung voyage à Sainct Cosme et Saint Damien à Luserches, à partir pour ce faire endedens dimanche prochain venant et dudict voyage avoir fait rapporter lettres ou aultres loyaulx enseignemens ». Le lendemain, il fut décidé que *Froitmont* serait aussi privé de ses gages jusqu'à son retour du pèlerinage. *Le Vasseur* exprima ses regrets au Magistrat et promit amendement. « Eu regard à ce et aux lettres closes de nostre très redoubté seigneur et prince Mgr le Duc, qui pour ceste cause en avoit escript à

1. Documents, n° 17.
2. A. C. L., compte de la ville de 1428-1429.

eschevins », le Magistrat consentit à « commuer » ladite condamnation en « ung voyage à Nostre-Dame de Boulogne », moyennant lequel « lui retourné, seront ses gages de VI livres l'an restituez et à ces conditions le serment »[1]. L'incident se termina à la satisfaction de tous, car en 1461, le 7 mai, « maistres Jehan *Defromont* et Jehan *Le Vasseur*, chirurgiens sermentés », rentrés en fonctions, servaient au Magistrat une « relation de navrure »[2].

Nombre. — Le nombre des chirurgiens jurés de Lille semble avoir varié à plusieurs reprises, au gré du Magistrat. Dès 1360, la ville eut un chirurgien juré ; en 1400, elle en avait deux, Pierre *Crauwe* et Jehan *du Bos;* en 1410, on en trouve trois ; en 1428, quatre. Ce nombre est ramené à deux en 1455 ; dix ans plus tard, on en trouve trois.

Le 27 janvier 1467 parut une ordonnance du duc Phlippe le Bon sur la réforme de l'administration communale. On y lit cet article : « Item avons suspendu et suspendons par ces présentes les gaiges des trois chirurgiens mis à la charge de la ville le terme et espace de six ans, réservé le plus anchienne pension de X libvres qui sera païé à maistre Jehan *de Fromont* »[3]. Désormais la ville n'eut plus qu'un seul chirurgien juré jusqu'à la création des charges royales par l'ordonnance de 1692, dont il sera question plus loin.

Traitement ou pension. — La rétribution des chirurgiens jurés, pas plus que leur nombre, n'avait rien de fixe ; elle était même fort variable. En 1365, elle

1. Documents, n° 16.
2. A. C. L., Registre aux Mémoires, 1456-1469, f° 64.
3. J. Houdoy, *Chapitres de l'histoire de Lille*, p. 147 (Lille, 1872).

est de 30 sols francs pour 17 s. 6 d.[1]; en 1369, de 60 sols[2].

En 1400, l'un des deux chirurgiens, Pierre *Crauwe*, touche 8 livres ; l'autre Jehan *du Bos*, 10 livres ; en 1402, Michel *Crauwe* remplace Jehan *du Bos*, dit Caignon, mais il ne touche que la moitié de la pension de son prédécesseur, soit 100 sols[3]. Le reste de la pension fut attribué au fils du défunt, Robert *du Bos*, dit Caignon, « retenu à estre surgien de le dicte ville, le 23e jour d'octobre l'an 1402 »[4].

En 1410, il y a trois chirurgiens jurés, mais le dernier ne touche plus que 4 livres au lieu de 100 sols ; en 1428, le dernier reçu des quatre chirurgiens, Jehan *de Froitmont*, n'a que 40 sols de pension. Quand le nombre des chirurgiens jurés est ramené à deux en 1455, le premier reçoit 10 livres et le second 4 livres. En 1466, Jehan *le Bols* a une pension de 16 l. 10 s. Après l'ordonnance de 1467, l'unique chirurgien-juré toléré par Philippe le Bon jouit uniformément d'une pension annuelle de 10 livres.

Offices royaux de chirurgiens jurés. — En février 1692, parut un édit royal portant création de deux offices de chirurgiens jurés dans chacune des grandes villes du royaume et d'un office dans les autres villes[5]. C'était la main-mise sur les offices municipaux et en réalité leur suppression. Mais un arrêt du Conseil d'État, du 7 avril 1693, décréta la réunion des offices des chirurgiens jurés de Flandre, du Cambrésis,

---

1. Documents, n° 6.
2. Documents, n° 7.
3. A. C. L., compte de la ville de 1401-1402.
4. Ibidem.
5. A. C. L., carton 1274, dossier 2 ; carton 1278, dossier 2.

du Hainaut et du département de Dunkerque aux corps et communautés de médecins et de chirurgiens de ces provinces, « si mieux, ajoute l'arrêt, n'aiment les Magistrats des villes, qui prétendent avoir droit de nommer auxdits offices, de payer lesdites sommes et les réunir à leurs hôtels de ville comme offices en dépendans »[1].

Rachat de ces offices par la ville. — Le Magistrat s'empressa de profiter de cette faculté qui lui était accordée, et, dès le 8 mai 1693, prit la décision suivante : « avons déclaré et déclarons que nous avons retenu et retenons les offices de deux chirurgiens royaux créez par édit du mois de février 1692, en paiant par nous la finance réglée par Sa Majesté à raison de quatre mille livres de principal et 400 livres pour les deux sols pour livre pour raison desdits deux offices, que nous païerons et rembourserons à qui il appartiendra pour en disposer par nous selon et soubz les limitations que nous trouverons à propos ».

Les maîtres chirurgiens consentirent à ce rachat « pourvu de par lesdits sieurs du Magistrat acquicter, descharger et indemniser lesdits maistres de leur corps de touttes déboursés, frais et dépens qu'ils ont faits et exposez à la poursuitte desdittes deux charges et autrement en conséquence du mesme édit »[2].

Le 7 août 1700, la quittance définitive fut délivrée au Magistrat ; elle spécifiait que « les chirurgiens jurés de la ville seront choisis et nommés par lesdits Magistrats, d'année en année, ou de deux ans en deux ans, pour faire les rapports de visitation tant ordonnez par

1. A. C. L., carton 1274, dossier 5.
2. Documents, n° 128.

justice que dénonciatifs des blessés, corps morts, mutillés, prisonniers et autres, en la forme portée par lesdits édits et arrêts, mesme jouir des titres et jurisdictions tant sur les autres chirurgiens de ladite ville et faux-bourgs de Lille, que sur ceux des villes, bourgs et lieux en dépendans, même de l'exemption de toutes commissions de sindic de la communauté, de collecte des tailles et autres impositions de tutelle, curatelle, séquestre, guet et garde, et de tous logemens de gens de guerre, françois ou étrangers, et pendant le tems que lesdits deux chirurgiens en feront les fonctions, conformément et ainsi qu'il est plus au long porté par ledit édit et par les arrêts du conseil des 16 février, 22 avril, 2 septembre, 25 novembre, 2 décembre 1692, 7 avril 1693 et 20 juillet dernier, sans que lesdits magistrats soient tenus de prendre, pour le présent et pour l'avenir, aucune lettre de provision, confirmation ni ratification »[1].

Le 22 octobre 1721, le Magistrat accorda les deux charges de chirurgiens jurés à Jean-François *Guffroy* et à Louis *Dirat*, « moyennant le remboursement, chacun par moitié, de la somme de 4.840 livres monnoye de France, laquelle seroit rendue à leurs héritiers à leur mort par ceux que nous commettrons pour les remplacer, à condition qu'ils exerceront la première charge par eux-mêmes alternativement de six mois en six mois ou d'année en année, selon le sort qu'il seroit jeté entre eux et suivant les commissions qui leur seroient données de notre part ; et aux fonctions et attributions que nous trouverions bon de régler et de limiter, indépendamment de l'édit du mois de février 1692, et en cas

1. Documents, n° 157.

d'absence ou d'incommodité de celuy en exercice, l'autre en fera les fonctions ».

Mais le chirurgien *Dirat* n'ayant pas accepté ces conditions, le Magistrat, à la requête de *Guffroy*, réunit au profit de ce dernier les deux charges en une seule, à condition d'acquitter la totalité de la somme de 4.840 livres ès-mains du trésorier de la ville [1].

Indépendamment de ces deux charges de chirurgiens jurés, il en existait certainement une troisième dont l'origine nous échappe. Un acte du 6 août 1726, nous apprend en effet que « la place du troisième chirurgien juré du Magistrat se trouvait vacante par la mort de maître Adrien *Alexandre* qui la remplissoit » [2]. Le Magistrat la conféra à Philippe-Joseph *Guffroy*, fils de Jean-François, possesseur des deux charges.

En cette même année, Jean-François *Guffroy* céda l'une de ces deux charges à Pierre *Laurent*. Celui-ci, à la mort de *Guffroy*, en 1729, demanda la réunion des deux charges à son profit, mais le Magistrat, se souvenant que ce chirurgien avait naguère « insinué qu'il convenoit pour le bien public que les deux charges de chirurgiens jurés auroient esté exercées par deux chirurgiens », ne donna point suite à la requête de *Laurent* ; elle le maintint comme premier chirurgien, et confia la seconde charge à Jacques *Flahault* et la troisième à *Guffroy* fils [3].

Cette décision contribua sans doute à refroidir le zèle de *Laurent* qui, en 1727, lui avait valu une gratification de 100 florins [4]. En 1730, le Magistrat, s'étant

1. Documents, nº 188.
2. Documents, nº 194.
3. Documents, nº 205.
4. Documents, nº 198.

aperçu que *Laurent* ne faisait plus ses leçons d'anatomie, résolut de l'obliger à donner sa démission [1] ; il nomma *Flahault* premier chirurgien-juré, et donna la seconde charge à *Guffroy* fils [2]. En 1734, à la mort de *Flahault*, sa charge fut concédée à François-Joseph *Dubois*, « à charge que la veuve dudit *Flahault* profiteroit pendant sa vie de la moitié de tous les émoluments dudit office et qu'à sa mort *Dubois* rembourseroit aux héritiers d'icelle la somme de 2.420 livres de France, finance dudit office » [3].

Le 30 avril 1737, les appointements des chirurgiens jurés furent augmentés de 150 florins par an, chacun par moitié à charge de donner leurs soins aux malades du « lieu de santé » d'Esquermes.

Avons délibéré qu'à l'avenir et à commencer dudit jour ils auront ensemble 150 florins par année, à charge et à condition de se rendre, par l'un d'eux, trois fois la semaine aux jours et heures dont on conviendra avec les directeurs et médecins de ladite maison, d'y envoier tous les jours un de leurs garçons le plus expérimenté, d'y raser exactement tous les mois et plus souvent s'il est nécessaire les têtes des enfans et les panser et les guérir de tous les maux dont ils pourront être attaqués, et de faire tous les mois, conjointement avec le médecin et dans les temps qu'ils en seront requis par les directeurs, une visite générale de tous les enfans pour reconnoître s'ils n'ont point de maux dangereux et sujets à communication [4].

A la mort du chirurgien *Dubois*, sa charge passa, par nomination du 26 février 1739, à Claude *Vincent* [5]. En 1761, celui-ci tomba dans l'infirmité et la misère ; il dut vendre ses meubles et se retirer chez les Bons-Fils et demanda au Magistrat de payer sa pension

1. Documents, n° 207.
2. Documents, n° 209.
3. Documents, n° 213.
4. Documents, n° 220.
5. Documents, n° 222.

« le reste de sa vie » en cette maison[1]. Il mourut peu de temps après, antérieurement au mois d'avril 1762[2].

Le Magistrat saisit l'occasion qui lui était ainsi offerte pour « rembourser la finance de la charge » aux héritiers de *Vincent*, et, deux ans plus tard, au décès du sieur *Guffroy*, le 4 avril 1764, il en agit de même pour le dernier office de chirurgien juré. En conséquence il nomma « seul chirurgien juré » Laurent-Lambert *Prévost*, aux appointements annuels de 240 florins, outre les droits spéciaux[3].

En 1783, Mathias-Joseph *Tilman* posa sa candidature à la succession de *Prévost* : « Il a eu, dit-il dans sa requête, le malheur de perdre son épouse qui lui a laissé dix enfans ; que pour leur donner du pain et de l'éducation, il en coûte ; quoiqu'il se donne toutes les peines possibles, ce ne suffit pas et n'empêche qu'il ait son très humble recours à vous, Messieurs, pour qu'il vous plaise le nommer chirurgien juré aux rapports et lui accorder l'adjonction et la survivance de la place que M. *Prévost*, chirurgien juré, possède. Le suppliant promet rendre service audit *Prévost* gratuitement en cas de maladie, toutes les fois qu'il sera requis et jusqu'à sa mort ».

De son côté, *Prévost* témoignait « toute la satisfaction qu'il auroit d'avoir un adjoint ou survivancier tel que le suppliant dont il connoit la science et l'expérience, et même déclarant au surplus, que s'il vous étoit agréable, il seroit fort aise de l'instruire sur les objets relatifs audit état, prenant lui-même à tâche de l'obliger autant qu'il sera en son pouvoir, en considération de

---

1. Documents, nº 392.
2. Documents, nº 393.
3. Documents, nºs 393, 394, 420.

sa nombreuse famille et de l'intégrité avec laquelle il s'est prêté dans toutes les occasions à rendre service au public et surtout aux pauvres avec une générosité qui n'a pas d'exemple ». Le Magistrat accorda donc à *Tilman* la survivance de l'office de chirurgien juré, « à condition qu'il ne pourroit exiger à la charge de la ville aucuns salaires ou honoraires pour raison de ses services pendant la vie du sieur *Prévost* »[1].

Casuel des chirurgiens-jurés ; intervention du Magistrat. — L'office des chirurgiens jurés était fort recherché ; on le comprendra aisément si l'on constate qu'indépendamment de leurs émoluments fixes, un casuel assez important leur revenait en raison de leurs fonctions annexes.

Il faut d'abord mentionner l'exemption dont ils jouissaient pour 12 rasières de grain par an[2], et surtout les honoraires qu'ils recevaient pour leurs visites dans les maisons à la charge de la ville. Ces honoraires étaient fixés à 10 patars par visite, mais les chirurgiens jurés, en multipliant ces visites, arrivaient à se créer un « honnête revenu ». On en jugera par le document suivant :

État des visites d'office, saignés, pansemens, faits par Philippe-Joseph *Guffroy*, premier chirurgien juré de MM. du Magistrat de cette ville de Lille, tant aux Sœurs de la Magdelaine, Bons-Fils, Tour Saint-Pierre, Petit-Hôtel, Maison de correction et autres lieux, depuis le 1er novembre 1748 jusqu'au 1er du may 1749.

Pour avoir rasé, testonné, coupé les ongles aux insensés de la Tour Saint-Pierre .... 15 florins

Pour avoir fait une visite d'office au nommé Lebrun, cabaretier au Cheval Royal.......................... 3 florins

A reporter.

1. Documents, nos 525 à 527.
2. Documents, no 188.

Report.........	18 florins
Pour avoir été récoller à l'hôtel de ville pour ledit Lebrun	6 florins
Pour avoir fait aux Sœurs de la Magdelaine quatre cens quatre vingt visites..................................	240 florins
Pour avoir fait aux Bons-Fils deux cens cinquante visites	125 florins
Pour avoir fait à la Tour Saint-Pierre cinquante visites..	25 florins
Pour avoir fait à la prison de cette ville cent visites.......	50 florins
Pour avoir fait à la Maison de Correction dix visites......	5 florins
Total	469 florins [1]

Il y avait réellement « abus de visites » : 890 en six mois, soit 150 par mois, en d'autres termes 5 par jour. Aux Sœurs de La Madeleine, 80 visites par mois !

Le Magistrat s'aperçut de cet abus, qui d'ailleurs était également en usage chez les médecins de la ville ; il jugea, non sans motif, que « cela auroit pu occasionner dans la suite des dépenses très fortes à l'administration ». Le 23 octobre 1750, il décida que désormais les médecins et chirurgiens jurés présenteraient leurs états de visites chaque mois « lesquels devroient être détaillées par jour et date en y exprimant aussy les noms de chaque personne qu'ils auroient visité, pansé ou saigné, et qu'ils ne pourroient aussi se transporter dans aucune de ces maisons autrement qu'à la réquisition des supérieurs d'icelles, qui certifieroient la réalité de leurs visites et de les avoir fait appeller pour tout ce qui seroit repris dans leurs susdits états de chaque mois » [2].

Cette mesure fut insuffisante. Le 18 juillet 1761, le Magistrat dut édicter un règlement plus sévère :

Il sera mis par le greffier criminel ès mains du directeur du quartier fort des Bons-Fils, de la directrice des insensées aux sœurs de la Madeleine, et des concierges du petit-hôtel et de la maison de correc-

1. A. C. L., carton 1275, dossier 15.
2. Documents, nº 270.

tion, un certain nombre de cartes imprimées sous leurs récépissés respectifs. Lesdittes cartes contiendront le nom de la maison à laquelle lesdits directeurs, directrices et concierges sont préposés ; elles seront marquées d'un M pour le médecin et d'un C pour le chirurgien et seront signées par le greffier criminel. Lesdits directeurs, directrices et concierges délivreront aux médecins et chirurgiens jurés de cette ville une desdites cartes pour chaque visite et pansement qu'ils feront à leur réquisition, et tous les mois lesdites cartes seront rapportées par lesdits médecins et chirurgiens jurés aux directeurs, directrices et concierges qui leur délivreront un certificat conforme au modèle cy joint contenant que lesdits médecins et chirurgiens leurs ont remis le nombre de tant de cartes pour pareil nombre de visites et pansemens faits pendant tel mois à leur réquisition, et, à l'avenir, il ne sera dépêché aucune ordonnance sur le trésorier que sur le vû desdits certificats que lesdits médecins et chirurgiens jurés rapporteront au greffe criminel [1].

L'année suivante, on préféra supprimer ces états de visites et les remplacer par une rétribution fixe de 150 florins par semestre [2].

Rapports des chirurgiens jurés. — Pour clore ce chapitre, il nous paraît intéressant de reproduire deux spécimens de rapports de chirurgiens jurés.

Le premier concerne un noyé :

Nous, Me Jacques-François-Marie Hubert, conseiller médecin ordinaire du Roi, et Laurent-Lambert *Prévost*, chirurgien, tous deux jurés de cette ville de Lille, ensuite de notre serment d'office, et du réquisitoire de Monsieur le prévôt, nous nous sommes transportés au faux-bourg de Notre-Dame, au cabaret qui a pour enseigne le Beau-Jardin, à effet d'y visiter le cadavre du nommé Estienne C....., âgé environ de quarante ans, tinturier de son métier, que nous avons trouvé dans la cour étendu sur une échelle posée sur une table, où on nous a dit avoir été tiré de l'eau quelques heures auparavant ; après l'avoir fait déshabiller, nous avons bien et dûment examiné toutes les parties de son corps, auxquelles nous n'avons trouvé aucuns coups, ni playes, ni contusions, mais bien les signes d'un homme qui a été suffoqué dans l'eau, tels que la face livide, le nés morveu, la langue entre les dents, le ventre tendu, les doigts crochés, ce qui nous fait

1. Documents, n° 390.
2. Documents, n° 394.

connoître que le susdit Estienne C..... n'est mort que par son séjour dans l'eau.

Ce que nous certifions véritable, en foi de quoi nous avons signé le présent raport. A Lille, ce vingt-trois juillet mil sept cent soixante et onze. — HUBERT. — PRÉVOST [1].

Le second rapport est une expertise demandée aux jurés au sujet d'une personne que l'on prétendait atteinte d'aliénation mentale :

L'an mil sept cent soixante-dix-neuf, le onze de juillet, dix heures et demie du matin, nous, Jacques-François-Marie Hubert, conseiller-médecin ordinaire du Roi des ville de Lille et dépendances, et Laurent-Lambert *Prévost*, maître en chirurgie de la même ville, tous deux médecin et chirurgien jurés de ladite ville, en vertu de l'ordonnance de Messieurs les échevins de la susdite ville de Lille, en date du dix du présent, nous nous sommes transportés à la rue de Sainte-Catherine, en la maison du sieur Toissonnier, receveur de la poste aux lettres, à effet de voir, visiter et examiner damoiselle Lucie-Alexandrine D....., âgée de vingt-huit ans ou environ, et de constater son état ; après avoir observé son maintien, ses gestes, le mouvement de ses yeux, avoir touché son pouls, lui avoir fait beaucoup d'interrogations et reçu ses réponses, nous avons reconnu, malgré une grande timidité qui paroît lui être naturelle, du bon sens et de la raison, ayant répondu pertinemment à toutes les demandes et à toutes les propositions que nous lui avons faites et ayant judicieusement démêlé celles qui étoient obscures ou équivoques ; c'est pourquoi nous jugeons que ladite damoiselle Lucie-Alexandrine D..... est raisonnable et n'a aucune aliénation ou altération d'esprit, ce qui nous a été bien prouvé pendant tous le tems que nous avons conversé avec elle.

En foi de quoi nous avons dressé le présent rapport que nous affirmons sincère et véritable pour servir et valoir en justice.

Le jour, mois et an que dessus.

HUBERT. L.-L. PRÉVOST [1].

En terminant, nous donnons, par ordre chronologique, la liste des chirurgiens-jurés de la ville telle que nous avons pu la former d'après les documents consultés :

1360. — Jehan *de Renty*.
1372. — Michel *de Renty*.

---

1. A. C. L., cartons Gentil, n° 108.
1. Ibidem.

1390-1391. — Jacques *du Dain*.
1390-1400. — Pierre *Crauwe*.
1400. — Jehan *du Bos* dit *Caignon*.
1402. — Robert *du Bos* dit *Caignon*.
1402. — Michel *Crauwe*.
1428-1472. — Jehan *de Froidmont*.
1429. — Nicolas *de le Blonde*.
1451. — Jehan *Le Vasseur*.
1461. — Jehan *Le Cocq*.
1461. — Mathieu *Tangre*.
1461. — Jehan *Thiébault*.
1466. — Jehan *Le Bols*.
1468. — Jehan *Lepotes*.
1469. — Piat *Deleruyelle*.
1470-1473. — Baudouin *Parent*.
1692. — *Lefebvre*.
1713-1734. — Jacques *Flahault*.
1721-1730. — Jean-François *Guffroy*.
1721. — Louis *Dirat*.
1725-1726. — Adrien *Alexandre*.
1726-1764. — Pierre *Laurent*.
1729. — Philippe-Joseph *Guffroy*.
1734-1739. — François-Joseph *Dubois*.
1739-1762. — Claude-Joseph *Vincent*.
1764-1783. — Laurent-Lambert *Prévost*.
1784. — Mathias-Joseph *Tilman*.

CHAPITRE XI

LES CHIRURGIENS DES PAUVRES ET DES HOPITAUX CIVILS

Les chirurgiens des pauvres. — Les chirurgiens de peste. — Les chirurgiens des hôpitaux civils : Hôpital Saint-Sauveur ; Hôpital Comtesse ; Hôpital Saint-Joseph ; autres hôpitaux ; Hôpital général. — Le chirurgien des pauvres de la Chatellenie ; demande de libre choix par les pauvres.

« De toutes les manières de soulager les pauvres, il en est une qui devait attirer bien vite l'attention de nos généreux ancêtres. A côté de la masse des indigents pour qui les secours en pain ou en vêtements suffisaient, se trouvaient en effet, au Moyen Age comme de nos jours, les malades pauvres qui réclamaient des soins particuliers. Il fallait leur assurer l'intervention du médecin ou du chirurgien, et leur procurer les remèdes qui pouvaient leur être nécessaires. Nos aïeux connaissaient l'histoire du bon Samaritain et savaient mettre à profit la leçon que leur donnait cet illustre patron de la médecine chrétienne. *Appropians alligavit vulnera ejus, infundens oleum et vinum.* »[1]

Les chirurgiens des pauvres. — Les premières mentions que nous ayons rencontrées ne remontent guère qu'à la seconde moitié du xive siècle, mais nous

1. Dr Faidherbe, *Les médecins des pauvres et la santé publique en Flandre*, p. 3 (Roubaix, 1887).

Planche VIII. — Page 207.

Le bon Samaritain

Gravure extraite des : *Adnotationes et meditationes in evangelia........ auctore Hieronymo* Natali, *societatis Jesu theologo.*

(Anvers, Plantin, 1607).

CHAPITRE XI

LES CHIRURGIENS DES PAUVRES ET DES HÔPITAUX CIVILS

LES CHIRURGIENS DES PAUVRES. — LES CHIRURGIENS DE PESTE. — LES CHIRURGIENS DES HÔPITAUX CIVILS : HÔPITAL SAINT-SAUVEUR ; HÔPITAL COMTESSE ; HÔPITAL SAINT-JOSEPH ; AUTRES HÔPITAUX ; HÔPITAL GÉNÉRAL ; [illegible] DES PAUVRES DE LA CHATELLENIE ; DEMANDE DE LIBRE CHOIX PAR LES PAUVRES.

« De toutes les manières de soulager les pauvres, il en est une qui devait attirer bien vite l'attention de nos généreux ancêtres. A côté de la masse des indigents [illegible] se trouvaient en effet, au Moyen Age comme de nos jours, [illegible] des soins [illegible] l'intervention du médecin ou du chirurgien, et leur procurer les remèdes qui pouvaient leur être nécessaires. Nos aïeux connaissaient l'histoire du bon Samaritain et savaient mettre à profit la leçon que leur donnait cet illustre patron de la médecine chrétienne. *Appropians alligavit vulnera ejus, infundens oleum et vinum.* »[1]

LES CHIRURGIENS DES PAUVRES. — Les premières mentions que nous ayons rencontrées ne remontent guère qu'à la seconde moitié du XIVe siècle, mais nous

1. Dr FAIDHERBE, *Les médecins des pauvres et la santé publique en Flandre*, p. 8 (Roubaix, 1887).

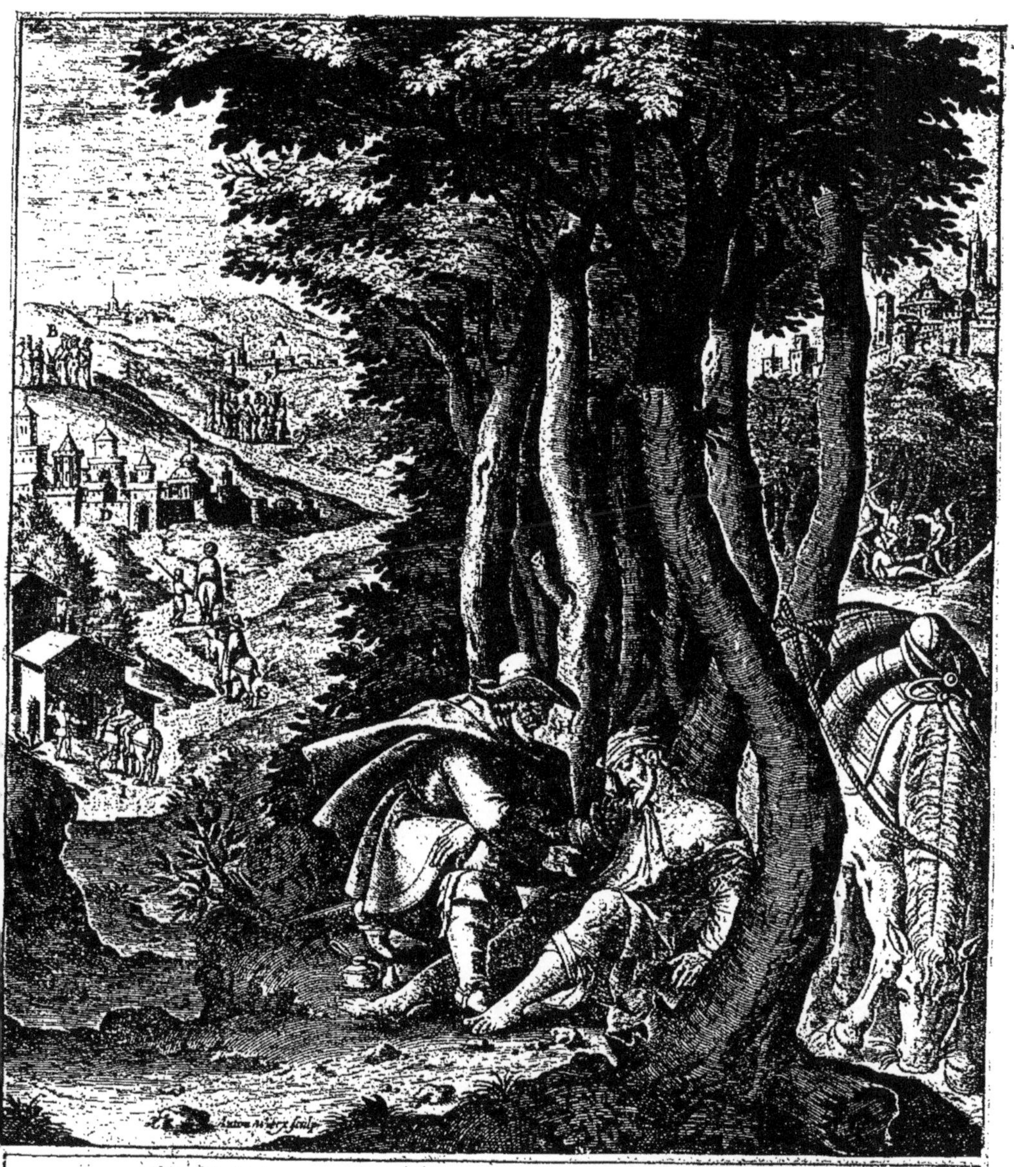

A. *Capharnaum: vbi Legis peritus tentat* IESVM.
B. *Reges & Prophetæ, qui desiderarunt videre, quæ discipuli videbant, & non viderunt.*
C. *Hierusalem ad occidentem.*
D. *Hiericus ad orientem: in medio spatio montes Dommim, vbi viator incidit in latrones.*
E. *Adoriuntur viatorem latrones, spoliant, vulnerant, & semiuiuo relicto abeunt.*
F. *Præterit miserum hominem Sacerdos, illac iter faciens.*
G. *Similiter Leuita.*
H. *Samaritanus autem videns, venit ad eum, alligat vulnera eius, &c.*
I. *Impositum iumento ducit in stabulum.*

avons la conviction que bien avant cette époque les pauvres ne demeuraient pas étrangers, sous ce rapport, à la sollicitude du Magistrat.

En 1363, le compte de la ville mentionne une « courtoisie de V frans de 4 l. 8 s. 4 d. » accordée à maître Mikiel *Pourpointe* pour « plusieurs cures et garisons par lui faites ces années, au commant d'eschevins, à plusieurs povres personnes de le ville »[1].

Les comptes suivants contiennent des mentions analogues.

1364. — A mestre Mikiel *de Renty*, donné en courtoisie pour plusieurs cures et garizons par lui fetes à plusieurs boines gens de le ville, II francs de XXXV sols [2].

1372. — A mestre Mikiel *de Renty*, surgiien, pour pluseurs cures et garisons par lui fetes ou dit an à pluseurs povres gens de le ville, sans avoir eut aucun sallare et en rémunération de se pencion dudit an, donnet pour tout ce en courtoisie, considéré se boine diligence, kierge et travail plus que ès ans par avant né avoit heu, LX sols [3].

Citons encore une nomination de chirurgien des pauvres, datée du 27 juillet 1587 :

Le XXVIIe de juillet 1587, sur ce que maistre Grégoire *Boidin*, chirurgien, a remonstré à Messieurs en plaine halle qu'il est journellement requis et sollicité de plusieurs povres personnes entachées de cloux et aultres playes et ulchères de leur délivrer droghues et médicamens ad ce convenables, que touttefois elles ne ont moyen de payer pour la misère et calamité du temps et pour estre desneuées de tous biens, mesdicts sieurs ont, pour éviter aux inconvéniens tant de maladie et infection contagieuse que aultre qui polroient survenir à faulte de par lesdictes povres personnes estre assistées en ce que dessus, ordonnez et ordonnent audict *Boidin* de faire et prester ladicte assistence ausdictes povres personnes, en tenant note de touttes droghes et médicamens que pour ce il leur délivrera, et les povres personnes dont il ne aura receu quelque payement, pour luy en faire faire payement et satisfaction par l'argentier de ceste ville selon que tel cas a esté aultreffoys faict et practicqué [4].

---

1. Documents, n° 4.
2. Documents, n° 5.
3. Documents, n° 8.
4. Documents, n° 62.

Peut-être le chirurgien *Boidin* avait-il l'âme trop charitable et dispensait-il ses soins et ses drogues à des malades « non pauvres » et possédant les ressources nécessaires pour acquitter les frais de maladies ou d'accidents ? Toujours est-il que dès l'année suivante le Magistrat lui fit savoir que dorénavant il ne lui serait plus rien payé pour les cures qu'il ferait « sauf charge expresse par Messieurs »[1].

Le Magistrat ne se bornait pas à assurer aux pauvres les soins généraux ; il mettait même à leur disposition les « spécialistes » nécessaires pour certaines affections particulières.

En 1595, il donne commission à Jehan *Dumarés*, chirurgien, « de doresnavant tailler les pauvres personnes entachées de la pierre ». Les honoraires sont fixés à 12 livres parisis pour chaque opération[2]. En 1721, il accorde 36 florins à Jacques *Leclercq* dit Mamet, « par forme de dédommagement des remèdes qu'il a fournis gratis aux pauvres » atteints du scorbut[3]. En 1725, une pension de 200 florins est concédée à Marie-Jeanne *Mahieu* pour panser les pauvres affectés de hernies « gratuitement et sans les rebuter, à peine de révocation »[4]. En 1728, le Magistrat pensionne un « paucheur » d'Artois, pour se transporter à Lille « les premiers mercredis de chaque mois et travailler gratis en faveur des pauvres qui se présenteront de la part de Messieurs »[5].

Nous pourrions multiplier ces exemples, très nombreux dans nos archives, mais c'en est assez pour

---

1. Documents, n° 63.
2. Documents, n° 67.
3. Documents, n° 187.
4. Documents, n° 191.
5. Documents, n° 201.

donner une idée exacte de la sollicitude de notre Magistrat envers les pauvres de la ville.

Les chirurgiens eux-mêmes comprenaient et savaient pratiquer les devoirs de la charité chrétienne. En 1684, dans leur projet d'établissement d'une chambre chirurgicale, ils insèrent ces touchants articles :

Lesdits maistres de la chambre s'obligeront de servir tous les pauvres qui sont ausmosnez et à la charge de la Bourse commune gratis et pour Dieu, mesme fourniront tous onguens et médicamens topiques ordinaires sans en tirer profit.

Auquel effect ils feront un répartissement et diviseront toutes les rues en 20 ou 30 quartiers, assignant pour les commoditez des pauvres les chirurgiens plus voisins de leurs maisons ou demeures ; de quoy il se fera un règlement d'un accord mutuel avec ministres généraux et particuliers, afin qu'ils envoyent les pauvres à qui il appartiendra.

A charge pourtant que les pauvres apporteront un billet des docteurs du quartier où ils feront leur résidence, et signé d'un ministre général ou particulier de leur paroisse, et ne seront tenus lesdits maistres de servir à la peste, vérole, scabie ou lèpre.

Ces engagement charitable n'était évidemment imposé à aucun des maîtres chirurgiens ; disons à la louange de leur corporation, que la plupart d'entre eux s'y obligèrent, puisque l'acte fut revêtu de vingt et une signatures.

De leur côté les ministres généraux de la Bourse commune des pauvres se déclarèrent fort heureux de ce projet :

Il y a, disaient-ils, grande apparence que la Bourse commune en sera bénéficiée d'environ cent patacons par an qui se donnent ordinairement aux chirurgiens quy sont employez à la cure des pauvres ; outre qu'à raison qu'il y a grand nombre de chirurgiens espars par toute la ville, il y a très grande apparence que les pauvres en seront beaucoup plus promptement et diligemment serviz qu'ils n'ont esté jusques à présent ; attendu qu'ils offrent d'assigner à chaque canton de ceste ville l'un des plus experts et mieux versez d'entre eux avec un moins expert afin qu'ils puissent s'entreayder ès cures difficiles, soubs trois florins d'amende applicable à la Bourse commune [1].

---

1. Documents, n° 101 à 103.

L'article XXVIII du projet de règlement de la Société ou Académie de chirurgie, élaboré en 1751, est inspiré par la même pensée de charité. « Tous les premiers mercredis du mois, les membres de la Société s'assembleront aux Récollets pour entendre la messe, après laquelle ils visiteront les pauvres infirmes de maladies chirurgicales, en leur donnant leurs avis gratuitement »[1].

Au XVIIIe siècle, la Bourse commune des pauvres versait une rétribution ou indemnité annuelle aux médecins et aux chirurgiens que les pauvriseurs désignaient pour le service des pauvres. Voici, par paroisses, les noms des chirurgiens que nous avons relevés dans la série, malheureusement fort incomplète, des comptes de la Bourse commune[2].

Saint-Étienne : *Théry*, 1754 ; *Dupont*, 1774-1794.

Saint-Pierre : *Vincent*, 1754 ; *Pionnier*, 1774-1794.

Saint-Maurice : *Vandergracht*, 1754-1782 ; *Tilman*, 1782-1794.

Saint-Sauveur : *Brulois*, 1754-1790 ; *Marchand*, 1790-1793 ; *Hévin*, 1793 ; veuve *Hévin*, 1794.

Sainte-Marie-Madeleine : *Sauvage*, 1754 ; *Quittez*, 1774-1792 ; *Ducret*, 1793-1794.

Saint-André : *Pionnier*, 1754 ; Veuve *Pionnier*, 1774-1794.

Sainte-Catherine : *Guffroy*, 1754 ; *Vandekère*, 1774-1781 ; veuve *Vandekère*, 1781-1789 ; *Cuvelier*, 1790-1794.

Les chirurgiens de peste. — On sait que la peste fit de fréquentes apparitions à Lille du XIe au XVIIIe siècle. Nous n'avons pas à nous étendre sur ce

---

1. Documents, n° 274.
2. A. C. L. Les comptes de 1755 à 1773 manquent.

sujet déjà traité, au moins partiellement, par divers auteurs [1]. Nous nous bornerons à donner ici ce qui concerne spécialement les chirurgiens appelés à se consacrer au secours des malheureux atteints de la contagion [2].

Aux XVe et XVIe siècles et même plus tard encore, le grand remède employé contre la peste était la saignée. Or, la saignée étant alors le privilège des barbiers-chirurgiens, on comprend aisément que les nominations de chirurgiens de peste se rencontrent en assez grand nombre dans les documents de nos archives.

La plus ancienne que nous ayons trouvée porte la date du 10 septembre 1493.

Le Xe jour de septembre, l'an mil IIII^{c} IIII^{xx} treize, Micquiel *Lefevre*, barbieur, fut par eschevins de Lille receu à saynier les personnes infectéez de pestilence en Lille et se emprinst de ce faire bien et deuement du povre et du riche; moiennant qu'il doit avoir comptant XXIIII livres parisis monnaie de Flandres pour son sallaire du premier mois. Item doit avoir au boult du second mois, se il servoit, autres XII livres, et ainsi de mois en mois XII livres. Et quand lesdicts eschevins vouldront renunchier à ladicte retenue, comme faire pourront quant bon leur semblera, se seront-ilz tenus de paier le mois entamé et ung mois après icellui mois entamé, et se seront tenus de paier le louage d'une maison que ledict Micquiel sera tenu de trouver en rue foraine propice à faire lesdictes sayniées [3].

En 1514, « pour grand doute de la peste et que en aucunes maisons il y avoit eu des gens trépassés et aucuns malades », les échevins engagèrent Jacques

---

1. Citons notamment : Dr Caplet, *La peste à Lille au XVIIe siècle* (Lille, 1898). — Delille (Debièvre), *Médecins lillois au temps passé*, 2e partie (Lille, 1893). — De Vilmarest, *Lille pendant la peste de 1667* (Lille, 1887) ; *Pestes à Lille ; le riez de Canteleu* (Lille, 1894). — L. Quarré-Reybourbon, *La peste à Lille en 1667 et la confrérie des charitables de Saint-Éloi de Béthune* (Lille, 1900). — Scrive-Bertin, *L'hygiène publique à Lille à partir de la Renaissance* (Lille, 1886), etc.

2. Voir la notice que nous avons consacrée aux *Chapelains de peste à Lille*, dans le *Bulletin de la Société d'études*, t. XVI, p. 65.

3. Documents, n° 33.

de Crépieul, maître chirurgien, « pour saigner le peuple de la maladie contagieuse ». Ils lui allouèrent des « gages » de 60 livres par an et l'autorisèrent à percevoir « sur chacun manouvrier serviteur et mesquines, VI sols ; sur les gens de mestier, XX sols ; sur les bourgeois et marchans XL sols. Et s'y prendera avecq ce que l'on lui voldra donner amiablement ». De plus, le Magistrat lui accordait une maison « sans en païer louage » durant la peste et six semaines après. Enfin une « retraite » lui était promise. « Et quant il ne sera en estat et puissant de saignier aura à la ville la valleur et revenue tel que a ung prouvendé à l'un des hospitaulx de la ville, ou lui baillier et donner ung pain »[1].

Le 18 septembre 1572, maître Jehan *Pottier*, chirurgien, est « retenu » par la ville pour le service des pestiférés, aux gages de 16 patars par jour et d'un lot de vin par semaine. On lui remet en outre 72 livres « pour une fois à son entrée, à charge de faire une robe partie de rouge et blanc ». Enfin on lui assure une pension de deux patars par jour sa vie durante. De son côté, *Pottier* s'engageait, durant le temps de peste et trois mois après, à ne point tenir boutique ouverte et à ne point communiquer avec les non infectés[2].

Et sera tenu de bien et diligament servir et assister ausdits infectez, sans rien pooir avoir de sallaires pour seignies et visitations desdicts infectez qui seroient nouris et entretenus à la cherge de la Bourse des povres, et que pour les aultres infectez il auera et prendera seullement si comme d'aultres povres honnestes gens six patars et de chascun qui sont aisez douze patars ; et chascun bien et diligament assister sans aulcun refus, et après ladicte peste cessée, sy aultre inconvénient de peste survenoit cy après, sera tenu pareillement servir moïennant pareil sallaire, sans augmentation desdicts deux patars par jour et à condition que se il estoit trouvé déffailli ès cas que

1. Documents, nº 34.
2. Documents, nº 56.

dessus ou en aulcuns d'iceulx que il sera privé de l'effect dudict marchié.

Les mêmes conditions sont imposées, le 11 août 1575, au chirurgien Gilles *du Marez*[1] et le 11 juillet 1576 à Allard *Solier*. Mais ce dernier, résidant à Ysenghien, ne connaissait que la langue flamande ; aussi lui imposa-t-on l'obligation d'avoir avec lui « quelque personne sçachant le langaige franchois ». Solier avait-il promis de se rendre maître de l'épidémie assez rapidement ? La clause finale de son contrat semble l'indiquer. « Si ledict Allard faisoit tant et si bons debvoirs que, endedans quatre mois prochains, ladicte ville fût nettoyée et purgée de ladicte maladie, lui sera payé 50 florins carolus pour pot de vin.[2] »

Les chirurgiens de peste étaient logés dans la tour Martin, sur le rempart, entre la porte de Courtrai et la porte des Reignaux[3].

Ajoutons qu'avant d'être agréés par le Magistrat, ils devaient être examinés et « trouvés idoines » par les médecins qui leur en délivraient un certificat. En voici un exemple :

Nous soubsignés, docteurs en médecine, attestons que cejourd'huy 24e de juillet 1625, avons sérieusement examiné Me Jan *le Febvre* touchant la capacité pour exercer l'art et opération de chirurgien pestiféré. Et premièrement l'avons trouvé avoir la main assez ferme sans trembler, le jugeans idoine de pouvoir servir de ses mains pour exercer les opérations manuelles. La vue encore assez bonne pour son eâge approchant à la vieillesse et quelque déclination de nature aiant nécessité des lunettes pour avoir vision meilleure, n'estant chose nouvelle de faire très bien ses fonctions avec tel instrument, présupposant qu'il fera bon service à MM. du Magistrat comme il at fait autrefois, estant habitué à la contagion et à la virulence pestilentielle.

Tesmoing : Charles Lespillet. — D. Herreng[4].

---

1. Documents, nº 58.
2. Documents, nº 59.
3. Documents, nº 64.
4. Caplet, *La peste à Lille au* XVIIe *siècle*, p. 64 (Lille, 1898).

Nous avons aussi trouvé dans les Archives les nominations comme chirurgiens de peste, de Grégoire *Boidin*, le 20 septembre 1576 [1], de Laurent *Boidin* et d'Étienne *Labbe*, le 11 octobre 1596 [2], de Jehan *de le Tombe*, le 11 juillet 1597 [3]. Ce dernier mourut peu de temps après, et fut remplacé, le 12 août 1597, par Jean *Dumarez* [4], qui prit une seconde fois ce service le 5 juillet 1603 [5]. Citons encore Jehan *de Lusigny*, le 3 juin 1604 ; Louis *Ferret*, le 17 juillet 1604 ; Jacques *Destevene*, le 3 mars 1617 [6] ; Luc *Duriez*, le 12 mai et Jean *Lefebvre*, le 1er juin 1617 [7].

Pour l'épidémie de 1635, le Magistrat nomma A. *Van Stienworde* qui entra en infection le 5 septembre et succomba le 29 du même mois. Son successseur, François *Desmaretz*, prit ses fonctions le lendemain et succomba, lui aussi, le 14 octobre, après quatorze jours de service. Il fut remplacé par Jean *Durieu*, chirurgien de Béthune. En 1666, la peste fit une dernière apparition à Lille ; les chirurgiens nommés par le Magistrat furent Firmin *Malequin*, *Cocquillier* et Jean *du Maretz*.

C'est à dessein que nous avans cité tous ces noms. « On ne peut, en vérité, dit le docteur Caplet, se défendre d'un mouvement d'admiration pour tous ces chirurgiens, dont plus d'un tomba victime de l'épidémie, médiocres savants peut-être, mais braves gens qui entraient en infection comme des soldats vont au feu,

---

1. Documents, nº 60.
2. Documents, nºˢ 68 à 70.
3. Documents, nº 72.
4. Documents, nº 73.
5. Documents, nº 76.
6. Le Magistrat donna à ces deux derniers une demeure dans la rue des Sahuteaux.
7. Ils furent logés dans une demeure « sur la porte de Saint-Sauveur ».

et savaient mourir pour l'accomplissement du devoir professionnel »[1].

Pour être complet, ajoutons encore qu'indépendamment des chirurgiens, le Magistrat engageait aussi des sages-femmes et des nourrices ou « mères aleresses » pour le service des pestiférés [2].

Les chirurgiens des hôpitaux civils. — Il nous a paru nécessaire de consacrer un chapitre spécial aux chirurgiens d'armée, et dans ce chapitre nous aurons à parler des hôpitaux militaires de Lille. Nous ne nous occuperons donc ici que des seuls hôpitaux civils de Lille.

Hôpital Saint-Sauveur. — C'est le plus ancien établissement de ce genre à Lille, si l'on excepte le petit hôpital Saint-Jean, situé sur l'emplacement du lycée actuel et que la Comtesse Jeanne remplaça par sa fondation de Saint-Sauveur.

Pendant plus de quatre siècles, le service médical et chirurgical de cette maison fut, à vrai dire, assez rudimentaire ; il ne comprenait qu'un seul médecin qui recevait chaque année comme honoraires trois rasières de blé.

Par testament du 10 mars 1668, Catherine Berthe, veuve de Denis Herreng, docteur en médecine, voulut remédier à cet état de chose et fit don à l'hôpital d'une rente de 3.000 florins destinée à rétribuer convenablement un médecin et un chirurgien.

Item, je donne à l'hospital de Saint-Sauveur une cédule portant en capital trois mil florins et cent cinquante en cours, affectée sur la

---

1. Dr Caplet, *La peste au* XVIIe *siècle, à Lille*, p. 101.

2. Voir notre étude spéciale : *Un chapitre de l'histoire de la chirurgie à Lille. Les accouchements*, p. 9. (Lille, 1910).

province de la Compagnie de Jésus, en date du seizième de décembre 1639, pour en jouir depuis le jour de mon trespas avec les arrérages quy se retrouveront lors, à charge pourtant d'avoir un docteur et un chirurgien gagez pour les service et assistence des pauvres malades et blessez qui se trouveront en cedit lieu, à quy on fournira pareillement les médecines et médicamens nécessaires au recouvrement de leur santé. J'entends et veux que ces médecines soient prinses de mon cousin Hachin et non d'autres. A charge encore de faire célébrer un obit tous les ans, et ainsi à toujours et à perpétuité pour le repos de mon âme et de mes parens. Je le charge de surplus à faire célébrer toutes les semaines deux messes et ce à perpétuité, l'une en la chapelle du jardin, l'autre en leur église, pour les pauvres qui seront décédés audit hospital. S'il arrivoit toutefois que quelqu'un ou quelqu'une vînt à décéder la semaine que ces messes se célébreront, elles luy seront appliquées toutes deux ; que sy plusieurs venoient à mourir la mesme semaine, elles se diront toutes deux conjointement pour les mesmes ensemble, les continuant les semaines suivant jusques à ce qu'un chacun ou chacune ait ses deux messes. De plus, je veux qu'en cas de rembours du capital de ladite cédule, il soit remploïé en une autre rente bonne et vaillable et ce tout autant de fois qu'on viendra à le rembourser. Et afin que cette mienne volonté soit bien establie et exécutée avec fermeté, j'entend et veux que les Supérieures et Religieuses dudit hospital promettent et s'obligent par contrat envers mes héritiers d'accomplir et entretenir à perpétuité tout ce que dessus. Je donne encore audit hospital quarante florins une fois, à charge d'un service solennel en leur église, qui serviront tout ensemble à une récréation tant aux religieuses qu'aux malades le jour de mon service.

Au reste, je ne veux point que les administrateurs ou receveur dudit hospital aient l'administration ou la recepte de ladite cédule, ny de son revenu, non plus que des quarante florins donnés pour le jour de mon service, ains la Dame prieure seulement avecq ses religieuses, recommandant mon âme à leurs bonnes prières [1]. »

Désormais les appointements du médecin et du chirurgien furent portés à 50 livres chacun, indépendamment des trois rasières de blé qui constituaient la pension primitive. Plus tard, vers la fin du XVIIIe siècle, on éleva ce traitement à 150 florins ; au début du nouveau régime on le fixa à 375 francs.

Il ne nous a pas été possible de dresser la liste complète des chirurgiens qui se succédèrent à l'hôpital

---

1. Archives hospitalières de Lille, III, B. 37.

Saint-Sauveur, les comptes ne portant pas les noms mais seulement les fonctions : « aux médecin et chirurgien, 98 florins ». Voici les mentions que nous avons recueillies dans divers documents des archives hospitalières :

Antoine-Luc *Dupuich*, jusqu'en 1712 ; *Mallet*, 1713-1714 ; *Marche*, 1715-1742 ; *Isabeau*, 1742-1747 ; *Pollet*, 1747 ; *Brulois*, 1754. Ces deux derniers étaient encore en exercice en 1776, et touchaient, au compte de cette année, une somme de 3.177 florins « pour 21 années de gages, compris devoirs extra ordinaires ». De 1780 à 1788, Nicolas *Marchand* est mentionné comme chirurgien de Saint-Sauveur.

Hôpital Comtesse. — Dans cet établissement le service chirurgical fut organisé bien avant celui de Saint-Sauveur. Le compte de 1467 mentionne une « indemnité » versée à maître Jean *de Fromont*, chirurgien [1]. En 1494, Jehan *Dassonneville*, chirurgien, touche XX sols « pour avoir guari ung povre fils qui avoit une jambe rompue » [2].

Dès le milieu du XVIe siècle, la maison eut un médecin et un chirurgien attitrés. Les chirurgiens furent : Nicolas *de Fastras*, en 1560 ; Guillaume *de Gravelines*, de 1573 à 1589 [3] ; Gilles *Gourdin*, 1589-1597 ; Toussaint *Hanegrave*, 1598-1615 ; Martin *Hanegrave*, 1615-1642 ; Nicolas *Lefebvre*, 1643-1646 ; *Tilman*, 1647-1649 ; Pierre *Janssens*, 1650-1681 [4] ; Jude *Gelée*, 1682-1704 [5] ;

1. Ibidem, I, 4397.
2. Ibidem, 4434.
3. En 1575, il reçoit une indemnité supplémentaire pour le surcroît de besogne qui lui a été occasionné par la maladie contagieuse qui a sévi à l'hôpital dans le cours de cette année (Ibidem, 4536).
4. On le retrouvera au chapitre des chirurgiens militaires.
5. A cette époque le chirurgien de Comtesse touchait 400 l. de pension.

Nicolas *Lallart*, 1704-1727 ; *Flahaut*, 1728-1734 [1] ; Ignace *Théry*, 1734-1765 ou 1766 [2] ; *Dupont*, 1766-1793.

On sait qu'en 1745, à la suite de la bataille de Fontenoy, un grand nombre d'officiers blessés furent hospitalisés à Comtesse. En cette circonstance, le chirurgien ordinaire, Ignace *Théry*, n'aurait pu suffire au service complet ; on fit appel à trois autres chirurgiens, *Guffroy*, *Vandergracht* et Antoine *Pionnier*, auxquels il fut accordé, sur le compte annuel, une gratification de 1.398 fl. 8 p. [3]

Ajoutons qu'à l'Hôpital Comtesse, le droit de nomination des médecins, chirurgiens et apothicaires de la maison appartenait à la prieure : « En sadite qualité, avecq ses religieuses, lui compète primitivement le soin et gouvernement des malades dudit hospital, ensemble le pouvoir d'employer et se servir de tel docteur, apoticquaire et médecin que pour le meilleur service et commodité desdits malades elle juge convenir, ayant de ce faire toujours esté en paisible possession ». Un différend soulevé à ce sujet, en 1638, fut pour la prieure alors en charge l'occasion de faire confirmer ce privilège [4].

Hôpital Saint-Joseph. — Le traitement du chirurgien de cet établissement était fixé, par une convention spéciale, à 20 florins par an : « A Pierre *Lemesre*, maître chirurgien, par convention faite de raser tous les domestiques au nombre de 12, et quatre

---

1. Il mourut en exercice. Sa veuve toucha 129 fl. 3 p. 4 d. pour 7 mois et 3 semaines de la pension échue le 20 novembre 1734.

2. Le compte de 1766 manque au dossier.

3. Archives hospitalières de Lille, I, 4751.

4. Ibidem, 2007. Nous avons reproduit ce document dans notre *Histoire de la pharmacie à Lille*, p. 341.

saignées par an, et de payer les autres 3 patars »[1]. Les autres soins que le chirurgien devait donner aux domestiques malades lui étaient payés à part.

A Pierre *Lemesre* succéda, en 1675, Antoine *Lesco*, aux appointements fixes de 12 florins pour 8 domestiques. Ce personnel s'étant accru considérablement, le chirurgien demanda une augmentation de salaire :

A Messieurs les Administrateurs et Supérieurs de l'hospital de Saint-Joseph, à Lille.

Remontre très humblement maistre Antoine *Lesco*, chirurgien de l'hospital Saint-Joseph, qu'ayant fait autrefois une convention avec les anciens supérieurs dudit hospital de raser et de saignier les pauvres chartriers et les frères dudit hospital, qui n'estoient alors qu'au nombre de huit, moyennant la somme de douze florins par an ; il a toutefois satisfait à ladite convention quoyque le nombre des dites personnes augmentoient de temps en temps, mais, comme depuis quelques années, le nombre augmente considérablement de sorte qu'ils ont souvent vingt ou vingt-deux et qu'autrefois ils se contentoient de se faire razer tous les quinze jours, et qu'à présent ils demandent à l'estre toutes les semaines et mesme deux fois la semaine, la somme de douze florins estant fort modique pour raser et saigner tant de personnes, il a recours à vous, MM., afin qu'il vous plaise d'augmenter ladite pension à proportion des personnes qu'il est obligé de soulager.

Cette requête fut agréée et, par décision du 7 mars 1717, le traitement du chirurgien fut porté à 20 florins[2].

Il y avait d'ailleurs deux fondations spéciales faites au profit de cet hôpital et prévoyant l'une et l'autre le traitement du médecin et du chirurgien de la maison. La première, datant de 1682, est rappelée par l'épitaphe de la donatrice, Jeanne de Rebreuviette, conservée autrefois dans la muraille de la chapelle. En voici le texte :

A la gloire de Dieu et à la mémoire éternelle de damoiselle Jeanne DE REBREUVIETTE, laquelle a donné commencement de dot et occa-

---

1. A. C. L., n° 1524, f° 21 verso.
2. Archives hospitalières de Lille, III, E. 3.

sionné l'établissement de cet hôpital par fondation de six lits ; et les administrateurs des biens de sa fondation, le s[r] doyen de la chrétienté et le pasteur de l'église paroissiale de Sainte-Marie-Magdeleine en cette ville, pour seconder ses intentions, ont consenti de laisser suivre du revenu annuel 50 florins pour l'entretien des frères servans et 30 florins pour médecin, chirurgien et médecines, et ont fourni 1500 florins à l'avancement des bâtimens de cet hôpital, ainsi que de tout appert par actes authentiques, agréés de MM. du Magistrat de cette ville, le dernier en date du 31 décembre 1682. Priez Dieu pour son âme et celles de ses bons parens trépassés et dites Requiescant in pace [1].

La seconde fondation est exprimée dans un codicille à son testament, du 22 avril 1690, par M. François de le Fosse, prêtre.

Le 22 avril 1690, le sieur De le Fosse, prêtre, comparant et testateur, déclara que, selon le pouvoir qu'il s'est réservé, il a révocqué et révocque par cette la fondation de lit par lui faicte à l'hospital Saint-Joseph, voulant néanmoins que les deux lettres de rentes héritières assignées pour ladicte fondation appartiennent, sçavoir celle de huictante un florins seize patars par an, au rachapt de 1800 florins, audict hospital Saint-Joseph, auquel il en fait par cette donation, pour les revenus d'icelle estre employés au paiement des médecin, apoticquaire et chirurgien dudit hospital.....[2]

En 1729, le chirurgien était le sieur *du Fresnois*, qui touchait 62 fl. au compte de cette année et 86 fl. en 1730. Sa veuve lui succéda ; en 1731, elle toucha 56 fl. ; en 1732, 53 florins ; en 1735, 78 fl. 8 p. ; elle exerça jusqu'en 1742. Mais, dans les cas les plus graves, on mandait quelque chirurgien plus expert ; ainsi, en 1731, on paye 7 fl. 16 p. au chirurgien *Labbé* « à cause de l'accident arrivé à la main du frère Antonin ». En 1742, le chirurgien est *Lesco* fils, auquel succède, en 1758, le sieur *Vandergracht*, puis le sieur *Bruloit* en 1763, le sieur *Vanderkere* en 1766, et enfin le sieur *Cuvelier* en 1788.

---

1. Chan. Th. Leuridan, *Épigraphie du Nord*, t. II, p. 529 (*Mémoires de la Société d'études*, t. IX).
2. Archives hospitalières de Lille, III, B. 15.

Autres hôpitaux. — Dans les autres établissements hospitaliers de moindre importance, on ne trouve guère de chirurgiens attitrés et pensionnés. Il est probable qu'on n'en appelait qu'en cas de besoin et que leurs honoraires étaient réglés chaque fois, suivant l'importance des services rendus.

Hôpital général. — L'Hôpital général de Lille fut fondé en 1738 par le Magistrat, qui y réunit l'ancien hospice des Invalides fondé en 1700, et plusieurs autres établissements charitables.

Aux Invalides, il y avait médecin, chirurgien et apothicaire attitrés. Maître Antoine *Alexandre*, chirurgien, de 1702 à 1725, touchait 50 florins par an d'appointements fixes ; après lui, de 1727 à 1735, nous trouvons le chirurgien *Flahaut*, et de 1736 à 1738, le chirurgien *Lambert*.

Ce dernier passa en la même qualité à l'Hôpital général où le service médico-chirurgical fut organisé dès l'ouverture de la maison. « Ce service était important et pénible. L'hôpital abritait plus d'un millier d'invalides, hommes, femmes et enfants. En cas d'indisposition ils étaient soignés dans leurs salles ou dans de petites infirmeries y annexées ; plus gravement malades, on les transportait dans un quartier qui était un hôpital véritable et que l'on appelait l'Hôtel-Dieu. Il s'y faisait des visites quotidiennes identiques à celles qui se font aujourd'hui tous les matins dans nos hôpitaux modernes ; car dans les comptes de 1748 et suivants figure une gratification de 72 florins en faveur « des garçons apothicaires, à cause de leur service, à la suite du médecin dans ses visites, à recevoir et escrire les ordonnances qu'il prescrit »[1].

---

1. Dr Folet, *Les hôpitaux lillois disparus*, p. 69 (Lille, 1898).

Aussi ne faut-il pas s'étonner de voir les médecins, chirurgiens et apothicaires de cet établissement mieux rémunérés que leurs confrères des autres hôpitaux. Jusqu'en 1744, le chirurgien recevait 80 florins ; en 1744, son traitement fut fixé à 150 florins, pour s'élever, vers 1780, à 300 florins, « à raison que le nombre des pauvres malades, tant hommes que femmes et enfants, qu'il y a en l'Hôtel-Dieu et l'Hôpital général, devient de jour en jour plus considérable »[1].

Le chirurgien *Lambert*, passé des Invalides à l'Hôpital général, y continua ses fonctions jusqu'à une date postérieure à 1744, mais que le laconisme des comptes ne permet pas de fixer. En 1765, nous avons trouvé mention du chirurgien *Robert ;* dès 1776, le chirurgien *Tilman* l'avait remplacé et demeura en fonctions jusqu'en 1795.

En 1780, Pierre-Louis-Joseph Carette, apothicaire de l'établissement, présenta à MM. les Administrateurs du Bureau de la Charité générale de Lille, une « Dissertation sur les moyens d'apporter un secours prompt et assuré, dans la ville de Lille, aux pauvres malades, suivie du détail de quelques accidens et maladies qui ont été traités dans l'Hôtel-Dieu de cette ville ». On y trouve notamment le récit de plusieurs opérations chirurgicales[2].

Le chirurgien des pauvres de la Chatellenie ; demande de libre choix par les pauvres. — Sous l'ancien régime les États de la Châtellenie pensionnaient un chirurgien pour le service des habitants de

1. Archives hospitalières de Lille, XVI, F. 4.
2. Nous avons publié cette dissertation en 1900, dans le *Journal des Sciences médicales de Lille*, 2e semestre, p. 42-88.

la campagne notoirement indigents. Le dernier titulaire de cet office fut *Vandergracht*, qui avait *Tilman* comme adjoint. L'un et l'autre furent « remerciés » en 1791.

Aussitôt il se produisit un mouvement parmi les chirurgiens de campagne des huit cantons composant le district de Lille. Ils formèrent le projet de revendiquer pour eux-mêmes les soins à donner aux indigents de leurs cantons.

Ils choisirent parmi eux treize délégués qui, eux-mêmes, se réunirent à Lille et élurent quatre commissaires :

Aujourd'hui dix-huit mai mil sept cent quatre-vingt-onze, nous, commissaires des Chirurgiens des huit cantons composant le district extérieur de Lille, assemblés audit Lille, à effet de choisir parmi nous quatre commissaires, les voix se sont réunies en faveur de MM. *de Wavrin*, *Dubuisset*, *Pollet*, de Seclin, *E. Pollet*, de Marcq, pour, par ces quatre commissaires, faire et suivre la pétition suivante à l'Administration du District de Lille.

1° Qu'il sera demandé à l'Administration que tous les chirurgiens devront également, pour le bien de l'humanité souffrante, administrer et fournir aux pauvres malades à la charge de l'Administration, les secours et médicamens nécessaires à leur guérison.

2° Qu'il sera permis à celui qui aura des cas graves et épineux, d'appeler à son choix un ou plusieurs confrères voisins.

Ainsi déclaré et donné pouvoir sur le témoignage de notre signature. *F. J. Buingnet ; Mechont ; M. J. Lehoucq ; C. J. Pollet*, de Seclin ; *F. J. Pollet ; V. J. Dewavrin ; Fiévez*, chirurg. ; *L. J. Pollet ; T. D. Gorain ; A. J. Agache ; H. Mercier ; Dubuisset ; de Gland.*

Le 26 mai 1791 les quatre commissaires rédigèrent une requête aux administrateurs composant le Directoire du District de Lille :

Messieurs,

Le désir de pourvoir plus efficacement au soulagement de l'humanité souffrante a déterminé les Chirurgiens des huit cantons de la ci-devant Châtellenie de Lille à vous proposer un projet, que votre civisme s'empressera, sans doute, de sanctionner.

Vous avez été persuadés, Messieurs, qu'un seul homme, quelques fussent ses talens et son activité, ne pouvoit suffire aux besoins d'un territoire aussi étendu que peuplé, et procurer avec succès les secours de son art à plusieurs malades éparpillés sur cette grande surface, et dont plusieurs, à la fois, pouvoient exiger une surveillance assidue.

En conséquence, Messieurs, vous avez remercié le sieur *Vandergracht*, qui étoit seul pensionné sous l'ancien régime, et le sieur *Tilman*, son adjoint, pour traiter ceux des agriculteurs que leur indigence forçoit de recourir à l'Administration publique.

Ce prémier pas vers le bien en nécessite un second.

Il ne peut être douteux que le ministre de santé supprimé ne doive être remplacé ; ce n'est donc que du mode du remplacement qu'il échet de s'occuper.

Les inconvéniens auxquels votre sagesse a voulu remédier renaîtront, Messieurs, si vous ne placez les secours à portée des malades, et tout à la fois, si vous ne procurez pas à ceux qui seront chargés de les administrer, les moyens de le faire complètement.

Si le nombre des chirurgiens est trop petit, la distance des lieux, la multiplicité des occupations qui peuvent coïncider, les empêcheront tantôt de suivre journellement des accidens graves, compliqués, & que l'Art ne peut en quelque sorte point perdre de vue, tantôt de secourir avec célérité, même à temps, les citoyens que surprend un accident inopiné & subit.

C'est d'après ces deux considérations dont vous sentez, Messieurs, toute la vérité & toute l'importance, que les chirurgiens de la campagne ont arrêté & rédigé leur projet.

Il tend : 1° à ce que chaque chirurgien domicilié dans les huit cantons rustiques, soit chargé par l'Administration de soigner tous les pauvres malades dans l'arrondissement qui sera fixé par elle, sauf dans les cas prévus par les règlemens, à appeler par le chirurgien traitant, celui ou ceux de ses confrères qu'il jugera convenir, sans que son choix puisse être forcé ou gêné par qui que ce soit [1].

2° Attendu que depuis la suppression des Intendants, la distribu-

---

1. Cependant dans des cas épineux, tels que d'un accouchement laborieux, ou d'une opération de la dernière importance, comme celle de la taille, etc. accidens qui ne se rencontrent que très rarement dans les campagnes ; la prudence & le défaut d'usage, pour opérer efficacement dans ces circonstances fâcheuses, nous feront recourir aux gens de l'Art, qui jouissent d'une réputation distinguée, tant par leurs travaux publics, comme Professeurs Royaux au Collège de Chirurgie de Lille, que par les récompenses dont l'Académie royale de chirurgie de Paris, juste appréciatrice des vrais talens, les a décoré, en leur décernant des médailles d'or, & des brevets de correspondans de ladite Académie. Tels sont M. *Warocquier*, père, pour les accouchemens, & M. *Marchand*, pour les maladies chirurgicales & les opérations. Nous sommes d'autant plus persuadés que le choix que nous ferons de ces MM. sera favorablement accueilli, qu'outre leur mérite connu, ils sont les seuls à Lille, que l'Académie ait honoré de pareilles récompenses.

tion de secours a totalement cessée, & qu'en conséquence les fournitures des remèdes & médicamens ont considérablement augmenté ; les soussignés prient l'Administration d'abolir l'ancienne taxe, qui est aujourd'hui évidemment insuffisante, & par suite d'arrêter que chaque chirurgien sera payé, & de ses visites & des remèdes par lui administrés & des bandages par lui fournis, d'après un état visé par le Maire et le Procureur de la Commune du domicile de chaque malade.

Cet arrangement, qui sera peu frayeux pour l'administration, sera bien avantageux pour les pauvres habitans des campagnes, dont les maladies étoient devenues un objet de spéculation & d'entreprise, & en conséquence étoient traitées avec toute l'indifférence & toute l'économie financière.

Il est digne d'une Constitution qui rétablit l'égalité primitive de mettre fin à un régime aussi odieux, & de lui en substituer un plus analogue à la nouvelle dignité de tous les citoyens.

Fait à Lille, le 26 mai 1791, par nous Commissaires nommés par la procuration jointe. *V. J. Dewavrin ; Dubuisset; L. J. Pollet*, de Marcq-en-Barœul ; *C. J. Pollet*, de Seclin [1].

Le dossier incomplet de l'affaire ne nous a pas permis de connaître le résultat de cette démarche.

---

1. A. C. L., cartons Gentil, n° 46.

CHAPITRE XII

LES CHIRURGIENS DES ARMÉES ET DES HOPITAUX MILITAIRES

ORIGINES DE LA CHIRURGIE D'ARMÉE ET DES HÔPITAUX MILITAIRES. — L'HÔPITAL MILITAIRE DE LILLE. — LES MILITAIRES SOIGNÉS DANS LES HÔPITAUX CIVILS. — LES BLESSÉS DE FONTENOY.. — LES HÔPITAUX MILITAIRES D'INSTRUCTION. — EXEMPTIONS DES CHIRURGIENS MILITAIRES. — LOGEMENT DES CHIRURGIENS MILITAIRES. — LES CHIRURGIENS MILITAIRES ET LA CLIENTÈLE CIVILE.

ORIGINES DE LA CHIRURGIE D'ARMÉE ET DES HÔPITAUX MILITAIRES. — Il faut arriver au XVIe siècle, écrit le Dr Arnaud, pour voir apparaître les premiers chirurgiens-majors affectés officiellement à un corps de troupe. Notons cependant qu'il n'y en avait encore pas au moment de la guerre de 1635 (si, comme plusieurs l'ont dit, il y en eut dès 1610 dans l'armée de Sully) et que le premier règlement qui mentionne leur existence est de 1651. Henri IV et Sully avaient fait tous leurs efforts pour créer des ambulances, copiées sur les « valetudinaria » des Romains en 1597, et ce n'est qu'en 1629 que le premier hôpital militaire de *campagne* avait été créé par Richelieu à Pignerol.

En réalité, le corps et le service de santé étaient encore loin d'être constitués : ce sont là les tout premiers pas vers une organisation. Mais comment pouvoir recruter un personnel suffisant, lorsque l'on considère le médecin militaire comme un mercenaire, lorsqu'on lui accorde un traitement infime ? Encore moins est-il question de droits à la retraite, de droit au salut ou au port d'armes ? Il faut arriver à Louis XIV pour voir les chirurgiens « assimilés » au rang de bas officiers seulement, et ce n'est que sous Louis XV, vers 1760, qu'après de multiples sollicitations, ils obtinrent un uniforme tant soit peu militaire et on leur donna cet habit gris de fer avec collet et parements de velours noir et boutonnières d'or, qui ressemblait plus à une livrée de domestique qu'à une tenue d'officier et qui excita tant de réclamations de nos anciens.

Le matériel était aussi délaissé que le personnel. Louis XIV ne fit aucun perfectionnement : c'est à peine s'il établit en 1672 des hôpitaux temporaires sur les derrières de ses armées de Hollande, et à la date de 1727, il n'existait encore pas d'hôpital militaire *sédentaire* à l'intérieur du royaume [1]. Les seuls hospices civils restaient ouverts aux soldats malades. Il faut arriver aux ministres de la guerre, d'Argenson (ordonnance du 1er janvier 1747), Choiseul (1764), Petiet, pour voir régler cette question des hôpitaux militaires. Encore le système adopté (par entreprises) était-il très mauvais et était un prétexte au favoritisme et à la dilapidation [2].

Il nous semble y avoir quelque légère exagération dans les lignes qui précèdent, au moins en ce qui concerne la création des hôpitaux militaires. L'armée qui assiégea Amiens en 1597, possédait un hôpital de campagne ; et bien avant 1727, il exista dans le Royaume des hôpitaux militaires sédentaires ; nous en aurons la preuve dans la fondation de celui de Lille en 1667.

---

1. AUDOUIN, *Histoire de l'administration de la guerre*, t. II (Paris, 1881).
2. Dr ARNAUD, *Sur les origines de la médecine militaire en France ;* dans *la France médicale*, 10 juillet 1911.

En 1629, l'armée qui envahit l'Italie comptait un nombre respectable de médecins, de chirurgiens et de pharmaciens. Quant au titre militaire de major, il n'apparaît qu'en 1635, au siège d'Arras, où l'on trouve à la tête du service de santé un « chirurgien-major des camps et armées »[1].

L'Hôpital militaire de Lille. — Sa création remonte aux premières années de la réunion de la ville à la France. Il fut installé, en 1667, sous le nom d'Hôpital Saint-Louis, sur un terrain situé rue des Malades et appartenant à la ville. En 1740, l'Hôpital Saint-Louis fut englobé dans la caserne qui porte aujourd'hui le nom de caserne Vandamme, et ce sont vraisemblablement les bâtiments qu'elle occupait autrefois qui furent détruits par un incendie en 1898.

Il ne tarda pas, sans doute, à devenir insuffisant, car, en 1686, les religieuses de Saint-Sauveur s'engagèrent à recevoir à perpétuité dix soldats malades, en reconnaissance de la reconstruction du mur de leur jardin, dont les travaux exécutés au bastion de la Noble-Tour avaient nécessité le recul.

En 1745, par suite de la guerre avec l'Autriche, la maison des Bleuets devint une annexe temporaire de l'hôpital militaire Saint-Louis. Sept ans plus tard, ce dernier établissement se trouvait en fort mauvais état. La ville, propriétaire du fonds, se refusait à exécuter les réparations nécessaires, en se fondant sur ce qu'elles incombaient au Roi, qui avait construit les bâtiments.

L'intendant de Flandre, M. de Séchelle, sans tenir compte des protestations des administrateurs de la

---

1. Balland. *Note historique sur les pharmaciens militaires*, p. 1 (Paris, 1892).

Charité générale, transféra l'hôpital militaire dans le bâtiment des Bleuets, et s'empara même de deux maisons et jardins contigus, loués au profit de l'hospice.

L'installation aux Bleuets de l'hôpital militaire, d'après l'intendant de Séchelle, ne devait être que temporaire ; ce provisoire dura vingt-neuf ans, sans que l'on songeât à indemniser la bourse commune des pauvres. Après l'expulsion des Jésuites en 1765, on pensa un instant à prendre leur collège ; mais la Ville, qui en était propriétaire, tenait à le conserver. Elle le réorganisa avec le concours de prêtres séculiers et en obtint la confirmation en 1768.

Un projet de construction, dans le quartier Saint-André, fut également étudié. En 1766, le Roi acheta de l'hôpital Saint-Sauveur, dans ce but, moyennant une rente annuelle de 1800 livres, 20 maisonnettes et jardins, entre la rue Sainte-Marie et l'Esplanade, sur l'emplacement actuel du parc à boulets.

Cette combinaison n'aboutit pas, et, en 1781, la Ville fut définitivement dépossédée de son collège. On y transféra l'hôpital militaire et on lui céda, en échange, celui des Bleuets, acquis dans ce but par le Roi [1].

Voici le texte des lettres patentes données par le Roi pour ce transfert :

Louis, par la grâce de Dieu, roi de France et de Navarre, à tous ceux qui ces présentes verront, Salut.

Le mauvais état des bâtiments de l'Hôpital militaire de notre ville de Lille, leur insuffisance pour le nombre des malades de la garnison d'une place si importante, l'insalubrité et les inconvéniens qui en ont résulté, rendent depuis longtems nécessaire de former ailleurs un établissement plus convenable ; et, par l'examen des différents projets qui Nous ont été proposés, Nous avons reconnu que la maison ci-devant occupée par les Jésuites étoit le seul emplacement qui pût remplir nos vues. Les représentations qui Nous ont été faites, tant de la part des

1. Richebé, dans le journal *La Dépêche*.

officiers municipaux de cette ville que de celle de notre Parlement de Flandres, ont suspendu l'exécution de ce projet jusqu'à ce qu'elles eussent été murement discutées. Mais après Nous en être fait rendre compte et avoir pris l'avis des commissaires de notre Conseil chargés de l'examen de tout ce qui peut intéresser les établissements destinés à l'éducation de nos sujets, Nous avons adopté un plan qui concilie les principes de la plus exacte justice, la conservation de nos troupes et le vœu même de l'humanité.

Le Collège de notre dite ville, transféré dans les bâtimens de la fondation des Bleuets, où l'Hôpital militaire avoit été placé par provision, y trouvera un établissement plus commode, plus proportionné et plus propre à sa destination, au moyen de nouvelles dispositions que Nous y avons fait faire. La propriété de ces bâtiments et des terrains que Nous avons acquis pour les donner au Collège, le dédommageront de ceux qu'il occupoit et qui seront employés à notre service, et loin de souffrir aucune diminution de ses biens et revenus, il aura l'avantage d'être déchargé des réparations qui lui étoient onéreuses.

Nous avons pourvu aussi à tout ce qui pourroit intéresser les habitans de notre dite ville par les précautions que Nous avons prescrites pour que la pureté du courant d'eau qui traverse le terrain où l'Hôpital militaire sera placé, ne puisse être altérée. C'est ainsi qu'en réglant l'exécution d'un changement reconnu nécessaire pour le bien de notre service, Nous Nous sommes occupé avec une égale attention de l'éducation publique et de tout ce qu'exige le bien de la capitale d'une Province qui Nous sera toujours chère.

A ces causes, de l'avis de notre Conseil, et de notre certaine science, pleine puissance et autorité royale, Nous avons dit, déclaré et ordonné, et par ces présentes, signées de notre main, disons, déclarons et ordonnons, voulons et Nous plaît ce qui suit :

I. — Le Collège de notre ville de Lille que le feu Roi, notre très honoré seigneur et aïeul, a confirmé par ses lettres patentes du 15 janvier 1768 et que Nous confirmons de nouveau par ces présentes, sera incessamment transféré et établi dans les bâtimens et terrains cidevant appartenans à la fondation dite des Bleuets ; desquels terrains et bâtimens, que Nous avons acquis par contrat du 26 mai dernier, Nous avons concédé et concédons à perpétuité la propriété audit Collège, en échange et pour lui tenir lieu des terrains et bâtimens qu'il occupe présentement.

II. — La dite translation ne pourra néanmoins s'opérer que quand les bâtiments destinés à recevoir le Collège seront dans l'état qu'exige cette destination ; que toutes les réparations, augmentations et distributions nécessaires y auront été faites, conformément au plan qui demeurera annexé sous le contre scel des présentes, et que le bureau d'administration dudit Collège l'aura ainsi reconnu, après avoir fait procéder à une visite qui sera constatée par procès-verbal dont le double sera déposé aux archives de l'hôtel de ville.

III. — Les ouvrages faits par nos ordres dans les dits bâtimens, ainsi que tous ceux qui seroient encore jugés nécessaires pour les rendre propres à l'usage auquel ils sont destinés, seront acquittés par le trésorier de la guerre sur les états qui en seront arrêtés et ordonnancés par l'intendant et commissaire départi par Nous dans nos provinces de Flandres et Artois.

IV. — L'Hôpital militaire de notre ville de Lille sera transféré et établi, le premier août prochain, dans les terrains et bâtimens autrefois occupés par les Jésuites et servant aujourd'hui pour le Collège de la même ville. Ne seront cependant comprises dans les bâtimens dont l'Hôpital militaire entrera en possession, les treize maisons adjacentes au Collège actuel, dont neuf font face à la rue des Jésuites et les quatre autres à la rue du Vert-Bois ; voulons que la propriété desdites treize maisons soit conservée à perpétuité au Collège, ainsi que celle de ses autres biens et qu'il continue d'en percevoir les revenus.

V. — Les constructions et ouvrages nécessaires pour former l'établissement de l'Hôpital militaire dans ledit emplacement seront exécutés conformément au plan et l'adjudication en sera faite par notre commissaire départi en nos provinces de Flandres et Artois, qui tiendra la main à ce qu'il soit exécuté sous la direction de nos ingénieurs, suivant les ordres que Nous leur adressons à cet effet.

VI. — Les eaux qui, entrant dans notre dite ville, traversent le terrain où sera ledit Hôpital, seront conduites par un acqueduc couvert, de manière qu'il n'y puisse être jeté aucune immondice et que leur pureté ne soit point altérée par l'usage qui en sera fait par ledit Hôpital.

VII. — Autorisons le bureau d'administration du Collège à se retirer par devers l'Ordinaire des lieux à l'effet de faire ordonner, dans la forme accoutumée, que les fondations desservies jusqu'à présent dans l'ancienne église des Jésuites le seront dorénavant dans la nouvelle chapelle du Collège.

VIII. — Autorisons pareillement les officiers municipaux à se retirer pardevers l'Ordinaire des lieux pour faire prononcer sur l'emploi et la destination qui pourront être faits à l'avenir de l'ancienne église des Jésuites, de la manière la plus utile aux habitans du quartier de notre dite ville dans lequel elle est située.

IX. — Ordonnons au surplus que notre édit du mois de février 1763 et nos lettres patentes du 12 décembre 1767 seront suivis et exécutés en tout ce qui n'est pas contraire à ces présentes.

Si donnons en mandement à nos amés et féaux conseillers les gens tenant notre cour de Parlement à Douay que ces présentes ils aient à faire lire, publier et registrer et le contenu en icelles garder, observer et exécuter selon leur forme et teneur, car tel est notre plaisir. En témoin de quoi Nous avons fait mettre notre scel à cesdites présentes données à Versailles le troisième jour de juin, l'an de grâce 1781 et de notre règne le huitième. — *Signé* : Louis. Par le Roi, Ségur.

Cet hôpital militaire existe encore actuellement dans les mêmes locaux attenants à l'église Saint-Étienne qui est l'ancienne chapelle du collège des Jésuites.

Les militaires soignés dans les hôpitaux civils. — Avant la fondation du premier hôpital militaire de Saint-Louis, les soldats blessés ou malades qu'on évacuait sur Lille étaient reçus dans les hôpitaux civils, notamment à l'Hôpital Comtesse. Leur nombre était parfois considérable et le chirurgien ordinaire pouvait à peine suffire aux soins qu'ils réclamaient. En voici un curieux exemple fourni par une requête de Pierre *Janssens*, chirurgien de Comtesse, qui, en raison de cette affluence, sollicita et obtint, quoique civil, le titre de chirurgien-major et une augmentation d'appointements.

Sur la remonstrance faicte au Roy en son conseil privé de la part de Pierre *Janssens*, chirurgien, demeurant en la ville de Lille, qu'il a, passé huit ans ou environ, exercé sa profession en l'hospital dict Comtesse audit Lille, comme chirurgien ordinaire d'iceluy et ce aux gages et émolumens que ses prédécesseurs en office recevoient en temps de paix ; bien que depuis le temps qu'il est au service dudit hospital, le nombre des soldats blessez et malades y eût esté si grand, tant pour les sièges d'Armentières, Commines, Courtray, Ypres, qu'attaque des ennemis sur ladite ville de Lille en l'an 1645, que toutes aultres occasions et rencontres des guerres, mesmes ès lieux éloignez d'où les malades et blessez se sont faict transporter audit hospital pour le bon traitement et soins extrêmes qu'ils y retrouvent. Qu'au lieu que ci-devant ung chirurgien seul suffisoit avecq son varlet, il luy est à présent besoing et nécessaire de vacquer à leur sollicitude et cure avecq cinq varlets, presque continuellement y empêchés, pour prévenir et remédier aulx accidens extrêmes quy surviennent aulx blessures et y exercer les opérations plus haultes de leur profession. Oultre et par-dessus ce, il at pendant tout ledit temps gratuitement et libéralement pansé en sa maison et ailleurs les soldats qui ne pouvoient estre admis audit hospital, à cause de leur grand nombre, et y apporté toutte la diligence et l'assiduité possible. Et comme il est prest de continuer doresnavant les mêmes debvoirs (l'insolence des ennemis estante apparente de luy en furnir le sujet) et qu'il craint que le soing et affection de Sa Majesté, veu les soldats blessez et malades à son service, est telle que pour accorder de sa bienveillance et bénignité ordinaire quelque récompense condigne des mérites de ceulz qui se sont ci-devant emploiez et espèrent ci après de s'emploier à leur sollicitude, il s'est retiré vers Sa Majesté la suppliant très humblement qu'elle soit servie (aiant égard à ce que dessus) de le déterminer et constituer chirurgien-major pour tous les soldats malades et blessez qui se retireront audist Lille et ce soubs telle pension, prérogatives, privilèges et exemptions qu'il plaira à Sa Majesté luy accorder. Et ouys sur ce tant les Présidens et gens de la Chambre des Comptes audit Lille (qui avoient auparavant sur ce ouy tant les mère Prieure et proviseur dudict hospital que les Rewart, Mayeur et Échevins de ladite ville de Lille) et de tout rapport en ayant esté fait à Son Altèze, Sadite Majesté, inclinant favorablement à la supplication et requête dudit Pierre *Janssens*, chirurgien, a octroié et accordé, octroie et accorde de grâce espéciale par ceste (sans admettre aulcune nouvauté au regard dudit titre de major) augmentation des gages à la charge des biens et revenus dudict hospital à raison de cent et vingt florins au proufit dudit suppliant, avecq affranchissement de sa maison de logement et de sa personne de guet et garde sans plus. Ordonnant Sa dite Majesté à tous ceulx qu'il appartiendra de suivant ce se régler et conduire sans aucune difficulté. Fait à Bruxelles, le 23 novembre 1657[1].

Les blessés de Fontenoy. — Même après l'établissement de l'hôpital militaire sédentaire de Lille, il y eut certaines circonstances où l'encombrement fut tel, que l'on dut nécessairement placer les soldats blessés dans les hôpitaux civils et même dans les couvents de la ville. Ce fait se produisit surtout à l'issue de la bataille de Fontenoy.

Reportons-nous au début de la campagne de 1744. Un service complet de santé et d'aumônerie avait été réglé par M. d'Argenson et par l'intendant de Séchelles. Il comprenait, d'après un état du 25 mars, pour le seul hôpital ambulant du corps d'armée commandé par le comte de Saxe, un chirurgien principal à la solde de 200 livres ; sept chirurgiens aides-majors, à 150 livres ;

1. Archives hospitalières de Lille, n° 4323.

seize garçons chirurgiens, à 50 livres ; un apothicaire principal, à 200 livres ; deux apothicaires aides-majors, à 150 livres ; quatre garçons apothicaires, à 50 livres ; enfin un service d'administration. Quant à l'aumônerie, elle était formée de huit récollets prêtres, de trois frères et de six valets, auxquels on fournissait l'équipement complet et 25 sols de subsistance journalière [1].

La bataille de Fontenoy fut livrée le 11 mai 1745. Dans la nuit, le Magistrat fit placer des lits improvisés, matelas, paillasses, draps et couvertures dans les églises et les cloîtres des Augustins, des Récollets, des Dominicains, des Carmes déchaussés [2]. Il fit appel à la population pour réunir des quantités considérables de charpie et de vieux linges pour les pansements [3] et fit publier le lendemain une ordonnance de l'Intendant « mobilisant tous les chirurgiens et leurs garçons :

Jean Moreau, chevalier, seigneur de Séchelles, conseiller d'État, Intendant de Flandres et des armées du Roi. Le service du Roy exigeant que les maîtres chirurgiens de la ville de Lille et leurs garçons s'employent sans aucune interruption aux pansemens des blessés qui se trouvent dans les hôpitaux du Roy, nous ordonnons auxdits maîtres chirurgiens de la ville de Lille et à ceux établis dans les banlieues d'icelle, de se rendre au moment de la publication de la présente chez le sieur de Champagnien, directeur général desdits hôpitaux, demeurant près la place des Bleuets, pour se faire inscrire et être employés suivant la destination qu'il leur donnera dans l'un desdits hôpitaux, au pansement des blessés qui s'y trouvent et ce sans interruption. Deffendons auxdits maîtres chirurgiens et à leurs garçons de s'absenter desdits hôpitaux sans permission, le tout à peine de désobéissance aux ordres du Roy et de telle punition qu'il appartiendra suivant l'exigence des cas. Mandons aux sindics de la communauté desdits chirurgiens de faire exécuter la présente et de nous rendre compte

1. A. C. L., cartons Gentil, n° 108.

2. B. C. L., Manuscrit 654 « Recœil de ce qui s'est fait au sujet de l'arrivée des officiers et soldats blessés de l'armée du Roy dans la ville de Lille ensuitte de la bataille de Fontenoy arrivée le 11 may 1745 ».

3. A. C. L., Registre aux ordonnances AA, f° 372 verso.

des contraventions, sous la même peine. Prions Messieurs du Magistrat d'y tenir la main. Et sera la présente lue et publiée partout où besoin sera, pour être exécutée nonobstant opposition quelconque, attendu la qualité et l'importance du service dont s'agit. Fait par nous subdélégué général de l'intendance de Flandres, à Lille, ce 12 mai 1745. Signé, Massart.

Publiée à son de trompe à la bretèque et par les carrefours de la ville de Lille le 12 may 1745, par le soussigné huissier à verges d'eschevins de cette ditte ville. Signé, H. Fauquemberg [1].

A leur arrivée, les officiers blessés furent placés dans les hôpitaux Saint-Sauveur et Comtesse, dans les auberges et cabarets, chez les bourgeois, nobles et ecclésiastiques, ainsi qu'au collège des Jésuites.

Un tableau inséré dans le manuscrit que nous avons cité plus haut présente la statistique suivante :

	Soldats entrés depuis le 11 may jusqu'au 1er juin.	Soldats sortis pour retourner à l'armée.	Soldats évacués pendant ledit tems.	Morts pendant ledit tems.	Restant au 1er juin.
Infanterie françoise..	1.893	647	347	237	662
» suisse.....	291	113	72	35	71
» irlandoise..	212	52	55	28	77
» milices....	21	8	6	1	6
Cavalerie............	301	77	63	46	115
Dragons.............	14	7	2	3	2
Hussards............	15	6	0	1	8
	2.747	510	545 [3]	351	941
Anglois, Hanovriens et Hollandois	1.125	35 [2]	0	303	787
Totaux......	3.872	945	545	654	1.728

Sur les 3.872 blessés, 654 succombèrent ; c'est une

1. Documents, n° 247.
2. « Engagés en prison ».
3. A partir du 22 mai les soldats blessés qui restaient dans les églises et cloitres furent évacués dans la maison du Riez au lieu de santé d'Esquermes.

mortalité de 16,88 pour cent. Dans la chapelle de l'Hôpital Comtesse se conserve une plaque de marbre rappelant les noms des trente officiers morts dans cet établissement, de mai à octobre [1].

Les hôpitaux militaires d'instruction. — « L'organisation du service de santé militaire de 1708 était à peine élaboré que l'on reconnut, pour avoir un recrutement régulier, la nécessité de créer des écoles spéciales. Plusieurs tentatives furent faites en 1718 et 1747, mais sans donner les résultats que l'on en attendait. La création de véritables écoles de service de santé ne date que de 1775. Les trois premières furent rattachées aux hôpitaux militaires de Strasbourg, Metz et Lille [2].

Le 23 décembre 1774, parut le *Règlement fait par ordre du Roi pour établir dans les hôpitaux militaires de Strasbourg, Metz et Lille, des amphithéâtres destinés à former, en médecine, chirurgie et pharmacie, des officiers de santé pour le service des hôpitaux militaires du royaume et des armées* [3].

Nous croyons devoir insérer ici le dispositif de ce document capital :

I. — Il sera reconnu par l'Intendant de la Province et les Officiers de santé, dans chacun des trois hôpitaux de Strasbourg, Metz et Lille, où on établira des amphithèâtres, un emplacement convenable pour y faire les dissections et les leçons, sans toutefois que ces emplacemens puissent nuire à l'aisance ni au bien-être des malades.

II. — Indépendamment des médecins employés avec appointemens dans les Hôpitaux militaires, Sa Majesté admet dans chacun des trois Hôpitaux où les amphithéâtres seront établis, quatre médecins

---

1. Chan. Th. Leuridan, *Épigraphie du Nord*, t. II, p. 494 (*Mémoires de la Société d'études*, t. IX).

2. Balland, *Les hôpitaux militaires d'instruction de 1718 à 1816*, dans le *Journal de pharmacie et de chimie*, 1909, p. 484.

3. Lille, Péterinck-Cramé, 1774. In-4°.

surnuméraires sans appointemens, qui porteront l'uniforme des médecins ordinaires, mais sans boutonnières au collet ; il seront obligés d'assister à tous les cours qui se feront dans lesdits Hôpitaux, aux opérations et aux ouvertures de cadavres ; de suivre les médecins et chirurgiens-majors dans leurs visites ; ils feront, ainsi que les médecins employés, des observations qu'ils adresseront à l'Inspecteur général, qui, d'après les connoissances et le zèle qu'ils montreront et les témoignages qui lui seront rendus par l'Inspecteur du Département, les fera connoître plus particulièrement au Secrétaire d'État de la Guerre, afin de les faire nommer aux places vacantes ; ils seront subordonnés à la police des Intendans du Département, des Commissaires des Guerres, des Médecins-Inspecteurs et des Médecins de ces trois Hôpitaux.

III. — On fera choix d'un démonstrateur d'une capacité reconnue, pour chacun des trois amphithéâtres ; il aura le titre d'Aide-Major disséqueur et démonstrateur, aux appointemens du Roi, fixés à quatre cens livres, outre les gages du premier garçon, dont il tiendra lieu aux entrepreneurs, en remplissant les mêmes fonctions des autres garçons chirurgiens.

IV. — Il lui sera accordé en sus cent livres pour l'entretien des pièces anatomiques et autres frais d'amphithéâtre, dont il rendra compte de l'emploi dans un état visé du Commissaire des Guerres et du Médecin-Inspecteur.

V. — A mesure que les Chirurgiens Aides-Majors actuellement établis dans ces trois Hôpitaux et leurs survivanciers viendront à mourir ou se retireront, leur place demeurera supprimée, et l'Aide-Major démonstrateur en remplira les fonctions, à raison du traitement réglé ci-dessus.

VI. — Aucun élève en chirurgie ne pourra être admis à suivre, comme surnuméraire, les malades ou blessés, ni les cours qui se feront, qu'il n'ait fait au moins deux années d'apprentissage chez un maître chirurgien, dont il rapportera un certificat authentique ; il sera examiné par le Médecin-Inspecteur, ou, à son défaut, par le premier Médecin et le Chirurgien-Major, et reçu à l'Hôpital avec l'agrément du Commissaire des Guerres.

VII. — Lorsqu'il vaquera une place de garçon chirurgien avec appointemens, il sera convoqué un concours en présence de l'Intendant, lorsqu'il le jugera à propos, du Commissaire des Guerres, du Médecin-Inspecteur qui résidera dans la province, des Médecins, Chirurgiens-Majors et Aides-Majors ; la préférence sera donnée à l'ancien, à mérite égal, mais toujours au plus capable ; par ce moyen, on évitera la faveur et la brigue, on fera germer l'émulation et les talens, qui, seuls, procureront les places.

VIII. — Il ne sera admis que quatre chirurgiens surnuméraires externes dans les Hôpitaux de Strasbourg, de Metz et de Lille ; ils seront tenus de faire le service sans appointemens ni nourriture au compte du Roi, lorsque le nombre des malades, blessés et vérolés ne sera pas suffisant pour les employer ; le nombre des chirurgiens employés sera d'ailleurs proportionné au nombre de malades, relativement aux fixations portées par les marchés actuels ; ils ne pourront servir en cette qualité que pendant l'espace de six années, après lequel temps ils chercheront à se pourvoir dans les villes et bourgs du Royaume et dans les régimens, et seront placés de préférence dans les armées et dans les Hôpitaux de l'intérieur du Royaume, en qualité de major ou d'aide-major : et comme il y a déjà quatre chirurgiens surnuméraires établis à l'Hôpital de Strasbourg sans appointemens, mais avec nourriture au compte du Roi, suivant le marché actuel, les quatre nouveaux chirurgiens établis par cet article, seront simplement externes, et pourront être employés à remplacer les quatre chirurgiens surnuméraires, lorsque ceux-ci passeront au compte de l'entrepreneur pour les gages.

IX. — Tous les chirurgiens employés et surnuméraires seront astreints d'assister régulièrement aux leçons et aux démonstrations qui se feront pendant l'hiver et l'été ; le Médecin-Inspecteur, les Médecins et le Chirurgien-Major assisteront régulièrement autant qu'ils le pourront, aux leçons, afin de s'assurer de la régularité et de la bonté des instructions, de l'assiduité et de la docilité des médecins, chirurgiens et apothicaires ; le Chirurgien-Démonstrateur sera tenu de leur rendre compte de ceux qui auroient manqué aux leçons et qui s'appliqueroient moins, afin de les punir selon l'exigence des cas. Les garçons-chirurgiens, employés et surnuméraires et externes, ne seront pas moins subordonnés au Chirurgien Aide-Major Démonstrateur, qu'au Chirurgien-Major et Aide-Major de l'Hôpital.

X. — Le Chirurgien Aide-Major Disséqueur et Démonstrateur fera chaque année un cours complet d'anatomie pendant l'hyver ; ce cours commencera le premier octobre, par l'ostéologie sèche et fraîche ; il fera de suite et successivement, la myologie ; après le cours d'anatomie, il en fera un d'opérations, conjointement avec le Chirurgien-Major. Le premier juin suivant, il commencera chaque année un cours de principes de chirurgie, qui sera suivi pendant l'été d'un cours de bandages.

XI. — La première année, les chirurgiens surnuméraires étudieront et s'appliqueront plus particulièrement à l'ostéologie sèche et fraîche et à la myologie ; pendant l'été suivant, ils étudieront les principes de chirurgie et de bandages. La seconde année, ils feront une étude particulière de la splanchnologie, de l'angéiologie et des opérations pendant l'hyver, et repasseront pendant l'été les principes de chirurgie et de bandages. La troisième année, ils répèteront les parties de l'anatomie précédentes, ils s'appliqueront spécialement aux opérations, qu'on aura soin de leur rendre familières, en les faisant opérer eux-mêmes ; ils employeront l'été de cette troisième année à faire une étude appliquée de la physiologie et de la pathologie. La première année, ils disséqueront la myologie, la seconde, la splanchnologie et l'angéiologie, la troisième, la névrologie.

XII. — Pendant toute l'année, les chirurgiens qui ne seront pas de service, assisteront à la préparation des remèdes dans la pharmacie, et à leur distribution dans les salles. L'Apothicaire-Major, pendant les mois de juin, juillet et août, fera en leur présence les principales opérations chimyques et galéniques, et leur en expliquera les manipulations ; ces connoissances de la préparation et de la distribution des remèdes leur procureront une double utilité dans les armées, où le défaut d'apothicaire expose quelquefois cette partie du service des Hôpitaux militaires à de grands inconvénients. L'apothicaire-major fera encore chaque année un cours de plantes usuelles, auquel tous les médecins, chirurgiens et apothicaires seront obligés d'assister.

XIII. — Conformément au titre VII, art. I. de l'Ordonnance du premier janvier 1747, les médecins, chaque année, feront un cours de physiologie et de pathologie, et le Chirurgien-Major un cours de maladies vénériennes.

XIV. — Afin d'assujettir davantage tous les chirurgiens employés et surnuméraires à l'étude, exciter leur émulation et s'assurer de leurs progrès, il sera fait chaque année un examen général, au commencement du mois de mai ; cet examen comprendra la matière des cours qui auront été faits pendant l'hyver ; la convocation du jour sera faite par le Médecin-Inspecteur qui présidera à l'examen, les Médecins, Chirurgiens-Majors, Aides-Majors et le Démonstrateur, assisteront à cet examen ; chaque chirurgien sera examiné séparément, l'un après l'autre ; à la suite de chaque examen particulier, l'Inspecteur recueillera les voix et inscrira sur une feuille la matière de l'examen, les degrés de capacité, la conduite et les mœurs de chaque chirurgien, avec la date de leur réception ; cette feuille sera signée par tous les examinateurs à la fin de l'examen général ; l'Inspecteur sera tenu d'en adresser une copie au Secrétaire d'État de la Guerre, et une autre à l'Intendant du Département et le Contrôleur de chacun des Hôpitaux transcrira toutes les notes sur un livre exprès, année par année, qu'il conservera pour être présenté au Commissaire des Guerres de chacun des Hôpitaux.

XV. — A l'assemblée du premier du mois de juin suivant, en présence de l'Intendant, s'il peut s'y trouver, sinon du Commissaire des Guerres par lui chargé de la police de l'Hôpital, le Médecin-Inspecteur, conjointement avec les autres examinateurs, tous les chirurgiens assemblés, en nommera deux qui se seront les plus distingués dans l'examen précédent, ayant en même temps égard au service et aux mœurs, pour leur être distribué à chacun un prix de la valeur de cinquante livres, qui consistera en livres relatifs à la profession ; le Commissaire des Guerres en fera mention dans son procès-verbal du mois, qu'il adressera au Secrétaire d'État de la Guerre et à l'Intendant du Département.

XVI. — Sa Majesté, pour augmenter l'exactitude et le zèle des Apothicaires en chef des trois Hôpitaux où les amphithéâtres seront établis, veut bien leur accorder une commission d'Apothicaire-Major, signée de l'Intendant du Département, avec quatre cents livres d'appointemens ; indépendamment de ces quatre cens livres, ils toucheront de l'entrepreneur les gages d'un premier garçon apothicaire, dont ils lui tiendront lieu.

XVII. — Il sera accordé en sus cent livres par année à chacun des trois Apothicaires-Majors, pour les frais des préparations qu'ils seront tenus de démontrer aux médecins surnuméraires, aux garçons chirurgiens et aux garçons apothicaires employés et surnuméraires, dont ils rendront compte dans un état visé par le Commissaire des Guerres et le Médecin-Inspecteur.

XVIII. — Dans chacun des trois Hôpitaux où les amphithéâtres seront établis, on admettra quatre apothicaires surnuméraires externes, sans appointement ni nourriture au compte du Roi ; ils ne pourront être reçus qu'avec l'agrément du Commissaire des Guerres, et après avoir été examinés par le Médecin-Inspecteur, auquel ils auront montré des lettres d'apprentissage authentiques, au moins de deux années, chez un maître apothicaire ; quand il vaquera une place de garçon apothicaire avec gages de l'entrepreneur, elle sera donnée à celui des apothicaires surnuméraires externes, qui aura montré plus d'habileté et de capacité dans un concours qui se sera fait en présence du Commissaire des Guerres, du Médecin-Inspecteur, des Médecins, Chirurgiens-Majors, Aides-Majors et de l'Apothicaire-Major.

XIX. — Les compositions galéniques et chymiques, exigeant toute l'habileté d'un artiste expérimenté, sur la fidélité et l'exactitude duquel on puisse se confier, l'intention est que toutes ces préparations se fassent en présence du Médecin-Inspecteur, des Médecins, Chirurgiens-Majors, Aides-Majors, des garçons chirurgiens et apothicaires des Hôpitaux militaires des villes capitales de chaque Province, et que ces mêmes préparations soient distribuées dans les différens Hôpitaux du Département, défendant aux directeurs et aux apothicaires de ces Hôpitaux d'en employer d'autres ; enjoignant aux officiers de santé d'y tenir scrupuleusement la main.

XX. — L'établissement des amphithéâtres ayant pour objet de former des dépôts de médecins, chirurgiens et d'apothicaires instruits et exercés à l'ordre établi dans les Hôpitaux militaires du Royaume et des armées, l'intention de Sa Majesté est que toutes les places de médecins, garçons chirurgiens et d'apothicaires vacantes dans les Hôpitaux militaires du Département, soient remplacées par les médecins, chirurgiens et apothicaires employés dans les amphithéâtres.

XXI. — En cas d'absence et au défaut du Médecin-Inspecteur, les Médecins et Chirurgiens-Majors des Hôpitaux militaires où les amphithéâtres seront établis, feront tout ce qui lui est prescrit par ce présent règlement.

XXII. — Les Médecins, Chirurgiens-Majors et les Apothicaires-Majors employés dans ces trois Hôpitaux, rendront compte au premier Médecin-Inspecteur général des Hôpitaux militaires, tous les mois, respectivement, dans la partie dont ils sont chargés, comme une suite de la correspondance qu'ils sont tenus d'entretenir avec lui de l'état de cet établissement, de l'exactitude et des progrès que les médecins, chirurgiens et apothicaires y auront faits, et des difficultés qui pourront s'y rencontrer, pour, sur le rapport qu'il en fera au Secrétaire d'État de la Guerre, être pourvu ainsi qu'il appartiendra.

Fait et arrêté à Versailles, le vingt-trois décembre mil sept cent soixante-quatorze. Signé, Du Muy.

Deux ordonnances royales du 2 mai 1781 et du 1er septembre 1788 vinrent compléter le règlement constitutif des hôpitaux militaires d'enseignement. De ces ordonnances très prolixes (elles comprennent chacune plus de cent pages d'impression in-quarto) nous nous contenterons de reproduire quelques articles intéressant plus spécialement notre sujet.

Les médecin et chirurgien-major seront devancés à l'hôpital par les chirurgiens et apothicaires-élèves qui s'y rendront avant la visite du matin pour préparer les cahiers de celle du jour, par ordre de numéro, & par nom des malades qui occuperont chaque lit.

Le chirurgien-major visitera les blessés, immédiatement après le pansement, afin que l'idée plus récente de l'état où il aura trouvé leurs blessures, lui serve à régler ensuite plus judicieusement les qualité et quantité des aliments et à ordonner les remèdes convenables et nécessaires. Il sera accompagné, de même que le médecin, par un élève chirurgien, & par un apothicaire qui écriront ses ordonnances, lit par lit, & blessé par blessé, & suivi par les infirmiers de garde et de quartier, qui recevront ses ordres.

Il sera fait chaque année dans lesdits amphithéâtres, des cours de médecine, chirurgie, anatomie, pharmacie, chimie & botanique; & l'objet de ces établissements étant de former des sujets instruits pour le service des hôpitaux militaires et des armées, veut Sa Majesté que toutes les places vacantes de médecins titulaires, de chirurgiens-majors des hôpitaux & des régiments, d'aides-majors, sous-aides-majors et élèves-chirurgiens & apothicaires appointés dans les hôpitaux militaires du royaume, ne soient remplies à l'avenir que suivant les formes établies par le susdit règlement.

On établira dans chaque hôpital, autant qu'il sera possible, un jardin de plantes usuelles, dans le lieu le plus avantageux. Le médecin, le chirurgien-major et l'apothicaire auront la direction de ce jardin, chacun en ce qui le concerne.

Il sera fait chaque année dans les amphithéâtres des hôpitaux de Metz, Lille, Strasbourg & Toulon : 1° un cours de physiologie et d'anatomie ; 2° un cours de pathologie médicale ; 3° un cours de chirurgie & d'opérations de chirurgie ; 4° un cours de matière médicale, de pharmacie et de botanique. Le second médecin professera la physiologie, & le premier chirurgien-aide-major démontrera l'anatomie, sous le titre de démonstrateur. Le premier médecin fera le cours de pathologie. Le plus ancien chirurgien-major fera le cours de chirurgie pratique. L'autre chirurgien-major le cours de principes de chirurgie. Le démonstrateur les cours de chirurgie & de bandages. Le troisième médecin professera la matière médicale, la pharmacie & la botanique. L'apothicaire-major démontrera les plantes et les opérations de pharmacie.

Lorsque les places de médecins & chirurgiens-majors des hôpitaux militaires viendront à vaquer, les intendants des provinces, à qui il en sera sur le champ rendu compte par les commissaires des guerres, qui en informeront le secrétaire d'État ayant le département de la guerre, pour y être par lui pourvu, conformément à l'ordre prescrit par le règlement de ce jour, concernant les amphithéâtres, pour la distribution de toutes les places d'officiers de santé desdits hôpitaux : voulant Sa Majesté que cet ordre soit régulièrement observé ; qu'en conséquence, les surnuméraires qui se seront distingués dans les amphithéâtres, soient successivement promus aux places d'officiers de santé dans les hôpitaux militaires, & que celles vacantes dans les grands hôpitaux soient accordées à ceux d'entre les titulaires qui, dans des places moins importantes, se seront montrés les plus dignes d'occuper les premières.

Les documents qui précèdent suffisent à donner une idée exacte de ce que fut l'école de santé militaire de Lille. Ajoutons seulement quelques notes.

L'amphithéâtre de l'Hôpital militaire devait se trouver dans la cour intérieure, dite cour de la section, à l'endroit où est située actuellement la salle d'autopsie.

Le jardin botanique s'étendait de l'église Saint-Étienne à la rue du Vert-Bois ; il servit plus tard de jardin d'agrément pour les malades et fut supprimé en 1861, au moment de l'agrandissement de Lille.

L'école du service de santé fonctionna régulièrement

jusqu'aux guerres de la République qui enlevèrent tout le personnel pour le service des armées en campagne. Nous dirons plus loin ce que devint cette école après la Révolution.

Quant au personnel enseignant, nous n'avons guère de renseignements antérieurs à la Révolution ; nous savons seulement que de 1775 à 1782, le chirurgien *Rocquard* fut « disséqueur et démonstrateur »[1] et qu'il fut remplacé en 1782 par Claude-Léonard *Chastanet.* Cette disette de renseignements s'explique par la disparition du registre matricule des officiers de l'Hôpital militaire. Il est bien regrettable que le service de la guerre ne considère pas ces registres comme « documents d'archives » et en autorise même la destruction.

Exemptions des chirurgiens militaires. — En vertu de leur charge les chirurgiens militaires jouissaient de l'exemption des octrois sur les boissons de leur consommation. Ce privilège, accordé à tous les officiers du Roi, ne paraît pas avoir suscité de difficulté à Lille. Le Magistrat, sachant bien qu'il devait se soumettre, n'essaya point de s'opposer, du moins ouvertement, à cette exemption.

En 1681, Jean-Louis *Le Blan*, chirurgien-major de la citadelle, avait aussi un logement en ville « pour l'accommodement des gens de qualitez et de considération quy y passent et y séjournent, lesquels il est tenu d'accommoder de touttes choses et des bains dont il est le seul qui en fasse l'usage, à l'instance de son Excellence Monseigneur les Maréchal d'Humières et aultres personnes de semblable qualité ». Exempt

1. A. C. L., carton 305, dossier 1.

pour les boissons qu'il consommait à la citadelle, il demanda au Magistrat de l'être également pour sa maison de ville. On lui concéda six rondelles de bière et une pièce de vin par an [1].

Le 3 février 1695, le Magistrat accorde à Pierre-François *Lux*, chirurgien-major, l'exemption pour huit rondelles de forte bière et pour toute la petite bière de sa consommation [2].

En 1717, Christophe *Cosquet*, chirurgien-major de la citadelle, est exempté des droits sur les vins, bières et eaux-de-vie [3] ; de même le sieur *Lovat*, médecin major, en 1738, et Pierre *Laurent*, chirurgien-major des hôpitaux du Roi, en 1740 [4].

En 1744, le chirurgien aide-major *Chastanet* obtient semblable exemption ; mais « comme il demeure avec gens sujets aux impôts », on la limite à une feuillette de vin et six rondelles de bière par an [5].

Les chirurgiens-majors jouissaient de l'exemption, mais ces privilèges s'étendaient-ils à leurs adjoints et survivanciers ? En 1771, le Magistrat accorda « par provision » l'exemption à *Chastanet* fils, survivancier et adjoint du chirurgien-major *Plancq* ; mais il résolut, en même temps, de « faire des représentations tendantes à ce que les survivanciers et adjoints ne puissent jouir d'aucune exemption » [6]. Le 15 janvier 1772, le Contrôleur général décida « que les adjoints et survivanciers d'office ou de commissaires et de contrôleurs des guerres, médecins et chirurgiens de l'Hôpital mili-

1. Documents, n° 115.
2. Documents, n° 122.
3. A. C. L., carton 5886, pièce 18.
4. A. C. L., Registre aux résolutions n° 29, f° 93 verso.
5. Documents, n° 245.
6. Documents, n° 442.

taire et autres de même qualité, devaient jouir des exemptions sur les octrois ». Le Magistrat fit lire la lettre du Contrôleur devant la Loi en son assemblée du 24 janvier 1772, et résolut « d'ordonner aux fermiers des bières et vins de refuser les exemptions à tous les adjoints d'office ou de commissaires »[1].

LOGEMENT DES CHIRURGIENS MILITAIRES. — Le règlement du 23 décembre 1774 assujettissait la Ville « à fournir des logements en nature ou en argent aux quatre médecins et aux quatre chirurgiens surnuméraires établis dans l'Hôpital militaire ». Le Magistrat essaya de se soustraire à cette charge et fit ses représentations à M. le Maréchal du Muy[2]. L'obligation fut maintenue.

Le taux de ce droit de logement était, en 1784, de cent florins pour chacun des médecins et des chirurgiens[3] et de cinquante florins seulement pour le chirurgien aide-major[4].

De plus, sur certificats des commissaires des guerres, la Ville délivrait des « ordonnances de logement sur le pied de 24 florins par an » aux élèves en chirurgie, aux chirurgiens surnuméraires et appointés, aux chimiste et commis des salles de l'Hôpital militaire. Nous relevons 16 ordonnances de ce genre en 1782 et autant en 1783[5].

LES CHIRURGIENS MILITAIRES ET LA CLIENTÈLE CIVILE. — Nous avons eu l'occasion de traiter ce sujet dans le

1. Documents, n° 443.
2. Documents, n° 483.
3. Chastanet père, chirurgien-major en 1er ; Chastanet fils, chirurgien-major en second.
4. Pionnier, chirurgien aide-major.
5. A. C. L., carton 305, dossier 1.

chapitre VI. Nous n'y reviendrons que pour signaler un arrêt du 28 septembre 1749, rendu par le Conseil d'État du Roi, « qui fait deffenses aux chirurgiens-majors des hopitaux militaires de faire aucuns pansemens ni autres opérations de chirurgie sur les habitans des villes où ils sont établis à peine de 500 livres d'amende pour la première fois, à moins qu'ils ne se soient fait agréger dans les communautés de chirurgiens dans la forme prescritte »[1].

Nous y relevons la curieuse réglementation suivante, qui est d'ailleurs la reproduction de l'article XIV du réglement de 1730.

Défense à tous particuliers, chirurgiens, soldats servans dans quelques régimens ou compagnies que ce soit d'exercer la chirurgie lorsqu'ils seront dans une ville, si ce n'est pour les soldats des régimens ; il leur est pareillement fait deffenses d'avoir des garçons, ni d'autres demeures que celles du quartier de leurs compagnies, comme aussi d'avoir d'autres marques extérieures de chirurgiens que celles d'un seul bassin attaché à la fenêtre de leur chambre sans aucune saillie, indication ni autre étalage ; et en cas que leur logement soit marqué dans une boutique ou salle basse qui ait vue sur la rue, ils ne pourront exposer dehors aucuns bassins ni avoir à l'ouverture des salles ou boutiques aucune marque extérieure de chirurgiens et sera l'ouverture d'un simple châssis de papier posé sur l'apuy en dedans avec un seul carraud de verre de la grandeur d'un pied en quarré sans que les chirurgiens soldats puissent avoir dans la boutique, salle ou chambre, aucunes portes vitrées, ni que personne puisse y travailler en leur absence, le tout à peine de trois cens livres d'amende et de plus grande peine s'il y écheoit.

L'autorisation de se faire agréger aux communautés de chirurgiens ne concernait que les chirurgiens-majors des hôpitaux ; elle était formellement refusée aux chirurgiens-majors des citadelles, réduits, forts, châteaux et autres endroits particuliers. En conséquence les chirurgiens de Lille, en 1789, poursuivirent le sieur

---

1. A. C. L., carton 302, dossier 20.

Ségard, chirurgien de la citadelle, pour avoir exercé la chirurgie en ville. Celui-ci s'en tira « à bon compte » grâce à l'avis du Procureur syndic qui plaida en sa faveur.

Le défendeur, dit-il, n'étant point agrégé au collège de cette ville, n'a pû exercer la chirurgie dans l'arrondissement dudit collège, du moins au dehors du lieu où il est placé en vertu de son brevet et sur des personnes qui ne sont pas domiciliées dans le même endroit. Cependant comme il paroît assez que ledit défendeur ne s'est point annoncé comme chirurgien autorisé à exercer publiquement la chirurgie dans tous les lieux où il seroit invité de se rendre, au point qu'il ne s'y est transporté que vers cinq ou six malades depuis l'époque de son établissement à la citadelle, qui datte du 2 avril 1785, et ce à la sollicitation de ses amis, au point qu'il n'étoit point dans l'usage d'exiger des salaires pour services rendus aux malades, et qu'il s'est contenté de recevoir les sommes qu'on lui a présentées à titre de reconnoissance de ses soins et voyages ou de restitution de déboursés pour drogues livrées, je pense qu'on pourroit le dispenser de l'amende. Pourquoy, Messieurs, je requiers qu'il soit donné acte aux demandeurs de la déclaration faite par le défendeur, qu'il n'a point exercé ni prétendu exercer la chirurgie dans cette ville et châtelenie, en sa qualité de chirurgien-major de la citadelle, mais seulement donner gratuitement ses conseils et indiquer ou administrer à titre d'humanité les pansemens et remèdes propres à procurer la guérison à quelques personnes en petit nombre que ses amis l'avoient engagé de voir, sous prétexte souvent qu'elles étoient abandonnées par les gens de l'art ; qu'il lui soit néantmoins fait défense de récidiver sous tel prétexte que ce puisse être et d'exercer la chirurgie ailleurs que dans le lieu où il est établi en qualité de chirurgien-major et sur les personnes y domiciliées, sans pouvoir faire aucuns pansemens ou opérations de chirurgie sur les habitans de cette ville et dans le surplus de l'arrondissement dudit collège, jusqu'à ce qu'il y ait été agrégé [1].

Pour conclure, que faut-il penser de ces chirurgiens militaires ? Il faut reconnaître qu'en général ils ont exercé avec honneur leur profession. Les *Plancque*, les *Chastanet*, les *Pionnier* furent tout à la fois d'excellents chirurgiens et des hommes de science ; et nous pourrions en citer d'autres encore, dont la pratique et la

1. Documents, n° 562.

science ont contribué grandement au relèvement de la profession chirurgicale.

La chirurgie militaire après 1789. — En 1789, la plupart des hôpitaux militaires furent supprimés ; celui de Lille subsista et l'on y continua l'enseignement de la chirurgie. Mais il y eut bien des tiraillements dans le personnel.

« Il y avait alors quelque tems que M. *Chastanet* père, 1er chirurgien-major, étoit tombé malade et que M. *Chastanet* fils faisait seul les fonctions de chirurgien-major. Il devoit d'après ses droits succéder à son père ; il s'en étoit montré très capable, la place même lui avoit été promise par la pluspart de ses chefs dont il avoit eu le bonheur d'acquérir l'estime : mais la suppression des hôpitaux renversa toutes ses espérances, il y eut de nouveaux chefs qui, ayant leurs créatures, furent défavorables à son père et à lui ; ils destituèrent le père de son emploi ; 52 années d'un service distingué et le titre le plus éminent qu'on puisse obtenir dans la chirurgie militaire (celui de chirurgien consultant des armées) ne purent le garantir d'une injustice aussi criante, et pour comble on ne lui accorda que la moitié de la pension que la loi lui attribuait à titre de retraite. Pour M. *Chastanet* fils, loin de passer à la place de son père, il perdit la sienne et essuya l'humiliation de descendre à la 3e place ou celle d'aide-major. »

En effet la place de premier chirurgien-major, étant devenue vacante par le décès de M. *Gelez*, fut donnée à M. *Mangin*, chirurgien-major de mestre de camp de cavalerie. C'est à cette occasion que fut écrite la protestation des chirurgiens subalternes, dont nous venons de citer un passage ; ils trouvaient M. *Mangin* « trop jeune pour avoir acquis par ses travaux les droits de

M. *Vacher*, second chirurgien-major, qui comptait 43 années de service dans les armées et les hôpitaux ». C'était à son égard une injustice que de ne pas lui donner la première place ; c'en était une aussi de ne pas donner la seconde à *Chastanet*, qui « depuis onze ans exerce l'emploi pénible de démonstrateur d'anatomie et de professeur de chirurgie »[1].

La nomination de *Mangin* fut maintenue malgré tout.

Un extrait du registre matricule, daté du 15 mai 1793, donne l'état du personnel de l'Hôpital militaire ; voici ce qui concerne les chirurgiens :

Premier chirurgien-major : Pierre *Mangin*.

Second chirurgien-major : Charles *Vacher*.

Chirurgien aide-major : Charles-Alexandre-Joseph *Pionnier*.

Chirurgiens sous-aides-majors : Pierre-Joseph *Tison* ; Jean-Baptiste *de Block* ; Albert-Louis *Bacq* ; Guillaume *Chastanier* ; Jean-Louis *Demont*.

Vingt chirurgiens élèves appointés.

En 1793, les cours de chirurgie fonctionnaient encore à l'Hôpital militaire ; les professeurs demandaient en effet à l'administration municipale de leur concéder, pour leurs leçons, les cadavres des hôpitaux civils, et quelques mois plus tard la Municipalité réclama l'admission des élèves civils aux cours de l'hôpital militaire.

Un incendie survenu en 1794 dans l'Hôpital militaire, alors appelé Hôpital de l'Humanité, força l'administration militaire à ouvrir plusieurs hôpitaux temporaires. Chacun de ces hôpitaux eut son personnel

1. A. C. L., cartons Gentil, n° 46.

spécial. L'Hôpital de la Régénération comptait un chirurgien de 1re classe, deux médecins, un chirurgien de 2e classe, onze chirurgiens de 3e classe, six apothicaires. A l'Hôpital des Sans Culottes, il y avait quatre chirurgiens et autant d'apothicaires.

Ce personnel pourrait paraître considérable ; il était cependant nécessaire, étant donné le grande quantité de soldats malades ou blessés qu'on dirigeait sur ces hôpitaux. Un état du 13 juillet 1794 accuse à ce jour la présence de 2.118 militaires, dont 1.157 fiévreux et 912 blessés, dans les hôpitaux de l'Humanité, de la Régénération, de la Montagne, des Victoires Nationales, « Sauveur », de la Citadelle et de Loos.

Ajoutons que, sous l'Empire, les cours furent suspendus, qu'on réorganisa les trois écoles militaires en 1816 et qu'elles furent définitivement fermées par décret du 24 avril 1850.

CHAPITRE XIII

LES SAGES-FEMMES

PREMIÈRES MENTIONS ; NOMINATION ; SERMENT. — RÈGLEMENTS DIVERS. — SAGES-FEMMES PENSIONNÉES. — SAGES-FEMMES DES PESTIFÉRÉES. — L'ENSEIGNEMENT ; L'ÉCOLE. — UN ENSEIGNEMENT EXTRAORDINAIRE : Mme DUCOUDRAY A LILLE. — LA QUESTION DES EXAMENS. — SAGES-FEMMES ET NOURRICES.

On nous a conseillé de détacher de notre *Histoire de la Chirurgie* ce chapitre basé sur des documents d'un caractère tout spécial et trop « technique » pour figurer dans cet ouvrage destiné à toutes les classes de lecteurs. Nous avons suivi ce judicieux conseil et nous avons publié à part ce chapitre dans le *Journal des Sciences médicales de Lille,* en juin 1910 [1]. Il nous suffira donc d'en tracer ici les grandes lignes.

PREMIÈRES MENTIONS ; NOMINATION ; SERMENT. — Les premières mentions de sages-femmes à Lille ne datent que de la seconde moitié du XVe siècle, mais elles montrent toute une organisation existante depuis longtemps peut-être. En voici un exemple :

« Le 12 mars 1460 (vieux style), Catherine Lemesre, femme Jehan Delamarre, boulenghier, fut par eschevins de Lille, en pleine halle, receue femme que on dit

1. E. LECLAIR, *Un chapitre de l'Histoire de la chirurgie à Lille. Les accouchements.* (Lille, 1910. In-octavo.) — Il nous reste quelques exemplaires de cette brochure; nous nous ferons un plaisir d'en disposer en faveur de nos collègues de la Société d'études qui nous le demanderaient.

saige femme ou autrement mère aleresse. Et fist sur ce le serment pertinent ès mains du rewart de ceste ville, après que de son sçavoir en cette matière elle fût duement examinée par maistre Guillaume de Renier, médechin, et aussy que lesdits eschevins se furent informés des diligences par elles faictes en telz matières, laquelle par ladite information ils trouvèrent assez experte et ydoine. »[1]

Règlements divers. — Une fois investie de ses fonctions, la sage-femme demeurait soumise à un certain nombre de règles, qui, assez vagues d'abord, se précisèrent dans la suite.

En cas de « doute ou péril, » elle devait avoir recours aux chirurgiens. C'était pour elle une obligation grave de veiller au baptême des enfants en danger, comme aussi de faire déclaration au Magistrat de la naissance des enfants illégitimes.

Sages-femmes pensionnées. — Jusqu'à la fin du xviie siècle, on ne rencontre qu'une sage-femme pensionnée, touchant ordinairement 300 florins[2]. En 1711, la Ville pensionna également un chirurgien-accoucheur auquel elle accorda 50 puis 100 florins[3]. Dès 1763, il y eut une seconde sage-femme pensionnée par le Magistrat sur le même pied que la première[4].

Sages-femmes des pestiférées. — En temps d'épidémies, le Magistrat engageait, outre les chirurgiens, des sages-femmes ou matrones ou mères aleresses pour le service des femmes atteintes de la peste et isolées

1. A. C. L., Registre aux mémoires, 1458-1469, f° 60.
2. A. C. L., Registre aux résolutions, 15, f° 275.
3. A. C. L., Registre aux résolutions, 19, f° 131 verso ; 20, f° 85.
4. A. C. L., Registre aux résolutions, 39, f° 158 verso.

du centre de la ville. Comme les chirurgiens, elles « entraient en infection » et, pour se faire reconnaître, elles portaient « verge rouge »[1].

L'ENSEIGNEMENT ; L'ÉCOLE. — Jusqu'au milieu du XVIIIe siècle, il n'y eut à Lille, pour la formation des sages-femmes, que l'enseignement privé des matrones elles-mêmes qui se formaient des aides et des remplaçantes appelées à leur succéder. Elles n'avaient à leur service que leur expérience, leur pratique et quelques livres assez élémentaires.

C'est de 1756 que date la première tentative d'enseignement public. Elle fut faite par le chirurgien Arnould-François-Joseph *Warocquier* ; mais le collège de médecine s'opposa vivement à son projet[2]. Quatre ans plus tard, *Warocquier* revint à la charge et, sur ses instances, le Magistrat décida en principe la création d'une école gratuite d'obstétrique. Le Collège de médecine cependant n'avait point désarmé ; il admettait et même désirait la création de cet enseignement, mais il ne voulait pas admettre qu'un autre qu'un médecin en fût chargé[3].

On finit par passer outre à cette opposition ; le cours d'obstétrique fut définitivement fondé par l'ordonnance du Magistrat, le 27 février 1762, et confié à *Warocquier* qui en avait formé la première idée[4]. Ce cours fut supprimé en 1772 par la fondation de l'école de chirurgie ou plutôt il fit désormais partie intégrante de l'enseignement de cette école[5].

---

1. A. C. L., Registre aux mémoires, 1585-1597, f° 224 verso, etc...
2. A. C. L., carton 1279, dossier 2.
3. A. C. L., carton 1281, dossier 6.
4. A. C. L., Registre aux chirurgiens, n° 26, f° 17 verso.
5. A. C. L., Registre aux résolutions, n° 50, f° 152.

Un enseignement extraordinaire ; Mme Ducoudray a Lille. — Cette célèbre « sage-femme », pensionnée par le Roi pour enseigner son art dans tout le royaume, vint en Lille en 1774 et y donna quelques cours, pour lesquels elle fut largement « récompensée », non seulement par une plantureuse réception mais aussi par une cafetière d'argent de 285 fl. 15 p. que crut devoir lui offrir le Magistrat [1].

La question des examens. — Jusqu'en 1762, les examens des accoucheurs et des sages-femmes étaient subis devant le collège des médecins. Les chirurgiens avaient maintes fois réclamé contre cet usage qu'ils considéraient, non sans raison, comme anormal, puisque l'obstétrique proprement dite est une partie intégrante de l'art chirurgical.

Quand, en 1762, fut fondé le cours public d'obstétrique, les chirurgiens saisirent cette occasion opportune pour renouveler leur demande d'être chargés des examens en cette matière [2]. Mais par suite de l'opposition acharnée des médecins, l'affaire traîna pendant de longues années encore, et les chirurgiens n'obtinrent enfin gain de cause que le 10 février 1768 [3].

Sages-femmes et nourrices. — En 1764, sur la requête de Marie-Joseph Auchart, maîtresse sage-femme, le Magistrat autorisa la création d'un bureau de placement pour les nourrices et promulgua, le 20 juin de cette année, une ordonnance destinée à le réglementer [4].

1. A. C. L., carton 1281, dossier 8.
2. A. C. L., carton 1279, dossier 2.
3. A. C. L., Registre aux chirurgiens, n° 26, f° 63.
4. A. C. L., Registre aux ordonnances, DD, f° 216 verso.

QUATRIÈME PARTIE

L'EXERCICE ILLÉGAL — LES SPÉCIALITÉS

CHAPITRE XIV

L'EXERCICE ILLÉGAL

Autorisations et refus d'exercice. — Quelques procès. — L'affaire de Marie-Jeanne Dassonville. — L'affaire de Louis-Baudouin Verly. — L'affaire de l'exécuteur des hautes-œuvres. — L'affaire de Jean-François Vrau. — L'exercice illégal après 1789.

L'exercice illégal de la médecine et de la chirurgie a été de tout temps et est encore de nos jours la source de multiples discussions et de curieuses procédures. Pour ce qui concerne nos chirurgiens lillois, nous avons dit plus haut avec quel soin jaloux ils veillaient à la conservation des privilèges et du monopole de leur corporation. C'est ici le lieu d'entrer dans quelques détails sur ce sujet.

Autorisations et refus d'exercice. — Pour exercer « légalement » la chirurgie, il fallait appartenir à la corporation des chirurgiens. Cependant le Magistrat qui s'était réservé la haute main et la suprême judicature sur toutes les corporations de la ville, détenait le droit d'autoriser l'exercice de la profession en faveur de chirurgiens étrangers ou même de simples particuliers dépourvus de tout titre chirurgical.

Hâtons-nous de le dire, le Magistrat n'usait que rarement de ce droit, au moins en ce qui concernait l'exercice général de la chirurgie ; nous verrons plus loin qu'il en usait au contraire très largement envers les « spécialistes ».

Le 16 septembre 1531, il publiait le « ban » suivant :

Pour ce que plusieurs estrangiers, hommes et femmes, viengnent en ceste ville contrefaisans les médecins et chyrurgiens, exhigeans des manans et habitans de ceste ville pluiseurs sommes de deniers soubz coulleur et promesse que ilz leur font de les guérir de leurs maladies et infermitez, dont grant inconvénient s'est ensuy et polra ensuyr, à le grant foulle, oppression et séduction des dicts manans et habitans, pour à ce remédier je fay le ban que nul estrangier, homme ou femme, quel qu'il soit, soy meslans de médecine et chyrurgie, ne s'avance doresenavant de practiquer en ceste dicte ville et eschevinage sans premiers en avoir congié et estre autorisé par eschevins, sur LX sols d'amende, le tiers à l'accusateur, et pugnition d'eschevins [1].

C'était l'affirmation de son pouvoir absolu en la matière. Il l'affirmait de nouveau en interdisant, le 5 avril 1560, à Noël Jan « de plus pratiquer en icelle ville l'art de chirurgie, à péril de pugnition à la discrétion d'eschevins ». Mais un sieur Malebranqué ayant remontré que ledit Jan avait entrepris la cure d'un de ses enfants, le Magistrat l'autorisa à demeurer encore quinze jours à Lille pour achever cette cure [2]. Le chirurgien improvisé prolongea son séjour en notre ville et continua, paraît-il, à « exercer ledit art et ordonner ou exhiber potions, pillules et autres médicamens ». Il fut, le 17 octobre 1561, l'objet d'une « itérative » interdiction de la part du Magistrat qui le menaça de bannissement s'il récidivait.

1. Documents, n° 36.
2. Documents, n° 52.

Le XVIIe du mois d'octobre 1561, après avoir oy le rapport fait de l'examen Noël Jan, prétendant exercher la chirurgie en ceste ville, icelluy a esté mandé en plaine halle et luy a esté interdit de exercher ledit art de chirurgie et de ordonner ou exhiber potions, pilules ne autres médicamens concernans ledit art de chirurgie ou médecine, à péril de encoure en l'amende de LX sols pour la première fois, et après avoir payé ladicte amende, se il estoit trouvé qu'il eust exhibé potion, médicamens ou autre chose concernant ledit art et stil, il encourera pour la seconde fois en l'amende de XII livres, et pour la 3e fois sera banny de la ville et Chastellenie de Lille ou aultrement pugny à la discrétion d'eschevins [1].

Quelques années plus tard, un certain Antoine de Rave, muni de certificats de la justice et du curé de Grammont, fut autorisé à exercer la chirurgie pendant un mois à Lille ; mais, après quinze jours, « ne sentant son prouffit à demeurer en ceste ville » il déclara « qu'il se partoit » [2].

Le 30 octobre 1713, le Magistrat admet à la franchise de chirurgien Jacques *Mallet*, malgré son échec aux examens [3], et le 14 août 1752, il reçoit Arnould *Warocquier* sans apprentissage [4].

Ces autorisations générales étaient très rares ; nous n'en avons guère trouvé d'autres exemples. Beaucoup plus fréquentes sont les interdictions.

En 1585, sur une plainte des chirurgiens, le Magistrat interdit à Georges de Hond, natif de Wervick, d'exercer la chirurgie en cette ville « tant qu'il soit reçu et admis à la franchise dudit stil » [5].

Un certain Jean Cardon, sayetteur de son stil, demeurant rue du Bourdeau, s'était ingéré à « exercer l'art de chirurgie ». Il fut interdit par sentence du 12 mai

1. Documents, n° 54.
2. Documents, n° 55.
3. Documents, n° 170.
4. Documents, n° 279.
5. Documents, n° 61.

1651, « à péril de fourfaire l'amende de XII livres parisis au prouffit de la chapelle des saints Cosme et Damiens, pour chaque fait qui sera trouvé »[1].

Comme les doïen et maistres du corps de stil et art de la chirurgie de ceste ville de Lille auroient présenté requête narrative à Messieurs les mayeur et eschevins dudit Lille, que puis naguères il estoit venu à leur cognoissance que Jean Cardon, de stil sayeteur, demeurant en la rue du Bourdeau audict Lille, s'ingéroit de son auctorité privée d'exercer ledict art de chirurgie, soit en médicamentant diverses personnes ou aultrement, contre le droict et privilèges desdits impétrans, mesme sans aulcun fondement d'expérience ny pratique, et en ce faisant estoit arrivé divers inconvéniens par n'estre capable ny idoine audict art, ainsi que véritablement en pourront tesmoigner les sieurs docteurs de ceste dicte ville, ausquelz lès dicts inconvéniens sont depuis venuz à cognoissance, désireux du bien publicq, de leur acquit et descharge, auroient supplié mes dits sieurs qu'en prendant favorable egard à ce que dessus, leurs lettres et privilèges, et aux attestations et certificat desdits sieurs docteurs, vouloir prohiber, défendre et interdire audict Cardon que doresenavant il n'auroit plus à s'exercer dudict art et ce quy en dépend à tel péril que de raison. Suivant quoy, ayant par apostille du 11e de may 1651 estez mandez ledit Cardon en conclave, comparant auroit déclaré qu'il ne se mesloit dudict art et que ce qu'il faisoit l'avoit praticqué de passé vingt à trente ans ; à quoy ayans respondu lesdicts doïen et maistres qu'il estoit ung ignorant audict art et persisté en l'entérinement de leur requête, fut ordonné audit Cardon, interdy et deffendu qu'il n'auroit plus à se mesler de médicamenter et aultrement s'exercer dudict art de chirurgie à telle personne que ce soit, à péril de fourfaire l'amende de douze livres parisis applicable au prouffit de la chapelle des saincts Cosme et Damiens pour chaque fait qui sera trouvé.

En 1682, des poursuites furent exercées contre un certain nombre de chirurgiens et de sages-femmes de Roubaix, de Tourcoing, de Neuville-en-Ferrain et d'autres villages de la Châtellenie, que l'on prétendait se livrer à l'exercice de leur art sans être munis de l'autorisation nécessaire[2].

A Roubaix, on appela ainsi devant le lieutenant de

1. Documents, no 94.
2. Documents, nos 116 à 118.

la Gouvernance Jean *Desreveaux*, chirurgien, fils de feu Pierre, également chirurgien, Isabeau *Dubois*, veuve de Jean Hellin, et Marguerite *Delerue*, femme de Jean Agache.

Le Procureur du Roy représente que tant par le droict que par les ordonnances notoires, il est défendu à tous de se mesler de la médecine, chirurgie, apoticquerie, ou fonction de sage-femme, sans au préalable avoir esté examinez et admis à ces employs, et aux officiers des lieux de les souffrir, affin d'en prévenir les pernicieux accidens au préjudice du public. Il est pourtant que les bailly et lieutenant de Roubay ont souffert Jean *Desreveaux*, filz de feu Pierre, exercer la chirurgie audit Roubai et aux environs, Isabeau *Dubois*, vefve de Jean Hellin, et Marguerite *Delerue*, femme de Jacques Agache, faire fonctions de sages-dames, sans avoir au préalable esté examinez et admis à ces employs ; cause qu'il requiert, pour le Roy, que lesdits bailly ou lieutenant, *Desreveaux*, *Dubois* et *Delerue* soient assignez à comparoir à ce siège pour respondre aux conclusions qu'il voudra prendre contre eulx et en outre procéder comme de raison.

Du VIIe de l'an 1682, pardevant le sieur Dupret, lieutenant premier, sont comparus le procureur du Roy, d'une part ; Jacques Dujardin, lieutenant de Roubaix, Jean *Desreveaux*, chirurgien, et Marguerite *Delerue*, femme de Jacques Agache, d'autre, la vefve de Jean d'Hellin aussy adjournée estant trop vieille et caducque pour se rendre icy, ne faisant aucune fonction si ce n'est au voisinage et pour assister les pauvres.

A eux demandé pourquoi ils ont fait leurs fonctions respectives sans avoir été admis de ce siège :

Ledit *Desreveaux* a dit qu'il est fils de maître chirurgien, et qu'après la mort de son père, il a continué dans la boutique de son père, après avoir esté examiné des docteurs Doucet et Collart, et avoir passé maistre.

Et quant à ladite Marguerite *Delerue*, elle a dit qu'elle n'a point venu à l'examen, à cause qu'elle n'avoit pas d'argent, et que de plus elle avoit esté receue ou soufferte d'exercer son art par les gens de loy dudit Roubaix, en suite d'examen que le doyen dudit lieu, passez cincq à six ans, fit faire par le docteur Galand et l'opérateur de Tourcoing, de quoy ledit lieutenant at aussy convenu.

Disant ledit lieutenant qu'il n'at ouy parler d'aucune autre ordonnance que la dernière de l'an passé, prohibitive aux chirurgiens et sages-dames de faire leurs fonctions sans estre admis à ce siège, et qu'ainsy il n'a cru méprendre en souffrant qu'ils fissent leurs debvoirs, ayant estez examinez par autres chirurgiens que ceux de ce siège, et qu'ilz n'ont souffert aucunes personnes qui ne fut notoirement capable, mais que depuis la dernière ordonnance ils ont adverty touttes lesdites personnes de ne plus s'y entremestre sans notre permission.

Du depuis ladicte Marguerite *Delerue* a déclaré de se présenter pour estre examinée.

A Tourcoing on poursuivit Balthazar *Ducoulombier*, fils de feu Philippe, Hugues-François *Descamps*, Pierre *Deletombe*, Jeanne *Steve*, veuve de Philippe Ducoulombier, Jeanne *Delescluze*, veuve de Pierre Leman, Simone *Malfait*, et la veuve de Balthazar Marsy. Or, à l'audience, les inculpés exhibèrent leurs lettres d'admission de ce siège !

A Neuville-en-Ferrain, ce fut mieux encore : la femme de Pierre Liarre, poursuivie pour avoir fait les fonctions de sage-femme sans lettres d'admission, ne put être touchée par l'assignation, car elle était morte « passez huit à neuf mois ! »

Ces diverses poursuites montraient donc beaucoup de vigilance de la part de nos chirurgiens ou plutôt de la part du Procureur du Roi, mais, il faut bien l'avouer, leurs rôles étaient tenus avec grande négligence.

Mais ces événements dépassaient l'enceinte de Lille ; revenons à nos chirurgiens.

Le règlement du 9 août 1731 autorisait les gardes à exercer la profession qu'ils jugeaient à propos de choisir ; à prendre ce règlement au pied de la lettre, le sieur Joseph Sauvage, en qualité de garde du Prince de Soubise, aurait donc pu exercer la chirurgie. La corporation ne l'entendait pas ainsi ; elle traduisit l' « intrus » au tribunal des échevins qui, par sentence du 27 juin 1754, lui interdirent cette profession, mais ne lui infligèrent point d'amende, étant donné qu'il avait agi de bonne foi [1].

Le 19 août 1757, le Magistrat interdit François

1. Documents, n° 310.

Pascal, perruquier en cette ville, qui, sous prétexte d'un remède secret pour la cure des hernies, pratiquait la chirurgie. Il avait, paraît-il, été autorisé, le 8 octobre 1755, à faire usage de ce secret, « emplâtre soi disant merveilleux contre les descentes ». Mais il avait outrepassé beaucoup les limites de l'autorisation du Magistrat et par « ses cataplasmes, fomentations, bandages et toutes sortes de remèdes » il avait causé de graves accidents chez ses clients et clientes, dont une était morte le jour même où elle avait absorbé une « liqueur noirâtre » que lui avait prescrite ledit Pascal, « heureuse encore que deux heures avant mourir l'on ait appelé le sieur *Vandergracht* qui lui a fait sur le champ administrer les sacremens »[1].

Quelques procès. — Les interdictions prononcées par le Magistrat n'étaient pas toutes sommaires comme celles que nous venons de citer. Parfois ceux ou celles auxquels on voulait interdire l'exercice de la chirurgie ne se laissaient pas éconduire et condamner aussi aisément. Ils résistaient, s'obstinaient, et engageaient une procédure en règle. Il nous paraît instructif de parcourir rapidement quelques-uns des dossiers de ces procès, qui fourmillent de détails de mœurs fort intéressants.

L'affaire de Marie-Jeanne Dassonville. — Exposons les faits sommairement :

Marie-Jeanne Dassonville, femme de Marc-Antoine Henneton, munie de neuf certificats, dont un émanant de Maître D. Lefebvre, curé de Saint-André à Lille[2], se présenta au Magistrat, le 8 août 1697, et en obtint

1. Documents, nº 358.
2. Documents, nºs 132 à 140.

l'autorisation de distribuer en ville « quelque graisse ou onguent » qu'elle savait composer et qui était, au dire des certificats, souveraine pour la guérison des hémorrhoïdes [1].

Aussitôt que les chirurgiens eurent connaissance de cette autorisation, ils y formèrent opposition, afin d'empêcher « que le public fût trompé par l'excès d'une confiance aveugle pour certaines personnes qui sçavent faire valoir des prétendus remèdes et onguents familiers, qu'elles font servir à tous maux comme des brides à tous chevaux ». Le 27 août 1697, le Magistrat, passant outre à cette opposition, ordonna que la permission accordée par lui à Marie-Jeanne Dassonville « sortirait son plein et entier effet » [2].

Les chirurgiens se pourvurent en appel pardevant le Parlement de Tournai [3] et en obtinrent « lettres de relief d'appel » le 7 novembre [4]. De part et d'autre on s'entêta ; le Magistrat décida de prendre à la charge de la ville les frais du procès en appel, que Marie-Jeanne Dassonville et son mari n'étaient pas en état de supporter [5], et donna à ses gens d'affaires ses « instructions pour plaider ». Nous y relevons cette piquante affirmation : « Les chirurgiens ne demandent que M. J. Dassonville subisse un examen que pour savoir eux-mêmes de quoi est composé son onguent, pour s'en servir à son exclusion » [6].

De son côté Marie-Jeanne Dassonville fit rédiger par devant notaire royal les attestations des nom-

---

1. Documents, n° 141.
2. Documents, n° 142.
3. Documents, n° 144.
4. Documents, n° 145.
5. Documents, n° 147.
6. A. C. L., carton 1274, dossier 7.

breuses cures qu'elle avait obtenues à l'aide de son onguent [1], considéré comme un « trésor » par le Magistrat, trésor si précieux que « loin de révoquer sa grâce, au contraire, si elle ne vouloit point pratiquer son sçavoir, on devroit l'y contraindre pour le bien public au lieu de la troubler » [2]. Quant aux chirurgiens, ils ne purent produire qu'une attestation de non-guérison [3].

Tout cela devait être inutile. Il paraissait bien, en effet, que le procès ne serait point jugé au fond, mais considéré comme « matière de police ». Or, sur ce terrain, le Magistrat n'avait rien à craindre. Nommé par autorité royale, il était chargé « d'exercer la police sur tous les corps de métiers en général et sur chaque sujet ou particulier qui les composent ». Le mémoire présenté en son nom le proclamait hautement :

Les appellans n'ignorent point aussy que tout ce que les magistrats font à cet égard a toujours esté tenu ferme et stable et que l'appellation n'a point lieu à l'égard des affaires de la police que les magistrats tiennent immédiatement du souverain.

Si on admettoit de se pourvoir par appel sur le fait de la police, ce seroit un chemin pernicieux contre le bien et le service du Roy, le repos des habitans, et engager la ville et les particuliers à des frais de procédures qu'il est important d'éviter.

C'est pour cela que les magistrats sont dans une possession immémoriale qui ne leur a jamais esté contestée de faire tout ce qu'ils trouvent convenir tant en général qu'en particulier pour le bien de la police, sans que les Cours souveraines aient jamais songé d'y toucher.

Jamais le Conseil de Malines n'a donné atteinte à aucune ordonnance politique des magistrats et tous ceux qui ont osé tenter de s'y pourvoir à cet égard n'y ont jamais réussi.

La Cour de Parlement establi à l'instar du grand Conseil de Malines a toujours suivi cette jurisprudence, il est inutil d'en reporter les exemples, cela est de notoriété publique [4].

---

1. Documents, nos 148 et 150.
2. A. C. L., carton 1274, dossier 7.
3. Documents, no 149.
4. Documents, no 151.

C'est dans ce sens que le Parlement de Tournai prononça sa sentence le 13 novembre 1698. Les chirurgiens furent déboutés de leur appel et condamnés à l'amende et aux frais [1]. Ces frais, paraît-il, s'élevèrent à 400 florins ; pour les acquitter le corps des chirurgiens sollicita l'autorisation de faire un emprunt dont l'amortissement s'effectuerait à l'aide d'une augmentation sur les droits d'apprentissage et de maîtrise. Le Magistrat permit l'emprunt, mais refusa d'élever les droits en question [2]. Quant à Marie-Jeanne Dassonville, elle continua à pratiquer l'usage de son onguent.

L'AFFAIRE DE LOUIS-BAUDOUIN VERLY. — Louis-Baudouin Verly était marchand épicier à Lille ; mais il se vantait d'avoir acquis une connaissance parfaite de la chirurgie, « ayant travaillé l'espace de treize ans et demi avant son mariage sous les yeux des sieurs *du Fresnoy* et *Allard* dit *Labassé*, anciens maîtres chirurgiens de cette ville assez connus et renommés de leur temps » [3]. En conséquence, il ne croyait pas pouvoir refuser son concours « à tous ceux et celles qui sont venus le consulter et l'importuner pour avoir du soulagement » [4]. En d'autres termes, il exerçait illégalement la chirurgie.

Le 27 mars 1752, les chirurgiens le dénoncèrent et réclamèrent contre lui une amende de 50 livres. Après avis du procureur syndic, le Magistrat « sans tirer à conséquence et attendu la spécialité du cas » ordonna à Verly de subir un examen sur la pratique de la chi-

1. Documents, n° 152.
2. Documents, n° 153.
3. A. C.. L, Registre aux chirurgiens, n° 26, f° 3 verso.
4. A. C. L., carton 1276, dossier 6.

rurgie ; selon l'issue de cet examen, il serait statué sur l'affaire [1]. De fait, une sentence du 19 mai 1753 l'autorisa à appliquer des remèdes extérieurs seulement, mais lui défendit de faire aucune opération de chirurgie, à moins qu'il ne subît un nouvel examen pratique pour parvenir à la maîtrise [2].

Or il advint, quelque temps après, que le fils de Verly, François-Joseph, médecin à Lille, donna ses soins à une femme atteinte d'un abcès à la cuisse, et que son père l'aida dans ce traitement. Pour le fils comme pour le père, cela constituait un « exercice illégal », puisqu'il était interdit même aux médecins de pratiquer la chirurgie. Aussi les chirurgiens s'empressèrent-ils de porter plainte contre l'un et l'autre délinquants, réclamant une amende de 50 livres pour le fils une amende double pour le père, « attendu sa récidive » [3].

Aussitôt le procès entamé, les chirurgiens servirent un long mémoire contre « le sieur Verly père, aussi sage en médecine que son fils, et le sieur Verly fils, aussi savant en chirurgie que son père ». Mais la défense de ceux-ci fut très habile. Le fils, médecin, avait donné ses soins à une malade pour une affection qu'il croyait d'abord rhumatismale ; il s'était ensuite aperçu que les douleurs provenaient d'une autre cause réclamant des remèdes externes. Ne pouvant les appliquer, comme médecin, il fit appel à son père, autorisé par le Magistrat pour l'administration de ces remèdes. Il n'y avait donc eu aucune illégalité ni d'un côté ni de l'autre [4].

C'est ainsi qu'en jugea le Magistrat, au grand dépit

1. Documents, nos 280 et 281.
2. Documents, no 282.
3. Documents, no 289.
4. A. C. L., carton 1276, dossier 6.

des chirurgiens déboutés de leur plainte et condamnés aux dépens, par sentence du 26 avril 1756 [1].

Ici encore l'affaire fut portée en appel devant le Parlement de Flandre, siégeant alors à Douai, ce qui donna occasion aux deux parties de produire de nouveaux et interminables mémoires, remplis de perpétuelles redites. Toute l'argumentation des chirurgiens se résume en deux points : 1° La permission accordée à Verly est abusive ; 2° Même en la supposant valable, Verly père et fils en ont abusé. Quant aux Verly, leur défense est celle que nous avons résumée ci-dessus.

Encouragé par le succès obtenu dans l'affaire de Marie-Jeanne Dassonville, le procureur syndic intervint dans l'appel ; il se joignit aux Verly, en se servant des mêmes arguments que dans la première affaire.

Mais, cette fois, les chirurgiens triomphèrent. Verly eut beau produire de nombreux certificats (nous en avons compté trente-huit) de personnes guéries ou soulagées par lui [2] ; la sentence définitive du 26 octobre 1756 lui fit défense d'user à l'avenir de la permission qui lui avait été accordée par le Magistrat ; le Procureur syndic fut condamné aux dépens de son intervention et les Verly à la moitié des autres dépens, le surplus compensé [3].

L'affaire de l'exécuteur des hautes-œuvres. — Dans un certain nombre de villes, il paraît que l'exé-

1. Documents, n° 319.

2. Parmi les signataires de ces certificats se trouvent M. Carpentier, lieutenant du Prévôt de Lille ; Sœur Marie Renard, abbesse des Urbanistes ; Sœur Marie-Catherine de Saint-Joseph, ursuline ; Monfort, capitaine du régiment royal infanterie ; Roquille et Jambart, chirurgiens-majors du même régiment ; Sœur Françoise de Frenne, supérieure de l'hôpital de la Charité ; Decroix, pauvriseur de la Madeleine ; Degrise, pauvriseur de Saint-Maurice.

3. Documents, nos 320 à 326.

cuteur des hautes-œuvres se faisait assez volontiers le concurrent des chirurgiens [1]. Il en fut ainsi à Lille en 1768, comme l'indique la requête présentée au Magistrat, le 3 mars, par la communauté des chirurgiens :

A Messieurs les mayeur et échevins de Lille. Supplient très humblement les doïen, maîtres et suppôts de la communauté des chirurgiens de cette ville, disans que quoiqu'aux termes des ordonnances édictées concernant la chirurgie, on ne puisse être admis à la pratique de leur art, qu'après avoir subi préalablement les examens de capacité : il est cependant que l'exécuteur des hautes œuvres s'ingère d'exercer une profession, que la vilité de son état déshonore ; l'on ne conçoit point, par quel prestige il en est qui sont assés crédules pour avoir confiance en un homme dont l'expérience n'a point confirmé les talens, et l'on comprend encore moins comme on ose se livrer en des mains, dont la destination ordinaire fait horreur. Ce seroit en vain que cet homme, dont le nom seul est un outrage, demanderoit d'être reçu à satisfaire aux examens requis, sa qualité rendroit sa demande inadmissible ; la communauté des chirurgiens s'est toujours soutenue avec distinction ; nos Rois se sont plu à la décorer des marques de leur bienveillance ; aggréger aujourd'hui le bourreau à leur corps, ce seroit les plonger dans le dernier avilissement ; ce seroit les associer à son infamie ; mais les supplians, trop persuadés de votre protection pour craindre cette honteuse association, se retirent vers vous, Messieurs, pour qu'il vous plaise faire très expresses inhibitions et deffenses à l'exécuteur des hautes œuvres de faire à l'avenir aucune opération chirurgicale ; et pour l'avoir fait, le condamner en telle amende qu'il vous plaira arbitrer, au profit de l'Hôpital général de cette ville ; à péril de plus grande peine en cas de récidive [2].

Le Magistrat cita à sa barre le bourreau, Pierre Foyez [3], qui, par l'organe de son avocat, présenta ainsi sa défense :

Il se borne à remettre les os disloqués, dérangés ou foulés, c'est en quoy il s'est rendu util à une foule de personnes qui n'ont pas dédaigné son ministère et qui en ont senti l'avantage. Les opérations, qu'il a fait sans appareil, sans cérémonie, sans gêne et sans tourment, sont

---

1. De Saint-Léger, *Conflit entre le corps des chirurgiens et le bourreau de Lille en* 1768 ; dans la *Revue du Nord*, 1911, p. 49.
2. Documents, nº 429.
3. Documents, nºs 430 et 431.

autant de voix muettes qui réclament son ministère et qui le rendent indispensable. Les demandeurs en conviendront ou n'en conviendront pas. S'ils en conviennent, leur censure est vaine et sans succès, parce qu'en ce cas son talent le place parmi eux et l'aggrège en cette partie. S'ils n'en conviennent pas, la preuve résultante des opérations faites avec un succès et non coûteuses, preuve qu'on offre de faire, les convaincra sans doute. Or, dès que les demandeurs sont convaincus, on est sûr de leur suffrage, ce corps n'a jamais asservi à la cupidité ni à l'intérêt, encore moins jaloux, et en aveux des talens ils se rendront à ces moyens ou laisseront le deffendeur maître d'exercer des actes d'humanité aussi intéressans que ceux qui font la matière et l'objet de ses soins [1].

A cette plaidoirie, les chirurgiens répondirent :

Quelque désagréable qu'il soit pour les demandeurs d'être en cause avec l'opposant, l'intérêt de leur corps dont ils doivent soutenir les privilèges les oblige à s'opposer à des entreprises qui tendent à les détruire et sont d'autant plus répréhensibles qu'elles font gémir l'humanité. L'on ne sçait ce qu'il y a d'honorable et de respectable en la personne de l'opposant, ce ne sont certainement point ses talens qui méritent ces épithètes et moins encore sa qualité. A l'entendre, les opérations qu'il a faites sans appareil, sans cérémonie, sans gêne, sont autant de *voix muettes* qui réclament son ministère et le rendent indispensable. On convient de la nécessité de son ministère, mais on ne croit point qu'il y ait beaucoup de *voix muettes* qui le réclament. C'est en vain que Foyer fait parade de sa prétendue expérience en l'art de remettre les os dérangés, disloqués et foulés, et c'est inutilement qu'il en offre la preuve. L'on ne craint point qu'il parvienne à la faire, il seroit au contraire très aisé aux demandeurs de prouver son impéritie, mais il ne peut être question de preuves. L'opposant a exercé la chirurgie sans qualité, il a donc contrevenu aux ordonnances édictées à ce sujet. Il doit donc être condamné en l'amende qu'elles prononcent [2].

Le 22 novembre 1768, le Magistrat fit transmettre le dossier à son Procureur syndic, « pour, sur son avis, être ordonné ce qu'il appartiendra » [3].

Malheureusement le reste de ce dossier n'existe plus. Mais nous savons que le bourreau continua à pratiquer

1. Documents, n° 432.
2. Documents, n° 433.
3. Documents, n° 434.

la chirurgie. « En 1781, dit M. de Saint-Léger, à l'occasion d'une requête de Pierre Foyez pour obtenir une augmentation de gages, le Magistrat déclarait : « Il est notoire qu'il a la confiance du public pour l'article dislocation et que, non obstant toute l'opposition des chirurgiens, cet état lui est lucratif par la vente d'une graisse [1] qu'il fait, ensuite de ses opérations, pour achever la guérison des malades ».

L'Affaire de Jean-François Vrau. — D'après un brevet royal daté de Paris le 1er août 1768, et dûment enregistré en la grande prévôté de France le 15 septembre suivant, Jean-François Vrau était autorisé « pour la composition et application, vente et distribution dans l'étendue du royaume d'un baume qu'il employait avec succès pour la guérison des plaies, ulcères, contusions, brûlures, foulures de tendons ». Sur la présentation de ce brevet, le Magistrat de Lille autorisa Vrau, par ordonnance du 29 octobre de la même année, à distribuer et à appliquer son baume dans la ville, à charge toutefois « de remettre un double dudit brevet au Collège des médecins et de ne plaider que par devant mayeur et eschevins pour choses concernant ledit brevet, qui arriveroient dans l'étendue de leur jurisdiction » [2].

Le baume de Vrau obtint à Lille un succès qui rendit jaloux nos chirurgiens. Ceux-ci l'accusèrent, en septembre 1776, d'exercer publiquement la chirurgie sans

---

1. M. de Saint-Léger affirme en note qu'il s'agit de « graisse de pendu ». Ce devait être de l'axonge humaine, sans doute, mais il n'était pas nécessaire qu'elle provînt d'un pendu. « On estime, dit Pomet, que l'axonge ou graisse humaine est fort convenable pour les rhumatismes ou autres maladies provenant de cause froide ». (*Histoire des drogues*, t. II, p. 99. Paris, 1755.)

2. A. C. L., Registre aux chirurgiens, n° 26, f° 65.

droit et sans qualité, « courant même toute la ville armé des instruments propres à traiter les maladies chirurgicales ». Malheureusement pour Vrau, une déclaration du 25 avril 1772, portant création d'une commission royale pour l'examen des remèdes nouveaux, avait fait défense de se servir d'aucun brevet avant confirmation par cette nouvelle commission. Vrau avait négligé cette formalité ; il dut bien en faire l'aveu [1].

Le Magistrat, dont plusieurs membres influents avaient fait appel au remède de Vrau, résolut de prendre sous sa protection « ce citoyen désintéressé et utile à la nature » et en conséquence l'engagea à se mettre en règle en faisant viser son brevet [2].

Les chirurgiens ne désarmèrent pas et portèrent la cause en appel au Parlement ; de son côté le Magistrat « considérant les services que Vrau rend à l'humanité » résolut, le 18 février 1778, d'intervenir en l'appel, et de prendre à la charge de la ville les frais du procès [3].

A en croire le Mémoire présenté par le Magistrat, la poursuite des chirurgiens n'avait d'autre mobile que la jalousie.

Il est aisé de concevoir le motif qui engage les chirurgiens à persécuter Vraux, citoyen zélé pour le bien de l'humanité, et qui lui rend depuis trente ans des services infinis avec un baume de sa composition, mais on ne comprend pas comment le sieur *Chastanet*, lieutenant du premier chirurgien du Roi, peut être du nombre de ses persécuteurs, après avoir conseillé à M. Chevalier, chanoine de l'église collégiale de Saint-Pierre de Lille, et à M. Walrave, chevalier de Saint-Louis, tous deux abandonnés des chirurgiens, de faire appeler Vraux, qui les a guéri, et après avoir même donné à ce citoyen un certificat si favorable, qu'il lui a fait obtenir, en 1768, un brevet, par lequel le Roi lui

1. Documents, nº 486.
2. Documents, nº 487.
3. Documents, nºs 488 à 490.

a permis de faire usage de son baume ; il est également surprenant de voir un avocat célèbre, qui a été guéri par Vraux d'une plaie qu'il avoit à la jambe, autoriser, par sa signature, un mémoire imprimé dans lequel on qualifie Vraux d'intrépide empirique [1].

Les chirurgiens répondirent par un mémoire fort peu respectueux pour le Magistrat :

Les chefs de la police, chargés par état de veiller à l'exécution des loix chirurgicales, et qui protègent avec tant d'éclat celui qu'ils enhardissent à les mépriser, ont répandu dans le public un mémoire qui n'est à proprement parler que l'éloge d'un charlatan et de la charlatanerie, et la satyre de la chirurgie et des maîtres de l'art. Si François Vraux présentoit cette rapsodie, les chirurgiens l'abandonneroient au mépris qu'elle mérite ; mais puisqu'elle paroit sous les auspices d'un corps respectable, qui se rend, pour ainsi dire, garant des fables et des fausses assertions dont elle est tissue, les chirurgiens ne peuvent se dispenser de venger la vérité et l'honneur de leur état, compromis avec tant de discrétion. D'abord Vraux n'est ni inventeur ni possesseur d'aucun remède particulier. Toute sa charlatanerie roule sur une emplâtre qu'il appelle baume ; emplâtre que les chirurgiens connoissent, quoiqu'elle ne soit pas encore dans les pharmacies. Ils la connoissent si bien qu'ils en donnent la formule [2].

Il est vrai qu'ils avouent, un peu plus loin, que des analyses faites par le chimiste Boidin ont prouvé que cet emplâtre ou baume est bien conforme à leur formule « sinon tout à fait, du moins *à peu près* » [3].

D'ailleurs les chirurgiens n'empêchent aucunement la distribution et la vente par Vrau de ce remède

---

1. Documents, n° 491.

2. Prenez :

Tuthie	une once et demie.
Aloès succotrin	une once.
Myrrhe	une once.
Minium	une once et demie.
Litharge	dix onces.
Bol d'Arménie	trois onces.
Galbanum	six onces.
Pierre d'aimant	une once et demie.
Pierre calaminaire	une livre.
Gomme élémi	six gros.
Bdellium	six gros.

3. Documents, n° 492.

« qui est bon en soi et dont ils font eux-mêmes usage ». La seule chose à laquelle ils s'opposent, c'est qu'à la faveur de cet emplâtre, Vrau s'introduise chez les malades et s'ingère à traiter toutes sortes de maladies chirurgicales, soit seul, soit à l'aide d'un médecin.

Quoi ! les officiers municipaux ne tolèrent pas que celui qui n'est pas maître cordonnier fasse un soulier ; ils ne tolèrent pas que l'on contrevienne aux privilèges du corps de métier le moins important, et ils impriment des mémoires pour établir qu'il est juste que François Vraux traite publiquement des maladies chirurgicales ! Il est bien étonnant qu'ils ne s'apperçoivent pas de l'excès de leur inconséquence. L'art le plus recommandable, celui qui exige tant de soins, d'étude et d'application, est donc le seul qui doive être livré au brigandage le plus affreux.

Il est regrettable que le volumineux dossier de ce procès ne contienne pas la sentence prononcée par le Parlement. Nous avons tout lieu de croire que les chirurgiens lillois n'obtinrent point satisfaction complète, car en 1783, Vrau semble exercer encore son industrie. Le 26 juillet de cette année, le Magistrat acceptait la dédicace de la thèse de chirurgie de Jean-François *Vrau*, « en considération des services importants rendus depuis longtemps à l'humanité par Vrau, son oncle »[1].

Il est temps de nous arrêter et de clore notre incursion, déjà trop prolongée, dans le « maquis de la procédure ». Quiconque aurait la curiosité de parcourir les innombrables mémoires qu'engendrèrent ces procès et bien d'autres encore, y prendrait une intéressante esquisse des mœurs d'autrefois et de la littérature toute spéciale usitée chez les procureurs et les avocats du XVIIe et du XVIIIe siècles. Cette étude ne manquerait pas d'intérêt.

1. Documents, n° 524.

L'exercice illégal après 1789. — Nous avons eu plus haut, en parlant des examens, l'occasion de citer un exemple d'exercice illégal en 1791. Nous pourrions multiplier ces exemples.

La loi du 17 mars 1791 ouvrit en effet la voie à une quantité d'abus. « Il sera libre à toute personne de faire tel négoce ou d'exercer telle profession, art ou métier qu'elle trouvera bon, mais elle sera tenue de se pourvoir auparavant d'une patente ». Or à cette époque on considérait encore la chirurgie comme un simple métier. Il s'en suivit qu'un grand nombre d'individus se munirent d'une patente dans le but d'exercer ce « métier ». On conçoit aisément ce que serait devenue la profession, si nos chirurgiens n'avaient point protesté, poursuivi ceux qu'ils considéraient comme des « intrus » et des « illégaux » et finalement obtenu une interprétation nécessaire de l'article trop vague de la loi.

Malgré tout, « la médecine, la chirurgie, l'art des accouchements et la pharmacie, disait en 1797, le commissaire du pouvoir exécutif, sont devenus un brigandage auquel se livrent plusieurs individus sans moralité, sans capacité et qui n'avaient précédemment exercé aucune de ces différentes classes de l'art de guérir. Il en résulte une infinité d'abus et d'inconvénients très graves qui exposent la santé et la vie de nos concitoyens... Des hôpitaux civils sont même desservis par des chirurgiens qui n'ont pas passé d'examen et qui n'ont donné aucune marque de capacité dans la chirurgie ».

Ce mal n'était pas spécial à notre région ; il sévissait sur toute la France. Voici en quels termes, au début de 1803, Fourcroy résumait cette lamentable situation : « Depuis le décret de 1792, qui a supprimé les universités, les familles et les corporations savantes, il n'y a plus de réceptions régulières de médecins ni de chirurgiens. L'anarchie la plus complète a pris la place de l'ancienne organisation. Ceux qui ont appris leur art se trouvent confondus avec ceux qui n'en ont pas la moindre notion. Presque partout on accorde des patentes également aux uns et aux autres. La vie des citoyens est entre les mains d'hommes avides autant qu'ignorants. L'empirisme le plus dangereux, le charlatanisme le plus étroit abusent partout de la crédulité et de la bonne foi. Aucune preuve de savoir et d'habileté n'est exigée. Ceux qui étudient depuis sept ans et demi dans les trois écoles établies par la loi du 14 frimaire an III peuvent à peine faire constater les connaissances qu'ils ont acquises et se distinguer des prétendus guérisseurs qu'on voit de toutes parts. Les campagnes et les villes sont également infestées de charlatans qui distribuent les poisons et la mort avec une audace que les anciennes lois ne peuvent plus réprimer. Les pratiques les plus meurtrières ont pris la place des principes de l'art des accouchements. Des rebouteurs et des mèges imprudents abusent du titre d'officier de santé pour couvrir leur ignorance et leur avidité. Jamais la foule des remèdes secrets toujours si dangereux n'a été si nombreuse que depuis la suppression des facultés de médecine. Le mal est si grave et si multiplié que beaucoup de préfets ont cherché les moyens d'y remédier en instituant des espèces de jurys chargés d'examiner les hommes qui veulent exercer l'art de guérir dans leur département. Mais cette institution départementale, outre qu'elle a le grave inconvénient d'admettre une diversité fâcheuse de mesures administratives, ouvre la porte à de nouveaux abus nés de la facilité trop grande ou du trop peu de sévérité des examens et quelquefois d'une source encore impure. Le ministre de l'intérieur s'est vu forcé de casser les arrêtés de plusieurs préfets relatifs à ces espèces de réceptions souvent aussi abusives qu'elles sont irrégulières. Il est donc pressant, pour détruire tous ces maux à la fois, d'organiser un mode uniforme et régulier d'examen et de réception pour ceux qui se destinent à soigner des malades ».

La loi du 19 ventôse an XI, 10 mars 1803, coupa court à ces abus en réorganisant l'exercice de la profession médicale et chirurgicale.

CHAPITRE XV

LES SPÉCIALITÉS

Les lithotomistes. — Les oculistes. — Les dentistes. — Les herniaires. — Les paucheurs ou renoueurs. — Spécialistes divers. — Les charlatans. — Les vaccinateurs.

A côté des chirurgiens proprement dits on trouve de tout temps à Lille un certain nombre de praticiens, pourvus ou non de diplômes, agrégés ou non au collège des chirurgiens, mais autorisés par le Magistrat à donner leurs soins aux personnes atteintes d'infirmités spéciales. Nous allons passer en revue ces diverses « spécialités ».

Les lithotomistes. — La lithotomie était pratiquée à Lille à la fin du xvie siècle par le chirurgien Jehan *Dumarés*. Le Magistrat employait ses services pour les pauvres et, le 31 mars 1595, fixait ses honoraires à douze livres parisis par opération [1].

Plus tard, le Magistrat accorda une pension de 50 patacons à Marc *Vanstivordt*, « maître chirurgien et opérateur » pour « tallier » les pauvres atteints de la pierre. En 1682, Josse *Vanstivordt*, fils de Marc, demanda à lui succéder, en donnant des preuves et des certificats de sa capacité ; le Magistrat lui accorda

1. Documents, n° 67.

25 patacons par an « en attendant qu'il feroit apparoir de sa capacité par bonnes expériences, particulièrement dans le haut appareil »[1].

Deux ans plus tard, *Vanstivordt* présentait les certificats de trente et un patients qu'il avait opérés « avec tant de bonheur et succès qu'il n'en est pas mort un, ains sont tous parfaitement guéris ». Le Magistrat porta sa pension à 50 patacons[2].

Un troisième membre de la même famille, sans doute le fils du précédent, Josse-Bonaventure *Vanstivordt*, fut chargé en 1711, de concert avec Nicolas *Despré*, de travailler aux opérations de la taille pendant deux ans, « pour, à leur opération et sur les certificats qu'ils produiront, être statué sur la pension demandée, en faveur de celuy qui aura le plus d'expérience et de capacité ». Le 18 février 1713, *Vanstivordt* produisit 19 certificats et obtint la pension de 40 florins « à charge de faire une opération gratuitement par chaque année sur un sujet qui lui sera envoyé de la part du Magistrat ou de celle des ministres généraux »[3].

Le 29 juillet de la même année, Hector-François *Raussin*, chirurgien-major des hôpitaux du Roi à Cambrai, « opérateur pensionné de ladite ville et de Valenciennes, Tournay, Courtray, Bruges, Dunkerque et Douay », obtint du Magistrat « à titre de pension, la somme de cent florins par année, à condition qu'il sera tenu de venir en cette ville deux fois par année et y résider à chaque fois pendant dix jours, sçavoir pendant le printemps et l'automne, en notifiant par affiches publiques huit jours avant son arrivée ;

---

1. Documents, nº 119.
2. Documents, nº 121.
3. Documents, nº 167.

à charge qu'il ne pourra prendre des pauvres que douze florins de chaque opération »[1].

Après vingt ans d'exercice comme « pensionnaire » de Lille, *Raussin* écrivit au Magistrat : « Ayant formé le dessein d'abandonner les voiages qu'il fait depuis longtemps dans les différentes villes de Flandre dont il est pensionnaire, pour mener une vie plus tranquille, voulant vous donner et aux autres villes un sujet capable de soutenir par ses services la réputation qu'il s'est acquis, il a l'honneur de vous présenter Louis-Joseph *Raussin*, son neveu, qu'il a formé par un travail de dix ans sous ses yeux et qui depuis a toujours continué se profession avec succès jusqu'à ce jour, pour vous prier de lui accorder la pension dont vous avez gratifié le supliant, pour en jouir après la mort du soussigné. » Le Magistrat consentit et accorda la même pension au neveu[2]. Il paraît que l'oncle continua cependant longtemps encore à se rendre à Lille ; c'est du moins ce que laisse supposer l'affiche suivante imprimée par ordre du Magistrat en 1751.

« L'on fait sçavoir que le S. François-Hector *Raussin*, chirurgien-major des hôpitaux du Roy à Cambray, ayant pension de cette ville pour y venir deux fois par année et y résider à chaque fois pendant dix jours, pour tailler au grand et au petit appareil, hommes, femmes et enfans qui seront incommodez de la pierre en la vessie et pour rendre la vue à ceux qui se trouveront aveugles par cataractes, arrivera en cette ville, 12 may 1751, qu'il y restera pendant dix jours, et qu'il logera au cabaret ayant enseigne le *Romarin*, derrière

1. Documents, n° 168.
2. Documents, n° 212.

Saint-Maurice. Partant, ceux qui voudront profiter de l'occasion, pendant le séjour dudit S. *Raussin* en cette ville, pourront se rendre audit lieu où ils le trouveront. »[1]

Entre temps, le 30 juillet 1717, Gilles *Flahault*, maître chirurgien de Lille, obtint l'autorisation d'exercer la lithotomie, après avoir « presté le serment de se bien et fidèlement conduire dans la taille de la pierre, de servir le pauvre comme le riche, et au surplus de se conformer aux ordonnances »[2].

En 1747, François *Vandergracht*, maître chirurgien de Lille, fit observer au Magistrat que, le sieur *Raussin* ne venant que deux fois par an à Lille, les malades se trouvaient dans la nécessité d'attendre son passage pour être soulagés. Ce retard n'était pas sans grave danger, l'opération de la taille ne pouvant souffrir un trop long retardement ». En conséquence il demanda l'autorisation de pratiquer la lithotomie, s'offrant à à traiter les pauvres « pro Deo », mais dans l'espérance de quelque reconnaissance par an de la part du Magistrat ». Celui-ci, après s'être assuré de la capacité de *Vandergracht*, lui accorda une pension annuelle de 50 florins[3], portée à 100 florins le 31 décembre 1751[4], puis à 200 florins le 4 septembre 1756[5]. Le 19 février 1761, le chirurgien *Vanstivordt* étant décédé, *Vandergracht*, qui le suppléait depuis plusieurs années, s'empressa de demander la pension de 120 florins du défunt et son exemption pour douze rondelles de bière ;

---

1. Documents, n° 271.
2. Documents, n° 177.
3. Documents, n° 263.
4. Documents, n° 275.
5. A. C. L., Registre aux résolutions, n° 36, f° 97 verso.

mais cette nouvelle requête semble n'avoir pas été agréée [1]. En 1773, *Vandergracht* proposa son gendre, Mathias-Joseph *Tilman*, pour lui succéder ; le dossier incomplet ne nous apprend pas s'il fut donné suite à cette proposition [2].

Dans la seconde moitié du XVIIIe siècle, le question de la lithotomie fut l'occasion d'une polémique très chaude entre nos chirurgiens lillois. On employait alors deux méthodes : celle du frère Côme et celle de chirurgien *Le Cat*. La première avait pour défenseur à Lille Léonard *Chastanet*, qui devint lieutenant du premier chirurgien du Roi ; la seconde, François *Vandergracht* dont il vient d'être question.

De part et d'autre on publia des brochures ; celles de *Chastanet*, réunies sous le titre de *Lettres sur la lithotomie*, furent éditées à Londres en 1758 et forment un volume in-8° de 200 pages. Outre ces factums imprimés, *Chastanet* a laissé quelques lettres ou certificats adressés au frère Côme. Notre vénéré confrère, M. E. Boutineau, de Tours, s'est dessaisi en notre faveur de ces intéressants documents que nous avons publiés *in extenso* dans la *France médicale* [3].

Chastanet, pour fournir au frère Côme des armes qui lui permissent de faire prévaloir devant l'Académie sa méthode sur celle de *Le Cat*, lui adressait les certificats des « tailles malheureuses » exécutées par *Vandergracht* et, bien entendu, des « tailles heureuses » faites par lui-même. *Vandergracht*, de son côté, prenait soin de répandre à Lille les brochures contenant les réponses et défenses de *Le Cat*. Ce dernier lui-même

---

1. A. C. L., carton 1279, dossier 3.
2. Documents, nos 456 et 457.
3. Numéros des 10 et 25 novembre et du 10 décembre 1911.

écrivit à *Chastanet* une longue lettre dont nous citons ce passage pour montrer l'acuité de la discussion :

« J'aurois pu foudroyer publiquement votre brochure qui est sans principes, qui fait le plus grand bruit pour une opération des plus communes, qui ne respire que l'enthousiasme et le charlatanisme, qui est de plus remplie de propos calomnieux presque directs, de faits faux, d'assertions pareilles. Je l'avois même faite sur le champ, cette réfutation, mais le souvenir des bons procédés réciproques de nos entrevues de 1755, un reste d'estime pour vous, l'espérance qu'avec de l'esprit comme vous en avez, vous reviendriez de votre enthousiasme et de vos erreurs, m'a fait laisser cette pièce dans mon portefeuille... »

D'ailleurs une note manuscrite que nous avons trouvée dans un exemplaire des *Lettres sur la lithotomie* conservé à la Bibliothèque de Lille prouve que, si *Chastanet* avait des succès, *Vandergracht* en avait aussi :

« La jalousie calomnieuse atroce que l'auteur du présent libelle avait contre *M. Vandergracht* n'a pas pu détruire la réputation que le s[r] *Vandergracht* avait à vingt lieues autour de Lille, ainsi que la confiance des Magistrats de Lille et de toute la Flandre maritime ; et pour prouver la fausseté qu'il avance dans le libelle, *M. Vandergracht* a obtenu du Magistrat de Lille d'assigner le s[r] *Chastanet* à l'Hôtel de ville avec les sujets que ce dernier avait opéré et également ceux de *M. Vandergracht*, à effet d'être visités par des hommes de l'art. Invité à se rendre audit Hôtel de ville pour constater l'état des opérés, objet que le s[r] *Chastanet* n'a jamais voulu accepter, pourroit-il présenter des enfants à qui il a extrait des pierres de deux gros, de demy once, d'une once, mais il n'auroit jamais pu présenter de grands sujets où il n'a jamais réussi ; tout au plus s'il a réussi sur un quart de sujets. L'Être suprême est juste et il payera la réparation devant Dieu pour sa méchanceté. Le vrai est que la preuve de la réussite des opérations de *Vandergracht*, c'est que les Magistrats lui ont conservé la confiance et pension dont il a joui jusqu'à sa mort, et que le sieur *Chastanet*, malgré la distribution de son libelle jusqu'à l'étranger, le sieur *Vandergracht* n'a jamais cessé d'être demandé partout »[1].

Les oculistes. — Plusieurs des lithotomistes que nous venons de citer, étaient en même temps pensionnés comme oculistes pour l'opération de la cataracte, tels les *Raussin*, oncle et neveu[2], et *Vandergracht*[3].

En 1736, Charles-Louis Huyssienne, inventeur d'une « eau souveraine pour la guérison des maux des yeux », demanda autorisation et pension au Magistrat. Celui-ci répondit : « Nous donnerons au suppliant tous les ans une gratification qui sera proportionnée aux services rendus sur le certificat des ministres généraux de la Bourse commune des pauvres de cette ville, à condition qu'il guérira gratuitement ceux qui ne seront point en état de païer.[4] » Mais ceci n'est pas de la chirurgie ; passons à l'opération de la cataracte.

Un certain Valentin Rothermel, « opérateur et oculiste allemand » obtint du Magistrat, le 12 octobre 1747, l'autorisation de pratiquer à Lille l'opération de

1. Nous citons cette note dans son texte exact, malgré sa rédaction étrange et incorrecte.
2. Documents, nos 168, 212, 271.
3. Documents, no 275.
4. A. C. L., carton 1276, dossier 1.

la cataracte. Après quelques cures, il fit afficher et distribuer en ville l'annonce suivante qui sent bien le « charlatan » :

Soli Deo gloria.

Avec permission.

Messieurs et Dames, le très renommé oculiste, opérateur et médecin praticien de son altesse S. l'Électeur Palatin, qui vient de rendre la vue à plusieurs hommes et femmes, même très âgés, tant de l'hôpital général, qu'à l'hôpital Saint-Joseph, rue Royale, à qui il a fait l'opération en trois minutes de tems sans causer la moindre douleur, en présence de plusieurs médecins et chirurgiens de cette ville de Lille, ce qu'il peut faire conster par les certificats, vous donne avis qu'il ne restera que huit jours en cette ville ; ainsi, s'il se trouve quelques personnes aveugles, soit de naissance ou autrement, qu'ils veuillent se faire rendre la vue, n'ont qu'à se hâter de l'aller trouver, il les guérira. Il guérira aussi ceux qui sont incommodés de surdité, de fistule, cancer, maladie vénérische (*sic*), et quantité d'autres maladies. Il invite un chacun de l'aller trouver. Si quelqu'un lui fait l'honneur de le demander, il se transportera chez lui. Il est logé au Petit Courtray, sur la petite place[1].

Cette annonce montrait bien que l'oculiste dépassait les limites de son autorisation et qu'il pratiquait entièrement la chirurgie. Il n'est donc pas étonnant que les maîtres du corps de chirurgie en prirent ombrage et appelèrent Rothermel au tribunal du Magistrat. Voici le résumé de leurs griefs :

De l'aveu même de l'opposant il n'avoit point subi l'examen au désir de l'ordonnance du neuf octobre 1714 ; celuy qu'il disoit avoir subi au collège des médecins n'étoit point suffisant et pouvoit seulement regarder la médecine, l'exercice de laquelle les demandeurs ne luy contestoient point ; mais le Collège n'étoit point compétent pour l'examiner sur les opérations de chirurgie ; l'opposant excédoit la permission que vous luy aviez accordez ensuite de l'avis du Collège.

Le Procureur syndic formula son avis de façon à ne froisser personne.

Les plaintes des demandeurs sont bien fondées ; comme il s'agissoit d'opérations chirurgicales, l'opposant ne pouvoit les faire sans satisfaire à l'art. IX dudit règlement. Mais les conclusions qu'ils pren-

1. A. C. L., carton 1280, dossier 1.

nent à sa charge ne sont pas justes, du moins en ce qui regarde l'amende et les dépens, parce que, quant à luy, il a satisfait à tout ce qu'il devoit en vous demandant la permission ; l'erreur n'est provenue que de ce qu'au lieu de demander l'avis des maîtres et jurez du corps de la chirurgie, comme il étoit de règle, puisqu'il s'agissoit d'opération de chirurgie, on a par l'appostille du 9 octobre demandé celuy du Collège des médecins. Cependant comme, d'un côté, il n'est pas juste que le corps de la chirurgie soit privé de son droit, et que, d'un autre, l'opposant aïant subi l'examen du Collège des médecins, sur lequel il a obtenu votre permission, il ne sieroit point qu'il subît encore un nouvel examen des maîtres et jurez de la chirurgie, je serois d'avis, en donnant acte aux demandeurs de la déclaration faite au procès par l'opposant qu'il se borne à l'opération seule de la guérison des yeux, de luy accorder de nouveau la permission de faire cette opération en cette ville, en le dispensant de l'examen ordonné par l'art. IX de votre règlement du 9 novembre 1714, en païant, néanmoins, aux doyen et jurez et à la chapelle du corps de la chirurgie les droits ordinaires, le tout sans tirer à conséquence et sans préjudice à l'entière exécution dudit règlement pour l'avenir, et de mettre suivant ce les parties hors de cour et de procès sans dépens. »

Cet avis fut suivi par le Magistrat qui rendit son jugement en conséquence le 14 novembre 1747[1].

En 1753, le sieur Guillaume-Constantin Laaser, oculiste anglais, ci-devant chirurgien-major des hussards de Sa Majesté hongroise, « souhaitant pouvoir exercer pour quelque tems ses talens en cette ville de Lille », s'offrit à y traiter gratuitement les pauvres et « à faire tant en présence du Magistrat que de ceux qu'il lui plaira désigner, toutes opérations indiquées ». Après avis du collège des médecins, le Magistrat accorda l'autorisation nécessaire, le 15 novembre 1753, mais pour « les opérations en qualité d'oculiste seulement »[2].

Deux ans plus tard, un chirurgien-major de l'Hôpital militaire de Rouen, nommé *Le Cat*[3], bien connu dans

1. Documents, n° 262.
2. Documents, n° 286.
3. C'est de lui qu'il s'agit dans la discussion que nous avons résumée ci-dessus.

le monde chirurgical de ce temps-là pour son invention d'un appareil de lithotomie, et également expert dans l'opération de la cataracte, vint à Lille, à la sollicitation de plusieurs personnes, « pour leur abbattre la cataracte ». Il en profita pour opérer gratuitement un certain nombre de pauvres, tant à l'hôpital général qu'ailleurs. Il se fit aider par le sieur *Bastille*, chirurgien-major du régiment royal dragons en garnison à Lille, et par le sieur *Vandergracht*, chirurgien. Le Magistrat fit présent à *Le Cat* de 20 louis, à *Bastille*, de 3 louis, et à *Vandergracht*, de 2 louis de gratification [1].

Le chirurgien *Le Cat* avait fait distribuer à ceux qui étaient susceptibles de réclamer ses soins, l'avis suivant :

Il est absolument nécessaire que les malades qui désireront se faire opérer par M. le Cat, de la cataracte, se préparent six à sept jours devant, de manière suivante :

Le premier jour, ils se feront faire une petite saignée, le second jour une autre pareille, le troisième ils pourront se reposer, le quatrième ils se purgeront, le cinquième, le sixième et le septième, ils ne vivront qu'avec deux soupes et quelques bouillons dans l'intervalle par jour ; ils pourront boire de l'eau panée ou de la ptisane ; s'il se rencontre quelques malades sujets aux fluxions ou mal de tête, ils feront sagement de se faire établir un cautère à la nuque, deux ou trois jours avant l'opération.

Cette préparation ci-dessus peut servir pour toutes sortes d'opérations. » [2].

Signalons enfin Antoine Gaube, élève de Bérangé, chirurgien oculiste de Paris, qui « n'ayant rien tant à cœur que d'être utile à cette province de Flandre et de lui donner des preuves de son attachement », fut autorisé par le Magistrat, le 24 décembre 1760, à exercer ses talents à Lille [3].

---

1. Documents, n° 312.
2. A. C. L., carton 1280, dossier 1.
3. Documents, n° 389.

Les dentistes. — Le 30 août 1723, le Magistrat autorisa Adrien-Joseph Cirez, « tireur et nettoyeur de dents » à exercer à Lille pendant deux mois[1]. Cette même autorisation lui fut accordée en 1756 puis, le 8 avril 1758, Cirez, alors résidant à Douai, « très réputé et connu dans plusieurs villes du royaume de France, de la principale noblesse, pour la dextérité et la légèreté de sa main dans les opérations les plus extraordinaires et les plus difficiles de la bouche », obtint la permission de continuer à exercer sa profession à Lille, « quand il y serait appelé et qu'il trouverait à propos d'y venir, une fois ou deux l'année »[2].

D'autres autorisations d'exercice de la chirurgie dentaire furent accordées le 27 juin 1763, à Pierre Compagnon, dit Desmaretz « italien, dentiste de profession », qui put en outre « débiter certaine eau propre à la guérison de la douleur des dents qu'il nommait élixir chinois, une pierre à blanchir les dents et... un emplâtre pour les cors »[3] ; le 30 août 1766, à Frédéric Van de Vergh ; le 25 juillet de la même année à André Morel, qui obtint, le 20 décembre suivant, l'autorisation « d'y être sédentaire » par suite de la mort du dentiste Cirez[4] ; le 7 décembre 1767, à François Cazenove, chirurgien dentiste de Montpellier, domicilié à Paris, et pensionné de la ville de Strasbourg[5].

Ce dernier fit distribuer en ville le « prospectus » suivant :

Messieurs et Dames,

Le sieur Cazenove, chirurgien-dentiste de la Faculté de Montpellier,

---

1. Documents, n° 190.
2. Documents, n° 371.
3. A. C. L., Registre aux chirurgiens, n° 26, f° 44.
4. Ibidem, f° 52 verso, 53 et 54 verso.
5. Documents, n° 426.

qui a exercé son art en plusieurs villes de France et pays étrangers, a l'honneur de vous offrir ses services en ce qui concerne l'ornement de la bouche.

1. — Il nettoye les dents, les rend polies, égales, blanches et unies, sépare celles qui sont serrées, raffermit celles qui sont chancelantes et en ôte toutes les taches et caries.

2. — Il plombe les dents cariées, les arrache et les remet dans la bouche après les avoir nettoyées, si la personne le juge à propos, de sorte que l'on peut manger dans le moment avec ladite dent, et s'en servir comme des autres, sans crainte qu'elle puisse jamais causer la moindre douleur. Il arrache de même tous les chicots et racines, dents manquées ou cassées, quand même elles seroient recouvertes de chair, redresse les dents mal rangées.

3. — Il remet aussi des dents tirées d'une autre personne et des dents artificielles, de façon à ne pouvoir être distinguées des naturelles.

Il a un opiat pour les dents, composé avec le corail pour les blanchir et raffermir, fortifier les gencives et les faire recroître.

Il a aussi un élixir qui est parfaitement indiqué dans les tempéramens phlegmatiques, lorsque quelques humeurs se jettent sur les gencives, qu'elles y deviennent âcres, irritent les parties nerveuses, et y causent de la douleur, il ouvre les tuyaux excrétoires des glandes salivaires, donne de l'action à leurs fibres et fait rendre beaucoup de pituite. Il n'y a pas de douleurs de dents que l'élixir n'enlève dans le moment, en trempant un peu de coton dans ledit élixir.

Ledit sieur ne s'expose jamais sur les places publiques. Il est logé au Damier verd, rue de la Nef [1].

Enhardi par les succès qu'il obtenait, Cazenove écrivit au Magistrat le 21 décembre 1768 :

Il seroit utile et même nécessaire qu'il y eût dans cette ville un homme de sa profession qui s'y attachât ; le suppliant se détermineroit à y fixer sa résidence s'il pouvoit espérer la protection de vos seigneuries. Dans cette circonstance, il prend la respectueuse liberté d'avoir recours à votre autorité, Messieurs, pour qu'au cas qu'il vous plairoit attacher un chirurgien dentiste dans cette ville, vous ayez la bonté d'accorder au suppliant la préférence, offrant de passer tels examens que l'on voudra pour assurer de sa capacité et réparer les accidens qui peuvent arriver à la bouche et vous supplie de ne pas douter de ses sentimens bienfaisants et de son ardeur à soulager le pauvre gratuitement [2].

Le Magistrat l'autorisa « à prendre habitation à

1. A. C. L., carton 1280, dossier 1,
2. Documents, n° 436.

Lille et à se qualifier chirurgien dentiste de cette ville sous la protection du Magistrat »[1].

Non content de cette faveur, Cazenove voulut, quelques années plus tard, obtenir le monopole ou privilège exclusif de chirurgien dentiste pour Lille. Il demanda qu'il fût défendu « à tout particulier non muni du brevet en bonne et due forme de vendre et distribuer aucuns remèdes dentifrices ». Le Magistrat déclara que le suppliant devait se contenter des avantages qu'on lui avait concédés.

« Si le suppliant, disait le Procureur syndic, avait eu connoissance de la Déclaration du Roi du 1er juin 1772, il se seroit évité la peine de faire une demande qu'il n'est pas au pouvoir du Magistrat d'accorder. En effet, par l'article XCVIII du titre IX de cette déclaration, il est dit que ceux qui voudront s'occuper de la fabrique et construction des bandages, ou ne s'appliquer qu'à la cure des dents, etc., seront tenus, avant d'en faire l'exercice, de se faire recevoir en qualité d'experts au collège de chirurgie établi dans le chef-lieu du ressort où ils voudront faire leur résidence ; et par l'article C il leur est fait défense de prendre la qualité de chirurgiens sous peine de 300 livres, mais seulement celle d'experts dentistes, herniaires, etc. Ainsi, bien loin par le suppliant de demander le privilège exclusif dont il s'agit, il doit s'estimer heureux de n'être pas inquiété par le lieutenant du premier chirurgien du Roi, lequel, nonobstant tous privilèges exclusifs que le Magistrat pourrait accorder à cet égard, auroit néantmoins le droit de faire examiner au collège de chirurgie un

1. Documents, n° 438.

expert dentiste et de l'autoriser d'exercer son art, s'il est jugé capable. »[1]

En 1787, François Hoffman, bourgeois de Gand et dentiste, demanda autorisation de résider quelques mois à Lille et d'y distribuer un « opium et poudre » pour les dents. Sur l'avis du Collège de médecine, le Magistrat refusa[2].

Les herniaires. — En 1714, Marie-Jeanne Mahieu, femme d'Antoine Reinart, présenta au Magistrat une requête où elle s'exprime ainsi :

Elle s'est acquise depuis dix-sept à dix-huit ans la science de guérir les descentes tant des enfans que des femmes, les maux qui viennent par accidens et les blessures tant incurables qu'abandonnées des chirurgiens, ainsi que l'expérience l'a fait voir passé longtemps, en aiant guéris une infinité, comme aussi toutes les engelures des enfans qui sont aux Bonnes-Filles, aux Bleuets, Bapaumes, l'escole Stappaert et autres, de manière que plusieurs médecins de cette ville lui envoient journellement plusieurs pauvres personnes qu'elle a toujours guéries jusqu'à présent gratis, jusqu'à là qu'elle en a presque tous les jours vingt ou vingt cinq pauvres à panser ; mais comme elle se trouve chargée d'une grosse famille de six enfans et enceinte d'un septième, elle ne se trouve plus en état de pouvoir continuer de panser charitablement les pauvres de cette ville, comme elle a fait depuis dix huit ans, à moins que Vos Seigneuries n'aient la bonté de lui accorder une pension convenable aux despenses et pertes de temps qu'elle est obligé de faire pour panser lesdits pauvres. C'est le sujet qu'elle se retire vers Vous, Messieurs, pour qu'il vous plaise, ce considéré, d'avoir la bonté de lui accorder une pension avec l'exemtion de tailles, vingtièmes et de maltaute, parmy l'offre qu'elle fait de continuer ses soins de panser comme a fait les pauvres de cette ville gratis, considéré qu'elle en a guéris une infinité, qu'ils ont été abandonnés des chirurgiens, qu'ils ont sortis des hôpitaux sans y pouvoir estre guéris et que la supliante les a guéris, que tous les jours les pauvrieurs de cette ville lui envoient des pauvres pour être pansés.

En réponse à cette requête, le Magistrat autorisa les ministres généraux des pauvres à accorder à Marie-

---

1. Documents, n° 459.
2. A. C. L., Registre aux chirurgiens n° 26, f° 101.

Jeanne Mahieu une pension annuelle proportionnée aux soins et remèdes qu'elle donnerait aux pauvres [1]. Le 13 novembre 1725, il lui accorda lui-même une pension de 200 florins par an « à condition de panser les pauvres gratuitement et sans les rebuter, à peine de révocation » [2].

Le même jour il autorisa Pierre Pelras, de Tournai, à exercer à Lille sa profession « de remettre toutes sortes d'hernies ou descentes par un spécifique et bandage de nouvelle invention » [3].

En 1739, une pension de 350 florins est accordée, pour le même but, à Maximilien Delahaye, marchand à Lille, qui avait hérité du secret de frère Charles-Antoine Fournier, minime au couvent de cette ville, pour la « guérison des ruptures et descentes de boyaux » [4]. Cette pension fut, paraît-il, jugée insuffisante par le bénéficiaire « qui n'auroit jamais cru que le nombre des accidentés auroit été si grand » ; mais le Magistrat, le 20 juillet 1741, refusa toute augmentation [5] et même, le 24 mai 1747, il révoqua cette pension « sur l'avis des ministres généraux qu'il ne réussissoit point ses opérations » [6]. En vain Delahaye en sollicita le rétablissement ; il subit un nouveau refus le 12 décembre 1747 [7].

Il faut d'ailleurs observer que le Magistrat se montrait assez difficile dans le choix des spécialistes herniaires qui sollicitaient la permission d'exercer à Lille.

---

1. Documents, nº 174.
2. Documents, nº 191.
3. Documents, nº 192.
4. Documents, nº 225.
5. Documents, nºs 227 et 231.
6. Documents, nº 249.
7. Documents, nº 265.

Le 4 avril 1743, il refuse l'autorisation à Jean-François Pluchart, demeurant à Le Vincourt, paroisse de Mons-en-Pèvele [1] ; le 19 septembre 1747, il la refuse également à Marie-Françoise-Eugénie Reynart, femme de Charles-Bauduin-Michel Alatruye, quoiqu'elle prétendît « ne le céder en rien à la veuve Reynart, sa mère, pour son habileté dans ces sortes de cures » [2].

Par contre il accorda l'autorisation, le 8 octobre 1755, à François Pasqual, marchand perruquier à Lille [3], mais il dut la lui retirer, le 19 août 1757, à la suite des plaintes motivées des maîtres chriurgiens [4]. Il l'accorda également, le 24 décembre 1779, à Étienne Ladevéze « chirurgien herniaire de la ville de Lyon, fils de maître de ladite ville » [5], mais il dut aussi la lui retirer le 22 décembre 1780, sur les réclamations du premier chirurgien du Roi [6].

Les paucheurs ou renoueurs. — Quelques-uns de ces praticiens empiriques ont eu à Lille leur temps de vogue sinon de célébrité.

Il faut citer en premier lieu Étienne Fernet, de Cantalmaison près Bapaume, neveu d'Adrien Fernet surnommé le « paucheur de Bapaume ». Le 27 septembre 1728, le Magistrat lui octroya une pension de 240 florins par an, « à charge d'arriver en cette ville les premiers mardis de chaque mois, d'y rester les mercredis entiers et de travailler gratuitement pour les pauvres qui lui seraient envoyés » [7]. Sa spécialité

1. Documents, nº 235.
2. A. C. L., Registre aux résolutions, nº 31, fº 97.
3. Documents, nº 314.
4. Documents, nº 358.
5. Documents, nºs 494 et 495.
6. Documents, nºs 496 et 497.
7. Documents, nºs 201 et 211.

était de remettre les dislocations et de réduire les luxations et les fractures. En 1751, à cause de son grand âge, il demanda d'être remplacé par son fils Siméon « qu'il reconnoissoit aussi habile que lui-même en cet art »[1].

Aux Fernet il faut joindre les frères Alavoine qui, en 1752, se firent connaître à Lille par l'annonce suivante :

Avis au public. De la part du Magistrat de la ville de Lille. On fait sçavoir que George et Adrien Alavoine, frères, renoueurs vulgairement appellés paucheurs de profession, le premier demeurant au village du Grand Rocourt près d'Avesnes-le-Comte, et le deuxième au village de Cantalmaison près de Bapaume, pensionnés de cette ville pour s'y rendre, ou l'un d'eux, régulièrement les deuxièmes mardis de chaque mois et y rester le mercredy suivant toute la journée à effet de renouer les membres disloquez et de faire les opérations gratuitement pour les pauvres de cette ville et de la châtellenie de Lille, munis de certificats de pauvreté des ministres particuliers des charités de leurs paroisses, arriveront en cette ville mardy 8 février de cette année 1752 vers le soir pour la première fois et qu'ils logeront au cabaret ayant pour enseigne l'*Écu d'Artois*, rue du Molinel. Partant ceux qui voudront profiter de l'occasion pendant le séjour desdits Alavoine en cette ville et pendant les autres qu'ils feront dans la suite tous les deuxième et dernier mercredy de chaque mois, pourront se rendre audit lieu où il les trouveront [2].

Le Collège des chirurgiens protesta et demanda que les deux frères fussent soumis à un examen chirurgical[3]. Il faut croire que les Alavoine « étaient bien en cour » car le Magistrat refusa. « Sans doute, dit-il, une ordonnance oblige à l'examen ceux qui veulent exercer quelque partie de la chirurgie, mais cette ordonnance n'a été faite que pour empescher les ignorans d'exercer cet art avec liberté et afin d'assurer le public que tous ceux qui en font profession

1. Documents, n° 272.
2. Documents, n° 276.
3. Documents, n° 277.

ont donné des preuves de leur capacité et peuvent pour cette raison mériter sa confiance. Mais lorsque quelques personnes, comme les nommés Alavoisne, ont donné tant de preuves de leur capacité dans l'exercice de quelque partie de la chirurgie, qu'elles sont reconnues expertes dans leur art et même demandées pour le bien public par les Magistrats d'une ville autre que celle de leur résidence, il seroit imprudent de les obliger à subir un examen des chirurgiens de cette même ville ; ce procédé en éloigneroit toutes les personnes à talent [1]. »

A en croire une requête des chirurgiens, un des Alavoine fut cependant condamné par la Cour le 29 juillet 1766.

« Alavoine, fier d'une réputation fondée sur l'erreur et accréditée par la crédulité populaire, se crut au dessus des loix et refusa de se soumettre aux épreuves ordinaires, mais la Cour abaissa son orgueil par son arrêt du 29 juillet 1766 ; elle luy fit deffence d'exercer aucune partie de la chirurgie et nommément l'ostéologie jusqu'à ce qu'il ait satisfait à ce qui est prescrit par les statuts et règlemens donnés pour la communauté des maîtres chirurgiens, à peine de 100 livres d'amende pour chaque contravention » [2].

C'était toute une dynastie de paucheurs que ces Alavoine ; outre les deux que nous venons de citer, nous trouvons en 1766, Antoine Alavoine, dont la parenté n'est pas spécifiée [3] ; en 1767, Honoré Alavoine, « chirurgien pour l'ostéologie, pensionné de la

1. Documents, n° 278.
2. Documents, n° 428.
3. A. C. L., carton 1279, dossier 6.

ville de Saint-Omer », frère de feu Adrien-François [1] ; en 1783, Nicolas-François Alavoine, fils d'Adrien-François. Ce dernier voulait, lui aussi, exercer sa profession à Lille. Il s'y prit assez habilement. Avant de solliciter une autorisation et une pension du Magistrat et des Grands Baillis, il écrivit à l'Intendant, lui assurant qu'il ne ferait aucune démarche que Monseigneur ne l'ait trouvée convenable, et demandant sa protection [2]. L'Intendant écrivit lui-même aux députés de Flandre-Wallonne. « Si les informations qu'il seroit bon de prendre sur la capacité de ce particulier confirment ce qu'il annonce, il semble que vous ne pourriez mieux faire que de lui faciliter l'exercice de son art, par une pension proportionnée à l'utilité que le public en retirera. Vous l'avez accordée pour pareille cause au père et au frère Alavoine. » [3]

Malgré cette intervention, la démarche d'Alavoine échoua. Les députés, après avoir rappelé la condamnation d'Adrien Alavoine, ajoutaient :

« Nous devons croire, Monseigneur, que ledit Nicolas Alavoine éprouveroit le même sort que son prédécesseur, s'il vouloit exercer publiquement l'ostéologie, dans la circonstance qu'il ne fait pas conster de son aggrégation au corps de la chirurgie. Et s'il ne craint point ce désagrément, il est préalable, pour nous mettre à portée de prendre un parti sur l'objet de sa demande, qu'il représente aux administrations ses lettres de maîtrise et les preuves authentiques de sa capacité, de

1. A. C. L., avis du Procureur syndic, n° 5931.
2. Documents, n° 519.
3. Documents, n° 520.

son expérience et des succès qu'il a éprouvés dans l'exercice de cette partie de l'ostéologie. »[1]

Ici s'arrête le dossier des Alavoine ; on ne trouve plus, pour Lille, de mentions ultérieures de cette famille de « paucheurs » ; mais, en 1791, un Alavoine, dit le « paucheur de Bapaume », donnait des consultations à Cambrai, à l'hôtel Bourbon, rue des rôtisseurs, le second lundi et le dernier vendredi de chaque mois »[2].

Spécialistes divers. — En 1721, Jacques Leclercq, dit Mamet, sollicite une pension « parce qu'il prétend avoir un secret pour guérir le *scorbut* ». Voici la réponse du Magistrat :

« Il a donné ci-devant requête afin de s'establir en cette ville avec sa famille ; on a délibéré de faire l'aveugle, parce qu'on ne pouvoit pas l'admettre sans donner atteinte aux lettres des chirurgiens. Aujourd'huy il demande une pension.

» Il n'à aucune permission de demeurer à Lille ny de guérir le scorbut ; s'il a un secret, trop heureux si on le laisse faire, mais cela ne mérite aucune pension, lui entier de se faire payer par ceux qui voudront bien se servir de luy et d'autoriser les ministres généraux de traiter avec luy pour la guérison des pauvres. »

On résolut cependant de lui donner 36 florins par forme de dédommagement des remèdes qu'il a fournis gratis aux pauvres[3].

En 1736 un fermier de Marcq-en-Barœul, Jean

1. Documents, nº 521.

2. Dr Coulon, *La communauté des chirurgiens-barbiers de Cambrai*, p. 152 (Paris, 1908).

3. Documents, nº 187.

Meurisse, obtint l'autorisation de « travailler aux ordres des ministres généraux sur les pauvres qui seront affligés de *plaies, ulcères, abcès* et *saignées mal tournées* »[1].

Citons une curieuse requête de 1763 :

« Antoine-Joseph Maurice et Angélique-Joseph Gravelin, demeurant en cette ditte ville, ont l'honneur de vous représenter qu'ils souhaiteroient faire les fonctions d'opérateurs, tant en cette ville que dans la châtellenie et autres endroits, pour guérir les *chancres, écrouelles, abcez, cloux, charbons, ulcères, enflures, mal de dent, demie grènes, coupures, brûlures, entorces, foulures, nerf retiré dans les reins, dans les bras et dans toute autre partie du corps* que ce puisse être et même les *azématiques* (sic), en vertu de plusieurs onguents de leurs compositions ; que ne pouvant faire usage de leurs onguents ni entreprendre à guérir ceux ou celles qui se présentent et pourront se présenter à eux pour être guéris, sans auparavant en avoir obtenu votre permission, sujet qu'ils ont très humblement recours à vous, Messieurs, pour qu'il vous plaise avoir la bonté autoriser les supplians à faire les fonctions d'opérateurs en cette ville et dans la châtellenie d'icelle. »

On leur promit l'autorisation après qu'ils auraient guéri deux personnes qu'on leur désignerait à l'Hôpital général[2].

Le 30 janvier 1768, le Magistrat admit Benoît Pasquier, natif de Lyon, comme *pédicure* « ayant l'art et le secret de guérir sur le champ les corps (*sic*) aux pieds »[3]. Mais, le 3 mai 1773, il refusa à la fille Ber-

1. Documents, n° 218.
2. Documents, n° 407.
3. Documents, n° 427.

tolle l'exercice de la même spécialité, les chirurgiens ayant déclaré que « son emplâtre étoit très propre à exciter les érisipelles »[1].

Les charlatans. — On s'étonnerait de n'en pas trouver ici une mention, si brève soit-elle. Nous pourrions, il est vrai, leur consacrer un très long chapitre, qui ne manquerait certainement pas d'une saveur spéciale. Mais il faut observer que l'industrie de ces charlatans relève plutôt de la médecine que de la chirurgie. Ordinairement les merveilleux remèdes, les panacées qu'ils débitaient, étaient destinés à l'usage interne. Quand ces remèdes devaient s'appliquer à l'extérieur, sur quelque partie du corps, les charlatans se bornaient à indiquer la « manière de s'en servir », mais en général ils ne se livraient à aucune opération manuelle qui pût attirer l'attention toujours en éveil de nos chirurgiens et provoquer leur jalouse susceptibilité.

Ces charlatans étaient fréquemment autorisés à vendre leurs remèdes « sur un théâtre volant posé sur deux trétaux, dans tel endroit de la ville qu'on trouvait convenir, à charge de transporter ledit théâtre chaque fois qu'ils cessaient leurs distributions »[2]. Ils étaient ordinairement accompagnés d'un « trompette » ou d'un « tambour » dont le rôle était d'attirer et de grouper le public autour du théâtre, pour entendre le « boniment » du charlatan. S'y laissait prendre qui voulait.

Les dossiers sont pleins de requêtes, de prospectus et d'annonces de ces charlatans. En 1719, c'est l' « huile grecque » qui guérit la pierre, la lèpre, les maux d'esto-

1. A. C. L., Registre aux chirurgiens, n° 26. f° 73 verso.
2. Ibidem, f° 75, 76.

mac, les rhumatismes, les feux sauvages, la surdité, les catarrhes, la jaunisse, etc.[1]. En 1746, c'est l'« huile de merveille » pour les plaies, ulcères, brûlures et foulures[2]. En 1760, un antidote qui « ne produit son effet que par l'odeur »[3]; en 1765, un élixir « aussi prompt qu'admirable » pour les dents et les gencives[4]. On trouve des marchands d'orviétan, de faltranck suisse, et de toutes sortes de pommades, baumes, pilules et autres préparations plus ou moins anodines, mais toujours souveraines.

LES VACCINATEURS. — Sans nous étendre sur ce point, nous croyons devoir en dire quelques mots. La vaccine fut d'abord prohibée par le Magistrat, le 25 avril 1772.

L'inoculation de la petite vérole ayant occasionné de la part d'un grand nombre de personnes, des plaintes qui méritent toute notre attention, il nous a paru que cette pratique, qui s'est accréditée depuis peu dans cette ville, pouvoit perpétuer parmi les habitants une maladie qui ne s'y est manifestée ci-devant que par intervalle, et que le peu de précaution de ceux qui en attendant l'effet de l'inoculation, ou avant d'être entièrement à l'abri de ses suites, se trouvoient imprudemment dans la société, pouvoit en troubler et en troubloit réellement la société ; nous avons remarqué d'ailleurs qu'en général les maladies de cette espèce sont toujours plus funestes dans les villes et spécialement dans celles fort peuplées, où les citoyens, nécessairement logés les uns près des autres, se les communiquent plus aisément ; dans ces circonstances, nous avons cru devoir nous occuper des moyens propres à prévenir les suites fâcheuses qu'elle peut avoir, et à empêcher au moins les alarmes qu'elle peut causer ; et nous nous sommes déterminés d'autant plus volontiers à adopter ceux qui ont été employés avec succès dans la capitale du royaume, qu'ils remplissent entièrement nos vues, sans empêcher les partisans de l'inoculation d'y avoir recours, partout où ils pourront le faire, sans exposer ceux qui les environnent au même danger. A ces causes, nous avons

---

1. A. C. L., Registre aux résolutions, n° 21, f° 232.
2. Ibidem, avis du Procureur syndic, n° 5910, année 1746, pièce 64.
3. Ibidem, Registre aux chirurgiens, n° 26, f° 16.
4. Ibidem, avis du Procureur syndic, n° 5929, année 1765, pièce 62.

défendu et défendons à toutes personnes de pratiquer l'inoculation de la petite vérole en cette ville, taille et banlieue [1].

Plus tard, les idées changèrent, les préventions tombèrent et les administrations municipale et hospitalière de Lille montrèrent pour la propagation de la vaccine autant de zèle qu'elles avaient manifesté autrefois de répulsion. Citons, comme preuve, quelques lignes d'une affiche du 21 pluviôse an XII.

Considérant qu'il existe, dans l'inoculation de la vaccine, un préservatif regardé, aujourd'hui, comme certain et avoué comme tel par le Gouvernement qui a mis tout en œuvre pour s'assurer des résultats de cette découverte adoptée par toutes les puissances de l'Europe ;

A dater du 25 pluviôse an XII, l'inoculation de la vaccine sera pratiquée gratuitement, tous les mercredis, à onze heures du matin, en l'Hospice Comtesse, rue Saint-Pierre, par les membres du comité de vaccine.

Les Commissaires distributeurs de secours et les Officiers de santé attachés aux sections sont spécialement invités à employer tous les moyens qui sont en eux pour déterminer les pères et mères à faire jouir leurs enfans du bienfait qu'on veut leur procurer.

Bien longtemps avant cette date, et dès le milieu de l'an IX, dit un mémoire du 4 messidor de cette année, « nous avions commencé à faire vacciner les enfans dans les hospices et disposé un local pour faire jouir de ce bienfait et gratuitement les enfans indigens de différentes sections. Depuis la formation d'un comité médical de vaccine dans cette ville, nous avons redoublé de zèle et d'activité pour seconder, autant qu'il était en nous, ce comité et les officiers de santé des hospices respectifs ; c'est une justice que nous sommes sûrs qu'ils nous rendroient au besoin, ainsi que Messieurs les Commissaires distributeurs des secours des six sections. Nous avons ponctuellement transmis aux uns

---

1. Documents, n° 445.

et aux autres copie de tout ce que les autorités supérieures nous adressaient de relatif à cet important objet et nous y ajoutions les plus vives instances pour accélérer l'exécution des mesures et avis qui nous étaient communiqués. »

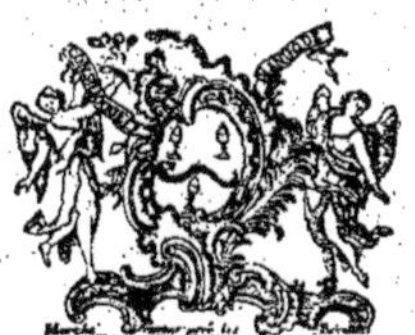

CATALOGUE

Des Maîtres Chirurgiens & Sages-Femmes de la Châtellenie de Lille, dressé sur la derniere Visite qui leur a été faite par les sieurs CHASTANET & BRULOIT, *Lieutenant & Greffier de M. le premier Chirurgien du Roi, en Septembre* 1773.

PAROISSE DE LOMME.

Gilles-Albert Barbier, Ferdinand Fava, } *Chirurgiens.*
Rosalie-Françoise Raffel, Épouse de Ferdinand Fava, *Sage-Femme.*

PREMESQUE.

Robert de Lille, *Chirurgien.*

PERENCHIES.

Jean-François Decoulleries, *Chirurgien.*
Angélique Desrumaux, *Sage-Femme.*

HOUPLINES.

Paschal Dupuich, Étienne-Joseph Morteletre, } *Chirurgiens.*

VILLE D'ARMENTIERES.

Louis-Joseph Hanguillard, Étienne-Bernard-Jos. Dufresnoy, Pierre-Joseph Candreller, Charles Cutfuert, Jacques-Philippe-Jos. le Tombe, } *Chirur.*

CHAPELLE-GRENIER, PAROISSE D'ARMENTIERES.

Charles-François Fortier, *Chirurgien.*

FROMELLES.

Ghislain-Joseph Trinel, *Chirurgien.*

AUBERS.

Jean-Baptiste Cornat, Aspirant, à qui il a été accordé trois mois, *Chirurgien.*

VILLE DE LA BASSÉE.

Alexandre-François Prevost, Charles-François Rouffel, Charles-Jerôme Hanguillard, } *Chirurgiens.*
Marie-Agnès Duhem, *Sage-Femme.*

MARQUILLIES.

Jean-Joseph L'œil, *Chirurgien.*

FOURNES.

Anselme-François-Jos. de Corne, *Chirur.*
Christine-Joseph de Corne, *Sage-Femme.*

RADINGHEM.

Ignace Lécaillez, Antoine-Fran. Desmazieres, } *Chirurgiens.*

ENNETIERES.

Pierre-Joseph Clergé, *Chirurgien.*
Henriette Cotigny, *Sage-Femme.*

WAZEMMES, FAUXBOURG DE NOTRE-DAME.

Joseph Macaigne, *Chirurgien.*

FAUXBOURG DES MALADES.

Marie-Ignace Faisan, Marie-Agnès Delvalée, } *Sages-Femmes.*

ESQUERMES.

Jean Dubar, *Chirurgien.*
Jeanne Monblond, *Sage-Femme.*

LOOS.

Angélique Masquelier, *Sage-Femme.*

HAUBOURDIN.

Antoine Deldeulle, Jean-Baptiste d'Halluin, } *Chirurgiens.*

SANTES.

Antoine-François-Joseph Cuvilier, *Chirur.*

WAVRIN.

Benjamin L'œil, *Chirurgien.*

EMMERIN.

Drogon-Joseph L'œil, *Chirurgien.*

WATTIGNIES.

Antoine-Joseph Pinte, Aspirant, à qui il a été accordé deux mois, *Chirurgien.*
Marie-Pétronille Burette, *Sage-Femme.*

TEMPLEMARS.

Antoine-Cornille Carpentier, *Chirurgien.*
Élisabeth Leclercq, *Sage-Femme.*

VILLE DE SECLIN.

Jean-Baptiste de Bailleul, Nicolas-Joseph Duhamel, } *Chirurgiens.*

GONDECOURT.

Joseph-Gabriel Duval, *Chirurgien.*

ENNEVELIN.

François-Théodore Ledoux, *Chirurgien.*
Marie-Julie-August. Garcette, *Sage-Femme.*

PROVIN.

Marie-Rose Mayer, *Sage-Femme.*

PONT-A-VENDIN.

Pierre-Joseph Verrin, Alexandre-Joseph Davroux, } *Chirurgiens.*
Marie-Angélique Lamreaux, *Sage-Femme.*

CAMPHIN-LEZ-SECLIN.

Felix-Joseph Boingnet, *Chirurgien.*

PHALEMPIN.

Pierre-Christophe-Joseph le Rouge-Préfontaine, *Chirurgien.*
Marie-Catherine Deboue, *Sage-Femme.*

THUMERIE.

Marie-Joseph Lemaire, *Sage-Femme.*

OSTRICOURT.

Silvestre-Robert Obeuf, *Chirurgien.*
Marie-Anne-Jos. Courtecuisse, *Sage-Femme.*

MONCHAUX.

Cher Martin, Aspirant, à qui nous avons accordé huit mois, *Chirurgien.*
La Veuve de feu Augustin, vivant Chirurgien audit Monchaux.

MONS-EN-PEVELE.

Louis-François Flinois, *Chirurgien.*
Marie-Françoise-Jos. Facque, *Sage-Femme.*

TEMPLEUVE-EN-PEVELE.

Antoine-Philippe de Pierne, Augustin-Joseph Dubois, } *Chirurgiens.*
Bonne-Florence le Lievre, Marie-Cath. Jos. Houvart, } *Sages-Femmes.*

PONT-A-MARCQ.

Pierre-Joseph Agache, *Chirurgien.*
Jeanne-Françoise Meranthois, *Sage-Femme.*

ENNEULIN.

François Deffrennes, *Chirurgien.*
Marie-Angélique-Jos. Monet, *Sage-Femme.*

FRETIN.

Jean-Nicolas Poller, *Chirurgien.*
Marie-Françoise Flinois, *Sage-Femme.*

AVELIN.

Marie-Françoise Bernard, *Sage-Femme.*

ATTICHES.

Alexandre Desmazieres, *Chirurgien.*

SAINGHIN.

Simon-Joseph Rohart, *Chirurgien.*
Marie-Therère-Jos. Margat, *Sage-Femme.*

CYSOING.

Cécile Lefebvre, *Sage-Femme.*

BACHY.

Marie-Joseph Girondeau, *Sage-Femme.*

MOUCHIN.

Jacques-François de la-Courte, *Chirurgien.*
Marie-Françoise Vion, *Sage-Femme.*

CAMPHIN-EN-PEVELE.

Pierre-Joseph Rohart, *Chirurgien.*

BAISIEUX.

Jacques-François Facon, *Chirurgien.*

PONT-A-TRESSIN, PAROISSE DE CHERENG.

Thomas Dubar, *Chirurgien.*

RONCHIN.

Charles-Théodore du Buisset, *Chirurgien.*
Marie-Anne Delzenne, Marie-Antoinette Muller, } *Sages-Femmes.*

FIVES.

Bruneau-Fontaine, Victor Dejagher, } *Chirurgiens.*
Élisabeth Dubar, Épouse de Bruneau-Fontaine, *Sage-Femme.*

HELLEME.

Jean-Baptiste Douchet, *Chirurgien.*

ASCQ.

Louis-George Berthaud, *Chirurgien.*
Jacques-Laurent Parquet, *Expert pour les Ophtalmies.*

ANNAPPES.

Mathieu-Joseph Isbecque, *Chirurgien.*

FLERS.

Philippe Dujardin, Louis Dubus, } *Chirurgiens.*
Marie-Philippine Leclercq, *Sage-Femme.*

HEM.

Pierre-François Gauquier, *Chirurgien.*

WILLEMS.

Gaspard, Balthasar & Melchior de Grep, *Chirurgien.*

SAILLY-LEZ-LANNOY.

Marie-Louise Calliau, *Sage-Femme.*

VILLE DE LANNOY.

Alexandre-Joseph le Page, *Chirurgien.*

LEERS.

Jacques Delecroix, *Chirurgien.*
Amélie-Joseph Leclercq, *Sage-Femme.*

LYS-LEZ-LANNOY.

Anne-Marie Leclercq, *Sage-Femme.*

WATTRELOS.

Jean-Baptiste Delecroix, Denis Derveaux, } *Chirurgiens.*
Marie-Joseph Carette, & Marie-Joseph Deleseluse, Épouses des Srs. Delecroix & Derveaux, *Sages-Femmes*

ROUBAIX.

Constantin Desvignes, Jacques-Joseph Derveaux, Mathias Cuvillier, François-Daniel Gaurin, } *Chirurgiens.*
Françoise Chetier, Marie Rouffel, } *Sages-Femmes.*

TOURCOING.

Ubalde-Joseph de Wavrin, Constantin-Fran. Jos. Delcroix, Philippe-Joseph Warrocquier, } *Chirur.*
Marie-Christine Timson, *Sage-Femme.*

MOUVEAUX.

Stanislas-Joseph Duvez, *Chirurgien.*
Marie-Jeanne Deschamps, *Sage-Femme.*

HALLUIN.

Dominique-Fran. du Coulombier, *Chirur.*
Dorothée-Joseph Lietard, *Sage-Femme.*

RONCQ.

Nicolas-Joseph-Fran. Ecotte, La veuve de feu A. J. Cuvillier, } *Chirur.*
Thérèse-Joseph Manget, Épouse du Sr. Ecotte, & Marie-Thérèse Billest, *Sages-Femmes.*

BONDUES.

Constant-Joseph de Lory, *Chirurgien.*
Marie-Anne Toinette, Épouse du Sr. de Lory, *Sage-Femme.*

LINSELLES.

Augustin-Lambert Douchet, François-Joseph de Bloock, } *Chirurgiens.*
Yves-Joseph Lauridan, *Expert-Renoueur.*
Angélique Delannoy, *Sage-Femme.*

BOUSBECQ.

Alexandre Devoslay, *Chirurgien.*
Marie-éléonore-jos. Lefebvre, *Sage-Femme.*

VILLE DE COMINES.

Ignace-Joseph Vandenberg, *Chirurgien.*
Alexandrine May, Catherine-Joseph Collier, } *Sages-Femmes.*

QUESNOY.

François-Jos. du Moustier, Bonaventure Lehoucq, } *Chirurgiens*

DEUSLEMONT.

Pierre-François Aug. Inglart, Laurent Rohart, } *Chirurgiens.*
Scholastique, Épouse de Maxis Duthoit, *Sage-Femme.*

FRELINGHEM.

Noël-Alexandre Lescornez, *Chirurgien.*
Marguerite-Victoire Lemaire, *Sage-Femme.*

VERLINGHEM.

Marie-Joseph Decorne, *Sage-Femme.*

LAMBERSART.

Alexandrine Meurice, *Sage-Femme.*

WAMBRECHIES.

Germain-Joseph Lefebvre, Augustin-Joseph Clarice, } *Chirurgiens.*
Marie-Jeanne Dubar, *Sage-Femme.*

LA MAGDELEINE.

Béatrix Leclercq, *Sage-Femme.*

MARCQ-EN-BARŒUL.

Jacques-Joseph Flinois, *Chirurgien.*
Marie-Cat. Jos. Cocquel, *Sage-Femme.*

WASQUEHAL.

François Viseur, *Chirurgien.*

APPENDICE

Notes bio-bibliographiques et table des noms des chirurgiens lillois.

N.-B. — Les chiffres qui suivent immédiatement les noms renvoient aux pages du présent volume. — Quand les noms ne sont pas suivis de ces chiffres indicateurs, il s'agit de chirurgiens non mentionnés spécialement dans le volume, mais dont nous avons recueilli les noms au cours de nos recherches.

AGACHE (Alexandre-Joseph), 223. — Chirurgien à Pont-à-Marcq, 1788 à 1791.

AGACHE (Pierre-Joseph), chirurgien à Pont-à-Marcq, 1773 à 1788.

AGACHE (Robert), 74. — Reçu maître, 15 août 1748.

ALEXANDRE (Adrien), 75, 162. — Chirurgien juré, doyen, époux en premières noces de Péronne Dubosquelle et en secondes noces d'Isabelle Vanderburques, décédé à Lille Saint-Sauveur, le 1er février 1754, âgé de 91 ans, père d'Adrien.

ALEXANDRE (Adrien), 72, 75, 76, 119, 198, 205. — Maître du corps en 1716 ; chirurgien juré en 1725 ; décédé en 1726.

ALEXANDRE (Adrien-Joseph), 76. — Né à Lille, fils d'Adrien et de Péronne Dubosquelle, bourgeois le 4 décembre 1722 ; chirurgien juré et médecin ; maître du corps en 1739.

ALEXANDRE (Antoine), 221. — Chirurgien de l'Hôpital des Invalides, de 1702 à 1725.

ALEXANDRE (Jean-Baptiste-Joseph), chirurgien à Lille en 1759, puis à Mouvaux en 1788.

ALLARD dit LABASSÉE, 264.

ARNOULD (Jean-Joseph), 76, 119. — Né à Seclin, de Jean-François, musicien, de Cambrai, et de Marie-Joseph Agache, de Moncheaux ; épousa à Lille, le 20 juillet 1739, Marie-Thérèse Drumez, se fixa à

Lille, fut reçu chirurgien en 1739 ; maître du corps en 1746 ; décédé le 25 mars 1755, à 38 ans et demi, père de huit enfants, dont Philippe-Joseph, fils aîné.

ARNOULD (Philippe-Joseph), 38, 41, 42, 77. — Né à Lille, le 23 août 1740, reçu chirurgien le 31 janvier 1765, épousa à Lille (La Madeleine), le 12 octobre 1773, Geneviève Jesupret, native de Saint-Amand. Chirurgien consultant de l'hôpital Comtesse et de l'hôpital Saint-Sauveur, maître du corps en 1768-1770, professeur adjoint en 1773, titulaire en 1775, il figure comme « absent » sur les listes de 1792.

Nous possédons dans notre collection les cours dictés par Arnould à ses élèves en 1774 et 1775 et recueillis par son élève J. B. J. J. Quittez.

Le premier de ces manuscrits est intitulé : « *De par le Roy. MDCCLXXIV. Cours de chirurgie commencé par ordre du Roy le* 26 *avril* 1774, *dicté au collège royal par le sieur* ARNOULD, *premier professeur* ». C'est un petit in-octavo de 592 pages. — Page 1, Armes de la maison de France coloriées ; De la physiologie ; p. 233, Armes royales coloriées ; Hygiène, 2e partie, par le même ; p. 245, Armes de Lille coloriées ; Pathologie, 3e partie, par le même ; p. 263, Armes royales coloriées et supportées par deux anges ; Thérapeutique, 4e partie, par le même ; p. 413, Armes des chirurgiens coloriées et supportées par deux anges ; Des maladies en particulier, 5e partie, par le même. — Après la table, signature de J. B. J. J. Quittez.

Le deuxième manuscrit est intitulé : « *Cours de chirurgie commencé par ordre du Roy Louis XVI, le* 1er *mai* 1775, *dicté au collège royal de la ville de Lille par le s*r ARNOULD, *professeur dudit collège. MDCCLXXV* ». Petit in-octavo de 732 pages. C'est la répétition du premier, avec une sixième partie : « Des maladies des os ». — Après la table, la même signature : J. B. J. Jos. Quittez fecit.

AU PATIN (Pierre), 74. — Chirurgien en 1487.

BACQ (Albert-Louis), 249. — Né à Douai, en 1766, surnuméraire à l'hôpital de Douai et à Lille cinq ans ; appointé à Douai le premier août 1788 ; conservé en sa qualité à Lille, lors de la formation des hôpitaux en 1789 ; a subi plusieurs concours, et a été nommé sous-aide-major le premier juin 1792.

BARBIER (Gilles-Albert), reçu le 30 juillet 1750, s'établit chirurgien à Lomme, où il exerçait encore en 1788.

BARBIER (Jean-Gilles), 74, 117, 119, 129. — Fils de Gilles et de Marie Benoist, époux de Marie-Michelle Guéribalde, bourgeois par achat le 6 avril 1718 ; reçu le 22 novembre 1717, maître du corps en 1738 et 1759.

BARBIER (Louis-Joseph), reçu le 22 décembre 1783, se fixa à Pérenchies.

BASTILLE, 285. — Chirurgien-major du Royal dragons en garnison à Lille en 1755.

BEAUDOUIN (Jean-Baptiste), chirurgien de 3e classe à l'Hôpital de la Régénération en 1793.

Bernard (Jacques), 74. — Chirurgien en 1485.

Berquin (Alexandre), reçu le 3 janvier 1788, se fixa à Armentières.

Berthaud (Louis-Georges), chirurgien à Ascq en 1773.

Berthault dit de Hollande (Jean), chirurgien, fils de Jean, bourgeois par rachat du 8 octobre 1512, épousa Marguerite Marlière, puis Marie Malatiré. — Il portait : *d'or à trois merlettes de sable* [1].

Beudon (Gilles), 74. — Chirurgien en 1549.

Bigo (Ambroise), 92, 119. — Fils de Jacques et de Michelle Lesaige, bourgeois le 3 décembre 1649, décédé le 13 août 1701 ; il avait épousé : 1° François de Hennion ; 2° Jeanne Battelet ; 3° Péronne Lapostre [2]. Il fut maître de corps en 1664.

Bigo (Ambroise), fils de Théodore et de Marie-Claire Baratte, épousa à Lille, le 27 avril 1677, Anne-Monique Leclercq.

Bigo (Antoine-Dominique), 119. — Fils d'Ambroise et de Françoise Hennion, bourgeois par relief le 21 décembre 1680, épousa Marie-Claire Reinart ; il fut maître du corps en 1693 et 1698.

Bigo (Charles), 92. — Fils de Michel et de Brigitte de Raches, né à Lille le 16 juillet 1649, bourgeois le 3 avril 1671, épousa Jacqueline Duponchel, et mourut avant 1698.

Bigo (Jacques), né vers 1590, époux de Michelle Le Saige.

Bigo (Michel), 91, 92, 119. — Fils de Jacques et de Michelle Le Saige, bourgeois le 15 septembre 1651, époux de Brigitte de Raches, puis de Marie Sturne ; maître du corps en 1662.

Bigo (Théodore), 92, 119. — Fils de Jacques, épousa : 1° Marie-Claire Baratte ; 2° Suzanne-Marie Dambre ; 3° Jeanne Plumequin ; il fut maître du corps en 1663.

Bigo (Wallerand), fils de Michel et de Brigitte de Raches, né à Lille le 15 septembre 1659, paraît n'avoir exercé que la médecine ; bourgeois le 6 novembre 1687, époux de Marie-Joseph Boudens.

Blocq (Paul), 101, 102, 103. — Acheteur des offices d'inspecteurs créés par le Roi ; il les céda au Corps des chirurgiens qui, en retour, l'agrégea en 1745.

Blondel (Jacques), fils de Jacques, natif de Lille, bourgeois par rachat du 9 février 1554.

« *La chirurgie militaire très utile à tous chirurgiens et à tous ceux qui veulent suivre un camps en temps de guerre ; pareillement à tous autres en condition pestilentielle ou dysentérique, composée par M. Nicolas* Goddin, *docteur en médecine de la ville d'Arras ; translatée de latin en françoys par Jacques* Blondel, *chirurgien à Lille. Avec un recueil d'aucuns erreurs des chirurgiens vulgaires adjouté par ledit* Goddin. — *En Anvers, chez Jehan Bellère, au Faucon. M.D.LVIII. In*-16, 69 *folios.* »

---

1. Voir : P. Denis du Péage, *Recueil de généalogies lilloises*, t. II, p. 646 (*Mémoires de la Société d'études*, t. XIII).

2. Sur ce chirurgien et les suivants, voir : Bigo-d'Halluin et Bigo-Danel, *Généalogie de la famille Bigo*. Lille, 1887. In-8.

Boidin (Grégoire), 207, 208, 214. — Chirurgien de peste en 1576 ; chirurgien des pauvres, en 1587.

Boidin (Laurent), 214. — Chirurgien de peste en 1596.

Bonose (Étienne), 74. — Chirurgien en 1500.

Boucher (Pierre-Joseph), 23 à 28, 30, 41, 49, 55, 163, 167, 180. — Né à Lille, le 10 mai 1715, y décédé le 22 juin 1793. Docteur en médecine de l'Université de Douai en 1735, médecin des pauvres, de l'hôpital Comtesse et de l'hôpital Saint-Sauveur ; démonstrateur pensionnaire d'anatomie pour les élèves chirurgiens, de 1735 à 1772, membre associé de l'académie royale de chirurgie de Paris en 1740, correspondant de l'académie des sciences et de l'académie de médecine, échevin de Lille.

Brielman (Pierre), 52, 65. — Soutint sa thèse de chirurgie le 27 février 1787 ; professeur d'obstétrique.

Brulois (François-Hélie), 76, 159, 160, 163, 171, 210, 217, 220. — Reçu maître le 26 août 1751 ; chirurgien des pauvres, 1754-1790 ; chirurgien de l'hôpital Saint-Sauveur, de 1754 à 1776 ; chirurgien de l'hôpital Saint-Joseph, en 1763 ; greffier du premier chirurgien du Roi et du Collège de chirurgie.

Brulois (Jean-Baptiste-Joseph), 77. — Reçu chirurgien en 1751.

Buingnet (Félix-Joseph), 223. — Chirurgien à Camphin-en-Carembaut, de 1773 à 1791.

Caby (Augustin-Joseph), reçu le 17 août 1789, se fixa à Wavrin.

Cardon (Charles), 85. — Il était fils de Charles, natif d'Halluin, et de sa seconde femme, Catherine de Rocques ; il épousa Isabeau Vanderhaghe et fut reçu bourgeois de Lille par relief du 13 janvier 1617 [1]. En 1636 il habitait rue des Malades.

Carpentier (Antoine-Cornille), chirurgien à Templemars en 1773.

Caudrai (Jean-Nicolas), chirurgien de 3e classe à l'hôpital de la Régénération en 1793.

Caudrelier (Pierre-Joseph), chirurgien à Armentières, 1773 à 1788.

Chastanet (Claude-Léonard-Joseph), 43, 45, 46, 51, 64, 158, 159, 161, 167, 243, 245, 247, 248. — Né à Lille le 3 novembre 1757, fils de Léonard et de Marie-Marguerite-Cécile Laurent, épousa Madeleine-Bernardine-Dorothée-Justine Souville, et mourut à Lille, le 12 vendémiaire an III (3 octobre 1794), chez sa mère, rue d'Amiens, où il fut frappé d'une attaque d'apoplexie foudroyante ; l'acte de son décès le mentionne comme « officier de santé de 1re classe de l'hôpital fixe de l'Humanité de Lille ».

Chastanet soutint à Lille son acte de maîtrise, le 11 décembre 1781. En voici le titre complet :

« *Dissertation physiologico-chirurgicale tendant à prouver l'excellence de la ligature et surtout de la ligature immédiate dans les hémorragies, suites de la division des troncs artériels principaux des membres,*

---

1. Voir : P. Denis du Péage, *Recueil de généalogies lilloises*, t. II, p. 679. (*Mémoires de la Société d'études*, t. XIII.)

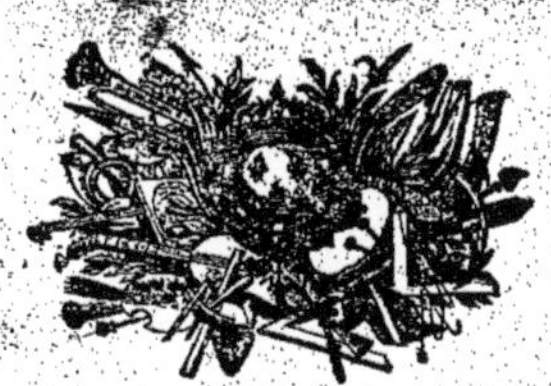

CATALOGUE GÉNÉRAL

Des Maîtres en Chirurgie, Veuves de Maîtres & Sages-Femmes de la Ville de Lille, de la Châtellenie & de la Flandre Maritime, arrêté par Mrs. CHASTANET & BRULOIT, Lieutenant & Greffier de M. le premier Chirurgien du Roi, au premier Août 1788.

TABLEAU

DU COLLÉGE ROYAL DES MAITRES EN CHIRURGIE DE LA VILLE DE LILLE, *établi par la Déclaration du Roi donnée à Versailles le premier Juin 1772, & registrée au Conseil Supérieur le 3 Juillet 1772, contenant les Noms & demeures des Lieutenant, Prévôts, Professeurs Royaux, Receveur, Doyen, Greffier & Maîtres en Chirurgie composant ledit Collége au premier Août 1788.*

CHAMBRE DE JURISDICTION ET COLLÉGE DES MAITRES EN CHIRURGIE, PLACE AUX BLEUETS.

LIEUTENANT DU PREMIER CHIRURGIEN DU ROI.
M. Léonard CHASTANET.

PRÉVOTS.
M. Louis-François-Joseph DELACOURT.
M. Charles-Joseph PIONNIER.

PROFESSEURS ROYAUX.
M. Claude-Léonard-Joseph CHASTANET, pour les principes de Chirurgie en général, & la Physiologie en particulier; la Pathologie & la Thérapeutique Chirurgicale.
M. François-Joseph WAROCQUIER, pour les matières Médico-Chirurgicales.
M. Arnould-François-Joseph WAROCQUIER, pour les Accouchemens & les Maladies des Femmes enceintes & accouchées. M. François-Joseph WAROCQUIER son Fils, Adjoint.
M. J. B. J. QUITTEZ, pour l'Ostéologie & les Maladies des Os, Appareils & Bandages.
M. Louis-François-Joseph DELACOURT, pour l'Anatomie.
M. C. A. J. PIONNIER, le Jeune, pour les Maladies Chirurgicales & les opérations.

RECEVEUR.
M. Charles-Alexandre-Joseph PIONNIER, le Jeune.

DOYEN.
M. François VANDERGRACHT.

GREFFIER.
M. François-Elie BRULOIT.

NOMS DES MAITRES EN CHIRURGIE, SELON LE TEMPS DE LEUR RECEPTION.

Maître François Vandergracht, Marché au Fil de Lin, le 24 Mars 1745.
M. Léonard Chastanet, rue d'Amiens, le 22 Juin 1747.
M. Laurent-Lambert Prevost, marché aux Poulets, le 9 Janvier 1749.
M. François-Elie Bruloit, rue St. Sauveur, le 26 Août 1751.
M. Arnould-François-Joseph Warocquier, rue St. Jacques, le 27 Novembre 1758.
M. Denis-Louis-Joseph Dupont, marché au Verjus, le 21 Novembre 1760.
M. François-Joseph Quittez, rue Françoise, le 5 Août 1762.
M. Charles-Joseph Pionnier, rue St. Pierre, le 20 Déc. 1764.
M. P. J. Arnould, absent, le 31 Janvier 1765.
M. Nicolas Marchand, rue des Malades, le 27 Avril 1768.
M. Mathias-Joseph Toman, rue du Prez, le premier Mai 1770.
M. Henri-Philippe Sevrin, absent, le 31 Mars 1772.
M. Charles-Joseph Raigneaux, rue Ste. Catherine, le 15 Février 1779.
M. Louis-François-Joseph Delacourt, rue St. Maurice, le 15 Juin 1779.
M. Claude-Léonard-Joseph Chastanet, rue d'Amiens, le 22 Décembre 1781.
M. François-Joseph Warocquier, place Ste-Catherine, le Février 1780.
M. Jean-Baptiste-Joseph Quittez, rue Françoise, le 9 Février 1782.
M. Joseph Duriez, rue de la Magdeleine, le 16 Août 1782.
M. Charles-Alexandre-Joseph Pionnier, le Jeune, rue St. André, le 5 Juillet 1783.
M. Jean-François Vrau, rue de la Clef, le 31 Juillet 1783.
M. Guillaume-Henri-Joseph Heulus, rue de Poids, le 8 Juin 1786.
M. Pierre Brieloan, marché au Fil de Lin, le 15 Mars 1787.
M. Alexandre-J. Wanderhaghen, rue de la Quenerie, le 15 Mars 1787.

NOMS DES EXPERTS.

M. Casenove, Expert Dentiste, rue du Curé St. Étienne.
M. Bernier, Expert Herniaire, sur la grand-Place.

NOMS DES VEUVES.

La Veuve Noël-Alexandre Pionnier, rue St. André.
La Veuve Block, rue du Marché aux Bêtes.
La Veuve Guillaume-Constantin Vanderkere, rue Royale.

NOMS ET DEMEURES DES ACCOUCHEUSES JURÉES DE LA VILLE DE LILLE.

Dame Rose Douchet, rue des Etaques.
Dame Marie-Angélique Dupuis, rue des Etaques.
Dame Marie-Thérèse Recuitte, rue des Beguins.
Dame Marie-Joseph Céville, rue de Fives.
Dame Françoise Grugeon, rue Françoise.
Dame Anne-Marguerite Deveaux, marché au Verjus.
Dame Marie-Catherine Loyez, rue de la Halloterie.
Dame Reine-Joseph Darieux, rue de St. Genois.
Dame Thérèse-Joseph Arnould, rue de la Magdeleine.
Dame Angélique Carvin, rue du Prez.
Dame Barbe-Joseph Lercho, rue du Pont de Roubaix.
Dame Block, rue du Marché aux Bêtes.

NOMS DES MAITRES EN CHIRURGIE ET SAGES-FEMMES DE LA CHATELLENIE DE LILLE.

Lambersart.
Alexandrine Meurice, Sage-Femme.
Lomme.
Gilles-Albert Barbier, Ferdinand Fevez, } Chirurgien.
Prémesque.
Robert Delille, Chirurgien.
Pérenchie.
Louis-Joseph Barbier, Chirurgien.
Angélique Defromont, Sage-Femme.
Haplines.
Étienne-Joseph Monteleste, Chirurgien.
Ville d'Armentières.
Étienne-Bernard-Joseph Dufresnoy, Pierre-Joseph Goudrelier, Jacques-Philippe-Joseph le Tombe, Toussaint-Joseph Quesle, Alexandre Berquin, } Chir.
Angélique Agache, Marie-Amélie André, } Sages-Femmes.
Chapelle-Grenier, Paroisse d'Armentières.
Jean-François Degland, Chirurgien.
Paroisse d'Erquinghem.
Philippe-Joseph Decrene, Chirurgien.
Fromelles.
Ghislain-Joseph Trinel, Chirurgien.
Ville de la Bassée.
Alexandre-François Prevost, Charles-Jérôme Hanguillard, Charles-Louis-Joseph Hanguillard, } Chirurg.
Sabine-Franç.-Jos. Degroux, Françoise-Joseph Mordacque, } Sages-fem.
Marquillies.
Jean-Joseph L'oeil, Chirurgien.
Fournes.
Anselme-François-Joseph Decoene, Adrien-Joseph le Page, } Chir.
Christine-Joseph Decoene, Sage-femme.
Radinghem.
Antoine-François-J. le Poutre, Chirurgien.
Ennetières.
Pierre-Joseph Clergé, Chirurgien.
Henriette Cottignies, Sage-femme.
Wazemmes, Fauxbourg Notre-Dame.
François Fiévet, Chirurgien.
Fauxbourg des Malades.
Marie-Ignace Frasse, Célestine Brenet, } Sages-femmes.
Esquermes.
Jean-Baptiste Fauquet, Chirurgien.
Thérèse-Joseph Masure, Sage-femme.
Loos.
Angélique Mafonelier, Sage-femme.
Haubourdin.
Antoine Delédeuille, Michel-Joseph Ecotte, } Chirurgiens.
Sequedin.
Antoine-François Cuvelier, Chirurgien.
Wavrin.
Benjamin L'oeil, Dominique-François L'oeil, } Chirurgiens.
André-François-Jos. L'oeil, Agnès Delfalle, } Sages-femm.
Emmerin.
Louis-Joseph L'oeil, Chirurgien.
Wattignies.
Antoine-Joseph Pinte, Chirurgien.
Marie-Augustine-Joseph Holier, Epouse du sieur Pinte, Sage-femme.
Templemars.
Elisabeth Leclercq, Sage-femme.
Ville de Seclin.
Jean-Baptiste Deballieul, Nicolas-Joseph Duhamel, Constantin-Joseph Pollet, Albert-Joseph Duhamel, } Chirurgiens.
Gondecourt.
Joseph-Gabriel Duval, Chirurgien.
Catherine-Joseph Deval, Sage-femme.
Pont-à-Vendin.
Alexandre-Joseph Devroux, Chirurgien.
Catherine-Cécile Gambier, Sage-femme.
Camphin-les-Seclin.
Félix-Joseph Baiguet, Chirurgien.
Phalempin.
P. C. J. Lerouge-Delfontaine, Chirurgien.
Thumeries.
Marie-Joseph Lemaire, Sage-femme.
Ostricourt.
Silvestre-Robert Obeuf, Chirurgien.
Templeuve-en-Pevele.
Antoine-Philippe de Pienne, Antoine-François-J. de Pienne, } Chirurg.
Bonne-Florence Lefebvre, Sage-femme.
Pont-à-Marcq.
Pierre-Joseph Agache, Alexandre-Joseph Agache, } Chirurgiens.
Capelle.
Augustin-Joseph Dubois, Chirurgien.
Marie-Thérèse de Laine, Sage-femme.
Ennevelin.
François Deffrennes, Chirurgien.
Marie-Angélique-Joseph Blondel, Sage-fem.
Fretin.
Jean-Nicolas Pollet, Louis-Joseph Pollet fils, } Chirurgiens.
Marie-Anne-Joseph Monet, Sage-femme.
Avelin.
Marie-Françoise Bernard, Sage-femme.
Attiches.
Alexandre Demazières, Chirurgien.
Sainghin.
Marie-Thérèse-Joseph Marguet, Julie-Joseph Rousset, } Sages-fem.
Cysoing.
Henriette-Joseph Lefebvre, Angélique Derveaux, } Sages-fem.
Genech.
Anne-Marguerite-Cécile Olivier, Sage-fem.
Bachy.
Marie-Joseph Girondeau, Sage-femme.
Mouchin.
Jacques-François de la Courte, Chirurgien.
Marie-Florence Wacquier, Sage-femme.
Camphin-en-Pevele.
Pierre-Joseph Robart, Chirurgien.
Baisieux.
Jacques-François Facon, Chirurgien.
Pont-à-Tressin, Paroisse de Chéreng.
Ignace-François Deyienne, Chirurgien.
Ronchin.
Charles-Théodore Dubuisse, Chirurgien.
Marie-Anne Delezenne, Marie-Antoinette Mosser, } Sages-femmes.
Lezennes.
Angélique Perus, Sage-femme.
Flers.
Bruno Fontaine, Victor Dejaghere, } Chirurgiens.
Elisabeth Dubar, épouse de Bruno Fontaine, Sage-femme.
Ascq.
J. B. Parquet, Expert pour les Opérations.
Annappes.
Michel-Joseph Crombé, Chirurgien.
Flers.
Louis Dubus, Chirurgien.
Hem.
François Ganquier, Chirurgien.
Willems.
François-Joseph Robart, Chirurgien.
Marie-Joseph Castel, Sage-femme.
Ville de Lannoy.
Pierre-Philippe Lecomte, Chirurgien.
Marie-Brigitte Bolteau, Sage-femme.
Lers.
Laurent-Joseph Poulin, Chirurgien.
Wattrelos.
Augustin-Louis Dubois, Chirurgien.
Marie-Joseph Delefosse, Sage-femme.
Roubaix.
Constantin Delespaul, Mathias Cuvelier, François Désiré Guérin, Stanislas-Joseph Duret, } Chirurgiens.
Tourcoing.
Constantin-Fr. J. Delerue, Ubalde-Joseph Dewavrin, Pierre-Joseph Verrin, Pierre-François Flévet, } Chirurgiens.
Mouveaux.
Jean-Baptiste-Jos. Alexandre, Chirurgien.
Halluin.
Louis-Christophe-Jos. Savary, Chirurgien.
Dorothée-Joseph Liétard, Sage-femme.
Roncq.
Pierre-François L'oeil, Chirurgien.
Marie-Thér. Biller, & Dorothée Rondelard, Epouse du sieur L'oeil, Sages-femmes.
Bondues.
Constant-Joseph Delaey, Jean-Baptiste Douchet, } Chirurgiens.
Linselles.
Augustin-Lambert Douchet, François-Joseph Block, Yves-Joseph Lauridan, Expert-Renoueur, } Chirurgiens.
Catherine-Joseph Deroch, Angélique Delaroy, } Sages-femm.
Bousbecq.
François-Joseph Cornille, Chirurgien.
Marie-Eléonore-Jos. Lefebvre, Sage-femme.
Ville de Comines.
Philippe-Joseph Warocquier, Jean-Baptiste-Joseph Degroux, } Chirurg.
Catherine-Joseph Collier, Sage-femme.
Quesnoy.
François-Joseph Desmoutier, Michel Lehouck, } Chirurg.
Cécile-Joseph Pentz, Epouse du sieur Desmoutier, Marie-Anne-Joseph Ramon, } Sages-fem.
Deulemont.
Jean-Baptiste-Joseph Delerue, Chirurgien.
Adrien Ettenne, Expert-Renoueur.
Frelinghien.
Noël-Alexandre Lefebvre, Louis-Modeste-Joseph Heyart, } Chirurg.
Marie-Anne-Rose Lezoi, Marie-Scholastique Rambry, } Sage-fem.
Verlinghem.
Prosper Delerue, Hubert-Joseph Mercier, } Chirurg.
Wambrechies.
Pierre-François Ledoux, Chirurgien.
Marie-Jeanne Dubar, Sage-femme.
La Magdeleine.
Béatrix Leclercq, Sage-femme.
Marcq-en-Baroeul.
Pierre-Joseph Hennout, Chirurgien.
Marie-Catherine-Joseph Alexandre, Sage-f.
Wasquehal.
François Vifeur, Chirurgien.
Victoire-Joseph Vifeur, Sage femme.
Croix.
Rosalie Neuville, Sage-femme.

Noms des Maîtres en Chirurgie & Sages-Femmes des Villes, Bourgs & Villages d'une partie de la Flandre Maritime.

Paroisse de Nieppe.
François-Joseph Faveur, Chirurgien.
Marie-Catherine Bastin, Victoire Deballieul, } Sages-femm.
Steenwerck.
François-Xavier Imbona, Emman. Franç. Jos. Bertelot, Jean-Baptiste-Jos. Porrebois, } Chirurgiens.
Catherine-Constance Faveur, Sage-femme.
Paroisse du Doux-lieu, près Steenwerck.
Denis Fulcrant-Briolle, Chirurgien.
Ville de Bailleul.
Dominique Velle, Charles Velle, } Chirurgiens.
Marie-Magdelaine Annot, Marie-Louise Lys, } Sages-femm.
Boeschepe.
Pierre-Henri-César Lepetit, Chirurgien.
Françoise Bailleul, Sage-femme.
Ville de Steenvoorde.
Norbert Vandamme, Jean-Baptiste Vremmout, Pierre-Louis Windrif, } Chirurgiens.
Marie-Joseph Wallez, Sage-femme.
Ville d'Hazebrouck.
Norbert-Ange Dubacker, Pierre-Jules Delangge, Alexandre-Jos. de Vaucenet, } Chirurgiens.
Rose Fauquemberg, Sage-femme.
Steenbecque.
Simon-Joseph Vignon, Chirurgien.
Renescure.
Jean-Barthelemi Dérider, Chirurgien & Bailli.
Dominique-François Sellier, Aspirant.
Françoise Delevoirie, Sage-femme.
Staple.
Lambert-Simon-Jos. Hannoir, Chirurgien.
Françoise Boom, Sage-femme.
Quiestraete.
Dominique Cool, Chirurgien.
Marie-Jeanne Damois, Sage-femme.
Zuytpeene.
Marie-Anne Aaelaert, Sage-femme.
Noordpeene.
Jean Decoopman, Chirurgien.
Marie-Anne Aaelaert, Sage-femme.
Arneke.
Adrien Willart, Chirurgien.
Rubrouck.
Pierre-Antoine Coché, Chirurgien.
Volkerinckove.
Jean-Baptiste Vanodendique, Pierre-Jean Vanodendique, } Chirurgiens.
Bollezeele.
Pierre Malaren, Chirurgien.
Zeggers-Cappel.
Jean-Christophe Decoopman, Chirurg.
Pétronille-Perpetue Decoopman, Sage-fem.
Ville de Cassel.
Maurice Vandamme, Louis Dansés, } Chirurgiens.
Marie-Jeanne-Claire Deveu, Marie-Catherine Tourfelle, } Sages-femm.
Au bas du Mont.
Anne-Thérèse Bellynck, Sage-femme.
Saint-Silvestre-Cappel.
François-Albert Rabelboom, Chirurgien.
Caestre.
François-Norbert Vandame, Chirurgien.
Marie-Anne-Catherine Vanderinde, Marie-Catherine Louve, à la Croix-Rouge, } Sages-fem.
Mastre.
Dominique Velle, Chirurgien.
Fletre.
Jacques-Xavier Durand, Chirurgien.
Mastre ou Fletre.
Pierre Berthaloot, Chirurgien.
Merris.
François-Joseph Paschal, Chirurgien.
Vieux-Berquin.
Pierre-Ambroise D'Hastricq, Chirurgien.
Louise Dufmatils, Barbe-Henriette Anicont, } Sages-femmes.
Neuf-Berquin.
Cosme-Fidele-Alexandre Sénéchal, Chir.
Pétronille Delwartes, Sage-femme.
Ville de Merville.
Louis-Joseph Baret, Jean-François Lefebvre, } Chirurgiens.
Marie-Joseph Hannel, Marie-Guislaine-Jos. Dufossé, } Sages-fem.
Ville de la Gorgue.
Marie-Angélique Dubureau, Sage-femme.
Ville d'Estaires.
Jacques-Joseph Dangreuont, Amant-Constant-Jos. Beghin, Célestin Salmon, } Chirurg.
Marie-Anne-Thérèse Mouqué, Marie-Augustine Glache, Marie-Anne-Joseph Vanacker, } Sages-fem.
Ville de Bergues-St.-Winock.
Benoît de la Royère, Chirurgien.
Motte-aux-Bois, Paroisse de Morbecq.
Jacques-Joseph Lock, Chirurgien.

Présenté par Arnould-Joseph VIENNE, Clerc-Concierge du Collége Royal des Maîtres en Chirurgie de la Ville de Lille, Place aux Bleuets. 1788.

A Lille, de l'Imprimerie de C. M. PETERINCK-CRAMÉ, Imprimeur ordinaire du Roi, 1788.

sur la compression, soutenue dans une salle de l'hôtel de ville par le sieur C. L. J. Chastanet fils, *maître ès arts en l'Université de Paris, ancien élève de l'école pratique de chirurgie de la même ville, chirurgien-major en second, démonstrateur de l'hôpital militaire de Lille, membre de la société des arts de Genève, pour son acte public de maîtrise, le mardi 11 décembre 1781, à trois heures. — A Lille, de l'imprimerie de N. J. B. Péterinck Cramé, imprimeur ordinaire du Roi, rue Esquermoise.* » — *In-4°, IV-24 pages.*

En 1782, il fut désigné comme professeur par le Collège des chirurgiens ; il enseigna la chirurgie jusqu'en 1789, puis la physiologie jusqu'à sa mort.

Nous avons trouvé dans les cartons Gentil (n° 46) une note très complète sur les « titres et services » de Chastanet, datée du 5 février 1792 ; elle est assez intéressante pour être reproduite :

- Le sieur Claude-Léonard-Joseph *Chastanet*, âgé de 35 ans, ci-devant second chirurgien-major et maintenant premier aide-major à l'hôpital militaire auxiliaire de Lille, est fils, petit-fils et arrière-petit-fils de chirurgiens-majors du même hôpital.

Le sieur *Dirat*, son bisayeul, a servi en cette qualité depuis l'année 1690 jusqu'en 1715 ; le sieur *Laurent*, son ayeul, depuis 1715 jusqu'en 1741. Le sieur Léonard *Chastanet*, son père, a été employé dès l'année 1738 en qualité de chirurgien, tant dans les armées que dans les hôpitaux et particulièrement dans celui de Lille ; et après avoir fait le service d'aide-major dans les campagnes de Flandre, il obtint un brevet de chirurgien-major adjoint de l'hôpital militaire de Lille, dont il remplit seul les fonctions, tant du vivant du sieur *Plancque* qui étoit devenu infirme, que depuis sa mort jusqu'en 1788. En sorte que le sieur *Chastanet* père a servi cinquante ans sans la moindre interruption.

Le sieur *Chastanet* fils reçut une éducation très soignée et très dispendieuse. Son père qui désiroit de l'avoir pour successeur, n'épargna rien, malgré la modicité de sa fortune, pour le mettre en état de le remplacer un jour avec distinction. Il fit ses humanités à Lille et remporta constamment les premiers prix. Il ne se distingua pas moins à Paris où, après avoir suivi un cours de philosophie au Collège du Plessis, il acquit le titre de maître èz arts. Ensuite il se livra à l'étude de la chirurgie avec une ardeur qui annonçoit qu'il étoit né pour cette profession. Il resta six ans dans la capitale où il suivit les professeurs les plus célèbres tant dans les sciences qui tiennent nécessairement à la chirurgie que dans celles qui ne lui sont qu'accessoires. M. Desault lui enseigna la chirurgie, l'anatomie et la physiologie, MM. Brisson, Fourcroi, Desbois de Rochefort et Peyrilhe, la physique expérimentale, la chymie, l'histoire naturelle, la matière médicale et la médecine clinique. Il obtint de ces célèbres professeurs les attestations les plus avantageuses. Il donna même des preuves publiques de son application et de ses succès. Dans un concours nombreux pour deux places à l'École pratique de chirurgie, qui étoient tous les ans à la nomination de M. Ferrand, professeur royal pour les opérations chirurgicales, il remporta la première place avec les plus grands applaudissemens.

Il est employé à l'hôpital militaire de Lille depuis l'année 1776. Il le fut d'abord en qualité de chirurgien surnuméraire. En mai 1777 il remporta le premier prix d'émulation et peu après fut pourvu de la commission d'élève appointé. Enfin le premier juillet 1781 il reçut le brevet de chirurgien-major démonstrateur du même hôpital. Il exerça toutes les fonctions de cette place tant pour l'enseignement des élèves que sa réputation attiroit en foule à ses leçons, que pour le traitement des malades jusqu'en 1789. Souvent il fut dans le cas de remplacer son père et il fit seul les fonctions de premier et de 2e chirurgien major pendant les six dernières mois de l'année 1788, parce que son père fut pendant tout ce tems tenu au lit par une attaque d'apoplexie. En 1789, il eut la disgrâce d'être obligé de descendre au grade de premier chirurgien aide-major, parce qu'on disposa des deux premières places en faveur de deux chirurgiens qui avoient perdu les leurs par la suppression qui fut faite alors de la plupart des hôpitaux. Depuis l'année 1789 jusqu'à ce jour, le sieur *Chastanet* a néantmoins presque toujours exercé la double fonction de démonstrateur et de chirurgien-major, attendu que M. *Gelez* qui avoit été nommé en 1789 premier chirurgien-major, a presque toujours été absent par maladie ou par congé.

Vu par nous, Commissaire des guerres chargé de la police de l'hôpital militaire de Lille, certifions le présent mémoire véritable et absolument conforme aux registres par nous tenus pour constater les services des officiers de santé ; attestons en outre que depuis l'année 1785, que nous sommes occupés de la surveillance de toutes les parties du service de l'hôpital, nous n'avons eu que les plus grands éloges à donner au sieur *Chastanet*, tant par rapport à sa conduite que relativement à son zèle pour l'instruction et aux talens qu'il a déployés en sa qualité de démonstrateur et en celle de chirurgien major. — Ollivier. — A Lille, le 5 février 1792.

Signalons encore une brochure que Chastanet publia vers 1791 ; « *Observations du s*r CHASTANET, *chirurgien-major, actuellement chargé des fonctions de premier aide-major, démonstrateur à l'Hôpital militaire auxiliaire de Lille, Lieutenant de M. le premier chirurgien du Roi et professeur royal au Collège de Chirurgie de la même ville, sur un mémoire publié contre lui par M.* LEFEBVRE, *économe dudit hôpital, pardevant M.M. les juges composant le Tribunal du district de Lille.* » (*In-octavo*, 75 *pages.*)

Il s'agit, dans ce mémoire, d'un procès soulevé au sujet de ses appointements que Chastanet affirmait n'avoir point touchés, alors que Lefebvre présentait une quittance qu'il prétendait porter la signature de Chastanet.

Chastanet avait hérité de son père une importante bibliothèque qu'il augmenta lui-même et qui fut vendue à Lille, le 23 novembre 1794, après la mort de ses deux possesseurs successifs. Nous avons dans notre collection le catalogue de cette vente, imprimé à Lille, et dont les marges contiennent l'indication manuscrite du prix auquel chaque ouvrage fut adjugé.

« *Catalogue des livres de feu le citoyen* CHASTANET, *chirurgien de première classe et démonstrateur à l'amphithéâtre de Lille, dont la vente se fera à la maison mortuaire, rue des Américains (ci-devant Ste Catherine), le 3 frimaire, troisième année républicaine. Ce catalogue se distribue à Lille, chez Jacquez, imprimeur-libraire, petite-place, et chez Vanackere, lib., rue de la Grande Chaussée* » (*In-octavo*, 60 *pages*).

Les livres de cette bibliothèque étaient munis de l'ex-libris de Chastanet, dont nous donnons une reproduction.

CHASTANET (Léonard), 76, 119, 129, 158 à 160, 163, 166, 167, 169, 171, 244, 245, 247 à 249, 270, 280 à 282. — Né à Mussidan (Dordogne), le 24 novembre 1715, fils de Jacques et de Marie Maynard, vint se fixer à Lille, et y épousa, à Sainte-Catherine, le 13 avril 1755, Marie-Marguerite-Cécile Laurent, fille des feus Pierre et Marie-Élisabeth Dirat; il en eut neuf enfants, entre autres Claude-Léonard-Joseph, cité ci-dessus.

Après de bonnes études chirurgicales faites d'abord dans sa ville natale, dit Dinaux [1], d'après le docteur Belval, puis à Bordeaux et ensuite à Paris, *Chastanet* fut envoyé en 1738 à l'hôpital militaire de Lille avec le titre d'élève, titre équivalant à celui de sous-aide. En 1744, il en devint chirurgien aide-major. C'est en cette qualité qu'il fut ensuite employé dans les armées françaises de Flandre, pendant quelques campagnes tout au plus, car en 1747, il se faisait recevoir maître en chirurgie par le collège de Lille où il avait repris son emploi de chirurgien aide-major à l'hôpital militaire.

Ses examens portent les dates des 15, 22, 27 et 28 juin 1747 ; le procès-verbal de son 4e et dernier examen est ainsi conçu :

L'an 1747 le 28 juin, pardevant Nicolas-François de Douay, escuyer, sieur Dupréhédrez, et Philippes-Charles-Joseph de Gilleman, escuyer, sieur De La Barre, eschevins, et Bonaventure Goudeman commis-juré du greffe criminel de la ville de Lille, maître Pierre-Joseph Boucher, médecin pensionné de cette ville pour la démonstration de l'anatomie et nommé par messieurs du magistrat pour intervenir aux examens, maître Adrien *Alexandre*, Doyen, Ignace *Théry*, Louis-François *Robert*, Pierre-François *Michel* et Jacques-François *Vinchant*, maîtres du corps de la chirurgie, Josse-Bonaventure *Vanstivort* et Jean-Joseph *Arnould*, supôts dudit corps, Jacques-Omer Ducrocq et Claude-Joseph *Vinchant* respectivement médecin et chirurgien jurez de cette dite ville, s'est présenté Léonard *Chasténé* à effet de subir son quatrième examen, lequel après avoir esté examiné par les susnommés, les voix aiant esté recueilly tandis qu'il se seroit retiré, il a esté dit qu'il avoit très bien

1. *Archives historiques et littéraires du Nord de la France et du Midi de la Belgique*, 3e série, t. II, p. 431.

satisfait, qu'on l'admettoit et agrégeoit au corps de la chirurgie ; ce fait, il a presté serment de garder le secret quand le cas y escheera, de se conformer à nos ordonnances, de conserver les droits du corps et d'appeller du renfort lorsqu'il croira du danger. — Signé : B. Goudeman.

Son mérite et ses succès dans l'art chirurgical lui procurèrent successivement de nouveaux avantages et de nouveaux honneurs. *Planque*, chirurgien-major de cet hôpital se faisant vieux, *Chastanet* fut investi en 1771 du brevet de chirurgien-major en survivance.

« Aujourd'huy seizième juin 1771, le Roy étant à Marly, jugeant à propos de désigner un successeur au sieur *Planque*, chirurgien-major de l'hôpital militaire de Lille, et étant informé de la capacité et expérience au fait de la chirurgie du sieur *Chastenet*, qui est pourvu de la place de chirurgien aide-major audit hôpital depuis le premier mai 1744, ainsi que de son zèle et affection à son service, Sa Majesté l'a retenu, ordonné et établi en la place de chirurgien-major en survivance et par adjonction de l'hôpital militaire de Lille pour en remplir les fonctions conjointement avec ledit sieur *Planque*, luy succéder à son décès et en jouir et user alors aux honneurs, droits, fruits, profits, revenus, émolumens et appointements qui y appartiennent ; mande et ordonne Sa Majesté au gouverneur, au commandant pour elle et à l'Intendant de Flandres de faire reconnaître ledit sieur *Chastenet* en laditte qualité de chirurgien-major en survivance, de tout ce et ainsi qu'il appartiendra en vertu du présent brevet qu'elle a signé de sa main et fait contresigner par moi son secrétaire d'état de ses commandemens et finances. — Signé Louis, et plus bas Monteynard. »

Plancque étant mort en 1778, *Chastanet* lui succéda en fait et conserva sa charge jusqu'à son décès. En 1772, il fut investi des fonctions de lieutenant du premier chirurgien du Roi. Il avait été maître du corps des chirurgiens en 1755 [1]. Il mourut à Lille, paroisse Saint-Maurice, le 21 avril 1790, et fut inhumé au cimetière de la ville, en présence de Pierre-Joseph Chastanet, prêtre, l'un de ses fils.

Outre plusieurs travaux publiés dans le Mercure de France, dans le Journal de médecine, dans les Mémoires de l'Académie de chirurgie de Paris (dont il était membre correspondant), Chastanet a édité :

Lettre sur la taille, par M. CHASTANET, *correspondant de l'Académie royale de chirurgie, chirurgien aide-major des hôpitaux militaires et maître en chirurgie à Lille. — A La Haye, MDCCLVI* (In-8, 16 pages).

Lettre à M. Cambon, ancien chirurgien-major du régiment de Caramant Dragon, premier chirurgien de S. A. R. Mad. la Princesse Charlotte de Lorraine, etc., pour servir de réfutation à une lettre de M. Vandergracht, maître chirurgien et lithotomiste pensionné pour la ville de

---

1. C'est tout ce que nous pouvons retenir des notices de Belval, de Dinaux et de Faidherbe, qui ont confondu en un seul personnage le père et le fils et ont attribué au père la date de décès du fils, et au fils les ouvrages du père.

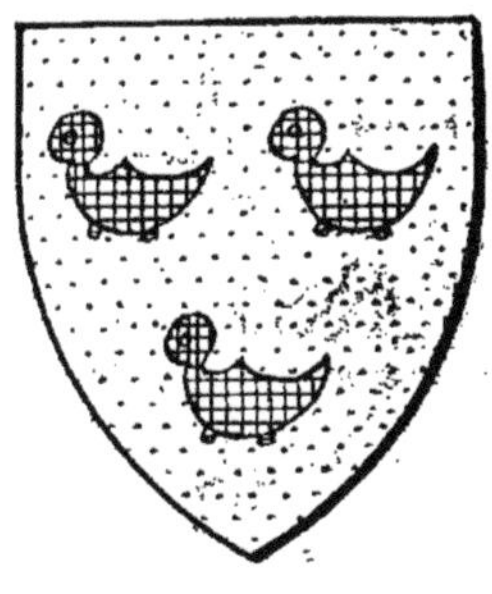

Berthault

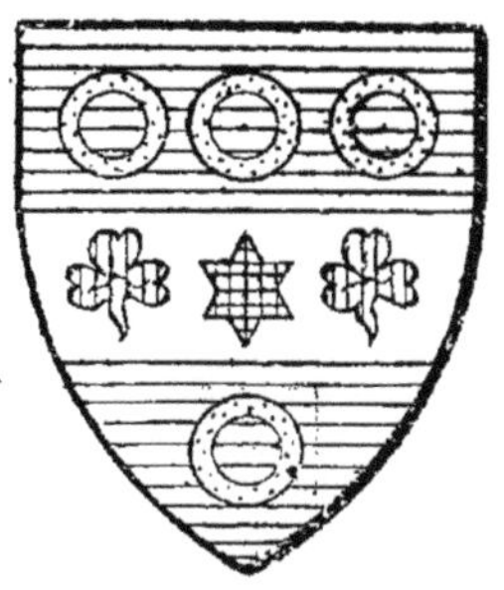

Danel

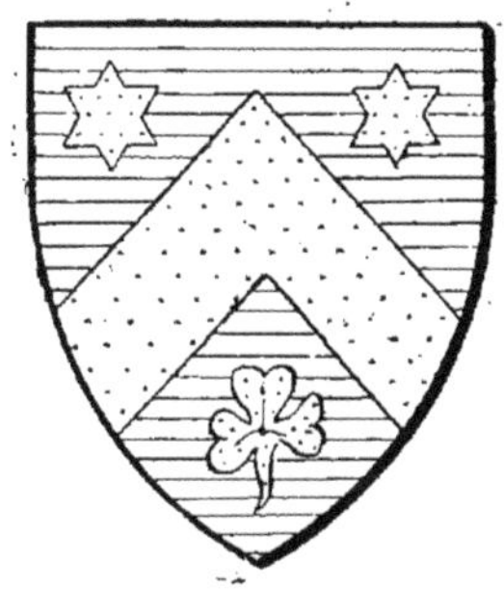

Lux

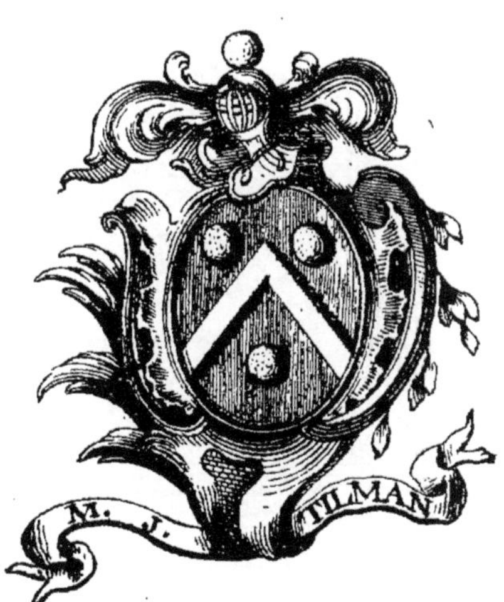

Ex-libris Tilman

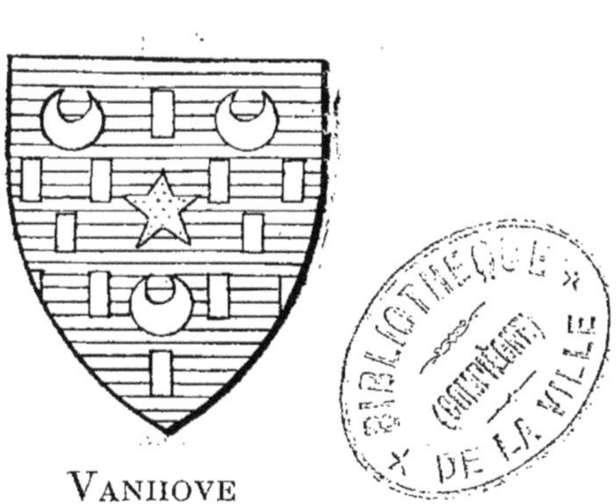

Vanhove

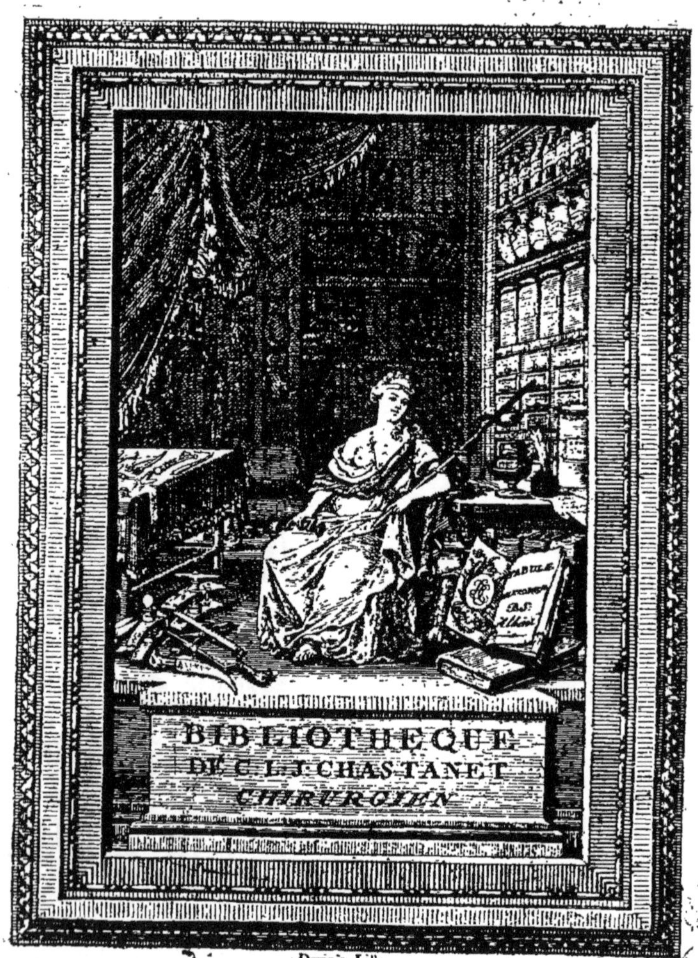

Dârig's Lille.

Ex-libris de CHASTANET

Lille, insérée dans une brochure ayant pour titre : Lettre de M. Le Cat, écuyer, docteur en médecine, chirurgien en chef de l'hôtel Dieu de Rouen, etc., à M. Dumont fils, maître en chirurgie, lithotomiste et oculiste à Bruxelles, sur l'opinion de l'adhérence des pierres à la vessie, et autres erreurs ou imputations contenues dans une brochure de Bruxelles.

Lettre sur la lithotomie par M. Chastanet... *à M. Vandergracht, lithotomiste pensionné et maître en chirurgie de la ville de Lille ; en réponse à la lettre qu'il a écrite à M. Dumont, lithotomiste à Bruxelles, le* 26 *juillet* 1766.

Ces trois lettres furent plus tard, en 1768, rééditées par *Chastanet* en un volume intitulé : *Lettres sur la lithotomie pour prouver la supériorité du Lithotome caché pour l'opération de la Taille, sur tous autres instrumens qui ont été proposés jusqu'à ce jour ; lesquelles contiennent plusieurs observations très essentielles à la Chirurgie, et en particulier à l'opération de la taille. Par M.* Chastanet, *ancien Chirurgien-Aide-Major des Camps et Armées du Roi, Correspondant de l'Académie Royale de Chirurgie, Lieutenant de M. le Premier Chirurgien du Roi, Chirurgien-Aide-Major des Hôpitaux Militaires, et Maître en Chirurgie à Lille en Flandre. A Londres, Et se trouve à Paris chez D'houry, Imprimeur-Libraire de Mgr le Duc d'Orléans, rue vieille Boucherie. MDCCLXVIII. In-8°,* 199 *p.*

Elles se rapportent à la discussion dont il a été question dans notre chapitre XV, p. 280.

Chastanier (Guillaume), 249. — Né à Tauves (Puy de Dôme), en 1769 ; a étudié la chirurgie à Paris pendant quatre ans ; ancien élève de l'école pratique ; a été envoyé par le ministre pour élève appointé de l'hôpital de Lille le 17 juillet 1792 ; nommé sous-aide-major le premier octobre de la même année.

Clarice (Augustin-Joseph), chirurgien à Wambrechies en 1773.

Clef (Pierre-Paul), né à Warneton, fils de Nicolas et de Thérèse Scouteth, bourgeois de Lille par achat du 9 septembre 1712.

Clergé (Pierre-Joseph), chirurgien à Ennetières, 1773 à 1788.

Cléton (Louis), 72.

Cocquillier, 214. — Chirurgien de peste en 1666.

Cordier (Eustache), né à Framerville (Somme), en 1767, a fait un an de chirurgie chez un maître ; a suivi deux ans les cours de Saint-Côme à Paris ; entré à l'hôpital le 8 septembre 1712 ; surnuméraire jusqu'au 15 mars 1793, époque à laquelle il fut appointé.

Cornille (François-Joseph), chirurgien à Bousbecque en 1788.

Cosquet (Christophe), 244. — Chirurgien-major de la citadelle de Lille, en 1717.

Couprant (Louis), reçu le 27 floréal an X, et fixé à Seclin.

Courtes (Bernard), chirurgien de 2e classe à l'hôpital des Sans-Culottes, en l'an II.

Crauwe (Michel), 195, 205. — Chirurgien-juré en 1402.

Crauwe (Pierre), 191, 194, 195, 205. — Chirurgien-juré, de 1390 à 1400.

Crépieul (Jacques de), 212. — Chirurgien de peste en 1514.

Creton (Thomas), 75. — Natif de La Bassée, reçu maître le 14 avril 1721.

Crombé (Michel-Joseph), chirurgien à Annappes en 1788.

Cutsúert (Charles), chirurgien à Armentières en 1773.

Cuvelier, 51, 52, 210, 220. — Chirurgien de l'Hôpital Saint-Joseph en 1788 ; chirurgien des pauvres, 1790 à 1794 ; professeur de l'École de chirurgie en 1793.

Cuvelier ou Cuvilier (Antoine-François-Joseph), chirurgien à Santes, 1773 à 1788.

Cuvelier (Louis-Joseph-Vincent), reçu chirurgien le 19 mars 1789.

Cuvelier ou Cuvillier (Mathias), chirurgien à Roubaix, 1773 à 1788.

Dambre (Denis), 129, 162. — Natif de Lille ; fils de Ghislain et de Bonne-Monique Verdière, époux de Marie-Angélique Creton ; bourgeois de Lille par achat du 8 août 1687 ; doyen en 1744.

Dambre (Ghislain), 92. — Né à Lille, fils de Denis et de Marie Gombert, épousa Bonne-Monique Verdière et acheta la bourgeoisie de Lille le 5 janvier 1680.

Dambre (Pierre-Joseph), 74. — Fils de Denis et de Marie-Angélique Creton, époux de Marie-Marguerite Zevort, fille de Pierre-François et de Jeanne Turpin, bourgeois de Lille par relief du 11 octobre 1717.

Danel (Charles-Clément-Joseph), chirurgien de 3e classe à l'hôpital de la Régénération en 1793.

Danel (Liévin-Henri), né à Saint-Omer, fils d'Adrien et de Catherine Goddart, bourgeois de Lille par achat du 1er avril 1661, époux, en 1658, de Marie-Catherine Van Hove, fille de François et de Marie Pottier. C'est de lui que descend la lignée de nos imprimeurs lillois. Il portait pour armoiries : *d'azur à la fasce d'argent, chargée d'une étoile à six rais de sable entre deux trèfles de gueules, et accompagnée de quatre annelets d'or, trois rangés en chef et un en pointe.*

Dassonneville (Jean), 217. — Chirurgien en 1494.

Dauchy (Constantin-Joseph), 77, 161. — Reçu chirurgien le 30 juillet 1756 ; prévôt en 1772.

Debailleul (Jean-Baptiste), chirurgien à Seclin, 1773 à 1788.

Deblock (François-Joseph), reçu le 5 octobre 1772, se fixa à Linselles, où il exerçait encore en 1788.

Deblock (Jean-Baptiste), 106. — Sa veuve lui succéda en 1788.

Deblock (Jean-Baptiste), 249. — Né à Lille en novembre 1764, fils du précédent ; surnuméraire en 1784 ; élève appointé du premier mai 1787 ; avait mérité un prix au concours de mai 1786 ; conservé en sa qualité d'appointé lors de la nouvelle formation des hôpitaux en 1789 ; nommé sous-aide-major le premier juin 1792.

Decœuillerie (Jean-François), chirurgien à Pérenchies en 1773.

DECONINCK (Étienne), 92. — Né à Menin, fils de Baudouin et de Jacqueline Cazier, bourgeois de Lille par achat du 6 janvier 1667, époux de Marie-Jeanne Bigo, fille d'Ambroise, chirurgien, et de Françoise Hennion.

DECORNE (Anselme-François-Joseph), chirurgien à Fournes, 1773 à 1780.

DECORNE (Philippe-Joseph), chirurgien à Erquinghem en 1788.

DECROIX (Henry), 115, 119.— Maître du corps en 1631, 1637 et 1645.

DECROIX (Louis-Joseph), 82. — Né à Seclin le 16 août 1725, était maître apothicaire à Lille [1]. Nous le faisons figurer dans notre nomenclature parce qu'il fut examinateur des chirurgiens, et qu'il s'occupa d'anatomie. Nous possédons dans notre collection un ouvrage manuscrit de Decroix, intitulé : « *Abrégé d'anatomie, avec quelque raisonnement physique et histoires qui ont du rapport avec l'anatomie, par* L. DECROIX, *apoticaire, membre honoraire de la Société des sciences et arts de la ville de Lille.* » In-octavo carré, 113 pages de texte, 19 feuillets de figures coloriées, et 56 pages de texte.

DECROIX (Olivier), 92, 119. — Maître du corps de 1673 à 1676.

DEFFRENNES (François), chirurgien à Ennevelin, 1773 à 1788.

DEGLAND (Jean-François), 223. — Reçu le 3 janvier 1787, fixé à Wazemmes, puis à la Chapelle-Grenier à Armentières.

DEGREP (Melchior), chirurgien à Willems en 1773.

DEGROUX (Jean-Baptiste-Joseph), chirurgien à Comines en 1788.

DEJAEGHER (Victor), reçu le 23 juin 1770, se fixa à Fives, où on le trouve encore en 1788.

DELACHASSE (Pierre-Antoine), reçu le 12 juin 1770, se fixa à Wattrelos.

DELACOURT (Louis-François-Joseph), 42, 45, 47, 51 à 53, 159, 161. — Maître en chirurgie et accoucheur juré le 15 juin 1779 ; proposé comme professeur en 1782 ; professeur d'anatomie de 1785 à 1792 ; prévôt du corps en 1786.

DELACOURTE (Jacques-François), chirurgien à Mouchin, 1773 à 1788.

DELACROIX (Nicolas), chirurgien-major, époux de Jeanne de Laigne, fille de Nicolas et d'Anne Houdart, née à Paris, eut une fille, Jeanne, qui acheta la bourgeoisie de Lille le 13 janvier 1679.

DELATTRE (François), chirurgien de 3e classe à l'hôpital des Sans-Culottes en 1793.

DELATTRE (Nicolas-Martin), né en 1731, fils de Bernard et de Marie-Thérèse Honoré, chirurgien et accoucheur juré, épousa, le 17 août 1759, Rose-Herménégilde Guffroy, fille de Philippe-Joseph, chirurgien, et de Marie-Anne-Joseph-Scolastique Brassart, et mourut veuf, à Lille, le 9 avril 1766.

DELATTRE (Procope), chirurgien à Verlinghem en 1788.

DELEBEULQUE (Rogier), né à Mouscron, fils de Jean et d'Anne

---

1. Voir notre *Histoire de la pharmacie à Lille*, p. 42.

Van de Brouck, époux de Valentine Hangouart, acheta la bourgeoisie de Lille le 10 septembre 1632.

De le Blonde (Nicolas), 193, 205. — Chirurgien juré en 1429.

Delecroix (Constantin-François-Joseph), chirurgien à Tourcoing, 1773 à 1788.

Delecroix (Jacques), chirurgien à Leers en 1773.

Delecroix (Jean-Baptiste), chirurgien à Wattrelos en 1773.

Deledeuille (Antoine), chirurgien à Haubourdin, 1773 à 1788.

Deleruyelle (Piat), 205. — Chirurgien juré en 1469.

Delesaux (Jacques-Ignace), fils de Ghislain et de Marie Péterin, né à Saint-Pol, époux de Marie-Madeleine Varlez, bourgeois de Lille par achat du 8 février 1709.

Delescluse (Jean-François), 75. — Chirurgien le 29 octobre 1723.

Delescluse (Joachim-Joseph), époux de Claire-Alexandrine Tresca en 1762.

Deletombe (Jacques), né à Tourcoing, fils de Jacques et de Jeanne Haquette, époux de Catherine Blanchart, bourgeois de Lille par achat du 2 mai 1631.

Deletombe (Jehan), 214. — Chirurgien de peste, mort victime de son dévouement en 1597.

Deletombe (Pierre), 260. — Chirurgien à Tourcoing en 1682.

Delille (Robert), chirurgien à Prémesques, 1773 à 1788.

Delory (Constant-Joseph), chirurgien à Bondues en 1773.

Demont (Charles-Auguste), né à Moreuil (Somme) en 1774, a étudié un an la chirurgie ; a suivi les visites de l'hôpital de Charité à Paris pendant quatre mois ; entré le 21 septembre en qualité d'élève ; appointé le 15 mars 1793.

Demont (Jean-Louis), 249.— Né à Moreuil (Somme) en 1765, a servi l'espace de dix ans au ci-devant régiment de Diesbach-Suisse, en qualité de premier élève en chirurgie ; élève appointé de l'hôpital militaire le premier mai 1792, nommé sous-aide-major le premier octobre 1792.

Denoyelle (Servais), 77. — Reçu chirurgien en 1766.

Depienne (Antoine-François-Joseph), reçu le 2 octobre 1775, fixé à Templeuve.

Depienne (Antoine-Philippe), chirurgien à Templeuve, 1773 à 1788.

Depienne (Ignace-François-Joseph), reçu le 2 décembre 1782, fixé à Chéreng.

Depienne (Pierre-Joseph), chirurgien de 3e classe de l'hôpital de la Régénération en 1793.

Derace (Venant), 92. — Chirurgien en 1674.

Derveau (Guillebert), 92. — Chirurgien en 1674.

Derveaux (Denis), chirurgien à Wattrelos en 1773.

Derveaux (Jacques-Denis-Joseph), reçu le 19 juillet 1788, fixé à Tourcoing.

Derveaux (Jacques-Joseph), chirurgien à Roubaix en 1773.

Derveaux (Jean), 259. — Chirurgien à Roubaix en 1682.

Derveaux (Pierre), 259. — Chirurgien à Roubaix, père de Jean.

Derveaux (Pierre-Étienne), reçu le 13 août 1790, fixé à Wattrelos.

Descamps (Hugues-François), 260. — Chirurgien à Tourcoing en 1682.

Desmaretz (François), 214. — Chirurgien de peste, mort victime de son dévouement en 1635.

Desmaretz (Jean), 92. — Chirurgien en 1674.

Desmazières (Alexandre), chirurgien à Attiches, 1773 à 1788.

Desmazières (Antoine-François), chirurgien à Radinghem en 1773.

Desmazières (Firmin), reçu le 21 juin 1790, se fixa à Attiches.

Destevelle (François), 74. — Chirurgien en 1551.

Destevelle (François), fils, 74. — Chirurgien en 1589.

Destevene (Jacques), 214. — Chirurgien de peste en 1617.

Desvignes (Constantin), 80. — Reçu le 31 octobre 1763, fixé à Roubaix. — Il fut l'objet de poursuites de la part du collège des chirurgiens et fut condamné le 28 janvier 1793. Nous avons reproduit ce jugement.

Desvignes (Désiré), né à Roubaix en 1768, fils de maître en chirurgie ; a suivi le service des blessés pendant huit mois ; élève appointé à l'hôpital de Gravelines le premier avril 1792 ; a repris le même grade à l'hôpital de Lille.

Devosnay (Alexandre), chirurgien à Bousbecque en 1773.

Dewavrin (Ubald-Joseph), 223, 225. — Chirurgien à Tourcoing, 1773 à 1791.

Dewert (Jean-Baptiste), chirurgien à Deûlémont en 1788.

Deyagher (Jean-Baptiste), né à Lille en octobre 1764, fils de maître en chirurgie ; surnuméraire depuis 1787 ; a fait le service d'élève pendant un an au soixante-quatorzième régiment d'infanterie ; élève appointé à l'hôpital de Lille le premier mars 1792.

Dhalluin (Jean-Baptiste), chirurgien à Haubourdin en 1773.

Dirat (Louis), 197, 198, 205. — Chirurgien juré en 1721 ; grand-père de Claude-Léonard-Joseph Chastanet (Voir ce nom).

Douchet (Augustin-Lambert), chirurgien à Linselles, 1773 à 1788.

Douchet (Jean-Baptiste), chirurgien à Bondues en 1788.

Douchet (Lambert), reçu le 4 mai 1763, se fixa à Seclin.

Douchez (Jean-Baptiste-Éloi), reçu le 8 novembre 1757, exerça à Hellemmes.

Dourlen (Louis-Joseph-Élie), reçu le 5 floréal an XI.

Drouhet (Jean-François), né à Vasles (Deux-Sèvres), en 1768, a fait trois ans d'étude chez un maître en chirurgie faisant le service de l'hôtel ; a servi quatre ans au ci-devant régiment de Conti ; a été nommé élève appointé le premier juillet 1792.

Dubar (Jean), chirurgien à Esquermes en 1773.

Dubar (Thomas), chirurgien à Chéreng en 1773.

Dubois (Auguste-Louis), chirurgien à Wattrelos en 1788.

Dubois (Augustin-Joseph), chirurgien à Templeuve en 1773, à Capelle en 1788.

Dubois (François-Joseph), 13, 75, 199, 205. — Reçu maître avec dispense d'apprentissage le 22 août 1723; chirurgien-juré de 1734 à 1739.

Dubos dit Caignon (Jean), 194, 195, 205. — Chirurgien juré en 1400.

Dubos dit Caignon (Robert), 195, 205. — Chirurgien juré en 1402.

Dubuisset (Charles-Théodore), 223, 225. — Chirurgien à Ronchin, 1773 à 1791.

Dubus (Louis), chirurgien à Flers, 1773 à 1788.

Ducoulombier (Balthazar), 260. — Chirurgien à Tourcoing en 1682.

Ducoulombier (Dominique-François), chirurgien à Halluin en 1773.

Ducret (Joseph), 48, 159, 210. — Reçu le 16 août 1782; proposé comme professeur en 1785; chirurgien des pauvres en 1793-1794.

Du Dain (Jacques), 191, 205. — Chirurgien-juré en 1390 et 1391.

Dufaure (Alexis), chirurgien de 3e classe à l'hôpital de la Régénération en 1793.

Dufresnoy (Christophe), 92, 220, 264. — Maître en 1674; chirurgien de l'hôpital Saint-Joseph en 1729 et 1730; sa veuve lui succéda dans cette dernière charge.

Dufresnoy (Étienne-Bernard-Joseph), chirurgien à Armentières, 1773 à 1788.

Dugand (Alexis), 92. — Chirurgien en 1674.

Duhamel (Albert-Joseph), chirurgien à Seclin en 1788.

Duhamel (Nicolas-Joseph), chirurgien à Seclin, 1773 à 1788.

Duhem (Étienne), 119. — Maître du corps en 1698.

Dujardin (Philippe), chirurgien à Flers en 1773.

Dumarès ou Dumarez (Gilles), 213. — Chirurgien de peste en 1575.

Dumarès (Jean), 208, 214. — Chirurgien des pauvres en 1595; chirurgien de peste en 1597 et 1603.

Dumarès (Jean), 115, 119, 214, 276. — Maître du corps en 1645; chirurgien de peste en 1666.

Dumarets (Toussaint), 92. — Chirurgien en 1674.

Dumez (Joseph), né à Vendin-le-Vieil (Pas-de-Calais), le 26 août 1766, a étudié la chirurgie pendant deux ans chez deux maîtres différents, particulièrement à l'Hôtel-Dieu de Lens; a suivi le service de l'hôpital de Lille l'espace de six mois; appointé du premier août 1792.

Dumoustier (François-Joseph), chirurgien à Quesnoy-sur-Deûle, 1773 à 1788.

Dumoustier (Symphorien), chirurgien de 3e classe à l'hôpital des Sans-Culottes.

Dupas (Pierre-Élie), reçu chirurgien le 30 octobre 1789, se fixa à Phalempin.

Dupont (Denis-Louis-Joseph), 38 à 40, 48, 77, 119, 161, 163, 210, 218. — Reçu le 21 novembre 1760; maître du corps en 1762; chirurgien de l'hôpital Comtesse de 1766 à 1793; prévôt de 1770 à 1773, et en 1788; professeur royal en 1773, démissionnaire la même année, présenté de nouveau par le Magistrat le 3 août 1785; chirurgien des pauvres de 1774 à 1794 ; receveur en 1792. Il avait épousé, le 29 juillet 1780, Marie-Madeleine Collignon, veuve Maes.

DUPRYS (Toussaint), fils de Jean et de Marguerite Poultrain, et époux de Jeanne Hayart, bourgeois de Lille par rachat du 19 octobre 1658 ; il paraît avoir habité Nieuport.

DUPUICH (Pascal), chirurgien à Houplines en 1773.

DUPUIS (Antoine-Luc), 217. — Chirurgien de l'hôpital Saint-Sauveur en 1712.

DUPUIS (Philippe), 21, 72, 92, 119, 162. — Reçu en 1674 ; maître du corps en 1676 et 1693 ; doyen de 1717 à 1720.

DUPUIS (Pierre-François), 14, 76. — Natif de Willems, reçu à la maîtrise avec dispense d'apprentissage, le 16 septembre 1745.

DURIEU (Jean), 214. — Chirurgien de peste en 1635.

DURIEZ (Édouard-Joseph), de Lille, reçu le 2 octobre 1789.

DURIEZ (Luc), 214. — Chirurgien de peste en 1617.

DUTEMPLE (Pierre-Aimé-Louis), chirurgien à Wazemmes, reçu le 19 frimaire an XI.

DUTHOIT (Jean-Gilles), 92, 119. — Maître du corps en 1678.

DUVAL (Joseph-Gabriel), chirurgien à Gondecourt, 1773 à 1788.

DUVEZ (Stanislas-Joseph), chirurgien à Mouvaux en 1773, à Roubaix en 1788.

ÉCOTTE (Michel-Joseph), chirurgien à Haubourdin en 1788.

ÉCOTTE (Michel-Joseph), reçu le 3 janvier 1788, se fixa à Lannoy.

ÉCOTTE (Nicolas-Joseph-François), chirurgien à Roncq en 1773.

EGGER (Antoine), né à Altste en Suisse en 1767, a servi pendant quatre ans au ci-devant régiment de Diesbach-Suisse, comme élève en chirurgie ; élève appointé à l'hôpital de Lille le premier septembre 1792.

FACON (Jacques-François), chirurgien à Baisieux, 1773 à 1788.

FASTRAS (Nicolas de), 217. — Chirurgien de l'hôpital Comtesse en 1560.

FAVA (Ferdinand), reçu le 23 juillet 1765, fixé à Lomme.

FERRÉT (Louis), 214. — Chirurgien de peste en 1604.

FIÉVET (Pierre-François), chirurgien à Tourcoing en 1788.

FIÉVEZ (François), 223. — Chirurgien à Wazemmes, 1788-1791.

FLAHAULT (Gilles), 18 à 20, 24, 72 à 74, 279. — Né à Lille le 5 juillet 1693, fils de Jacques et de Marie Blauwart, époux de Françoise-Élisabeth Dubreucq, le 18 février 1718, mort le 15 avril 1727 et inhumé dans la chapelle des apothicaires en l'église Saint-Étienne. Il passa ses quatre examens en février et mars 1717 et enseigna l'anatomie pendant dix ans jusqu'à sa mort.

FLAHAULT (Jacques), 19. — Né à Bailleul, se fixa à Lille en 1682, épousa Marie-Joseph Blauwart et acheta sa bourgeoisie de Lille le 7 septembre 1691. C'est le père de Gilles. Il était fils de Robert et de Marie Spillart.

FLAHAULT (Jacques), 20, 23, 198, 199, 205, 218, 221. — Sans doute frère de Gilles, épousa Élisabeth Carpentier ; chirurgien juré de 1713 à 1734 ; chirurgien de l'hôpital des Invalides, de 1727 à 1734 ; chirurgien de l'hôpital Comtesse, de 1728 à 1734 ; professeur d'anatomie de 1730 à 1732 ; décédé le 17 novembre 1734.

FLINOIS (Jacques-Joseph), chirurgien à Marcq-en-Barœul en 1773.

FLINOIS (Louis-François), reçu le 1er février 1763, chirurgien à Mons-en-Pèvele en 1773.

FLOREZ (Pierre-François). — Chirurgien en 1737.

FONTAINE (Albert), fils de François et de Jeanne Montier, et époux de Jacqueline Simon, fille d'Augustin et d'Anne Dupont, releva sa bourgeoisie de Lille le 2 juin 1718.

FONTAINE (Barthélemy-François-Michel de), 21. — Chirurgien en 1720.

FONTAINE (Bruno), chirurgien à Fives, 1773 à 1788.

FONTAINE (François de), 92, 119, 162. — Chirurgien en 1674 ; maître du corps en 1678 et en 1693 ; sous-doyen en 1705.

FORTIER (Charles-François), chirurgien à la Chapelle Grenier en 1773.

FOWARGE (René), né à Nantes (Loire-Inférieure), en 1774, a servi l'espace de deux ans à l'hôpital militaire de Lille, où il fut nommé élève appointé le 15 juillet 1792.

FROIDMONT (Jean de), 193 à 195, 205, 207. — Chirurgien juré de 1428 à 1472.

GADELIN, 52. — Professeur des principes de chirurgie en 1797.

GAILLARD (Achille), né à Saint-Laurent (Pas-de-Calais), le 9 février 1771 ; a fait un an d'étude chez un maître ; a servi à l'hôpital d'Arras pendant un an ; a fait le service d'élève dix-huit mois au cinquante-sixième régiment d'infanterie ; nommé élève appointé à l'hôpital de Lille le premier juin 1792.

GARCIA (Jean-François-), 97. — Fils d'Étienne et d'Anne Verschriek, né à Tenremonde, bourgeois de Lille par achat le 5 avril 1715 ; il exerça simultanément la médecine et la chirurgie.

GAUQUIER (Pierre-François), chirurgien à Hem, 1773 à 1788.

GAURIN alias GORAIN (François-Daniel), 223. — Reçu le 21 mai 1755, chirurgien à Roubaix jusqu'en 1791.

GELÉE (Jude), 128 à 130, 217. — Né en 1639, époux de Marguerite Descamps ; chirurgien de l'hôpital Comtesse de 1682 à 1704 ; chirurgien juré ; fondateur des prébendes dont il a été question au chapitre VII.

GELEZ, 248. — Chirurgien-major en premier de l'hôpital militaire.

GHESQUIER (Jean-Pierre), 119, 162. — Maître en 1705 ; doyen en 1707 ; mort le 2 août de cette année et inhumé à La Madeleine, dans la chapelle de droite avec cette épitaphe :

Ici gist le corps du sr Jean-Pierre GHESQUIER, maître et doyen des chirurgiens de cette ville, décédé le 2 d'aoust 1707, âgé de 42 ans ; et d'Élisabeth Vanbrunbeck, sa femme, décédée le 29 décembre 1734. R. I. P.[1]

Ghysemans (Jaspard), né à Bruxelles, fils de Jacques et de Marie Rapail, bourgeois de Lille par achat du 3 octobre 1642.

Gisbrecht (Jean-Baptiste), 92. — Né à Lille, fils de Cornil et de Marie Hélinck, et époux de Jeanne-Françoise Muissart ; bourgeois de Lille par achat du 3 février 1696.

Glorieux (Jacques), 110. — Chirurgien-barbier, mort avant 1472, père de Simon.

Glorieux (Simon), 100. — Chirurgien barbier en 1472.

Gourdin (Gilles), 217. — Chirurgien de l'hôpital Comtesse de 1589 à 1597.

Gravelines (Guillaume de), 217. — Chirurgien de l'hôpital Comtesse de 1573 à 1589.

Guené (Pierre-Ignace), 75. — Natif de Lille, chirurgien en 1721.

Guérin (Louis-Bernard), de Lille, reçu le 1er avril 1757.

Guffroy (Charles-Joseph), 76, 171. — Né à Lille, le 1er avril 1732, fils de Philippe-Joseph et de Marie-Anne-Joseph-Scolastique Brassart ; chirurgien en 1750.

Guffroy (Jean-François), 72, 75, 119, 197, 198, 205. — Maître en 1698 ; chirurgien juré de 1721 à 1729 ; époux de Marie-Françoise Lion ; décédé le 6 septembre 1729.

Guffroy (Philippe-Joseph), 14, 29, 75, 76, 119, 121 à 124, 129, 158, 159, 167, 169, 171, 198 à 201, 205, 210, 218. — Né à Lille, le 16 janvier 1698, fils de Jean-François et de Marie-Françoise Lion, épousa Marie-Anne-Joseph-Scolastique Brassart, et mourut le 6 avril 1764. Il fut chirurgien juré de 1729 à 1744 ; chirurgien des pauvres en 1754 ; maître du corps en 1739 ; lieutenant du premier chirurgien du Roi de 1741 à sa mort.

Les *Mémoires de l'Académie royale de chirurgie* (t. II, p. 208) ont inséré un travail de Guffroy : *Observation sur un coup de mousquet à l'épaule.*

Guinet (Auguste), né à Dehamel (Oise) le 13 avril 1768, a étudié trois ans la chirurgie à Beauvais, cinq ans à Paris, dont deux ans à l'Hôtel-Dieu ; envoyé à l'hôpital de Saint-Omer le premier juin 1793 en qualité d'appointé, et de là à celui de Lille le 15 mars 1793.

Guinet (Jean-François), frère du précédent, né à Dehamel (Oise) le 1er avril 1770, a étudié la chirurgie trois ans à Beauvais, trois ans à Clermont et quatre ans à Paris ; employé dans les hôpitaux militaires du premier juin 1792 ; appointé le 19 février 1793.

Hanguillart, 161. — Il fut prévôt en 1783.

Hanguillart (Charles-Jérôme), chirurgien à La Bassée, 1773 à 1788.

---

1. Chan. Th. Leuridan, *Épigraphie du Nord*, t. I, p. 272. (*Mémoires de la Société d'études*, t. VIII.)

Hanguillart (Charles-Louis-Joseph), chirurgien à La Bassée en 1788.

Hanguillart (Louis-Joseph), chirurgien à Armentières en 1773.

Hannegrave (Martin), 115, 119, 162, 217. — Chirurgien de l'hôpital Comtesse de 1615 à 1642 ; maître en 1645 ; doyen en 1664.

Hannegrave (Toussaint), 217. — Chirurgien de l'hôpital Comtesse de 1598 à 1615.

Hannoir (Pierre-Joseph), chirurgien à Marcq-en-Barœul en 1788.

Hayart (Louis-Modeste-Joseph), chirurgien à Frelinghien en 1788.

Henniart (Antoine), 119. — Maître du corps en 1631, 1634, 1639.

Héquet (Jean-Baptiste), chirurgien à Esquermes en 1788.

Hévins (Eustache-Henri-Joseph), 159, 210. — Reçu le 8 juin 1786, chirurgien des pauvres en 1793 ; sa veuve lui succéda en 1794.

Huglo (David-Joseph), reçu le 27 floréal an X, se fixa à Haubourdin.

Inglart (Pierre-François-Auguste), chirurgien à Deûlémont, en 1773.

Isabeau (Nicolas), 75, 121, 122, 159, 217. — Chirurgien de l'hôpital Saint-Sauveur de 1742 à 1748 ; greffier du premier chirurgien du Roi, de 1741 à sa mort ; époux de Marie-Barbe Marlière ; décédé le 8 septembre 1748 et inhumé dans la chapelle Saint-Liévin, en l'église Saint-Étienne.

Isbecque (Mathieu-Joseph), chirurgien à Annappes en 1773.

Jambart, 266. — Chirurgien major en 1756.

Janssens (Pierre), 92, 119, 217, 232, 233. — Natif de Gand, fils de Jean et de Martine Schynem, bourgeois de Lille par achat du 4 juillet 1642 ; maître du corps en 1662 ; chirurgien de l'hôpital Comtesse de 1650 à 1681 ; nommé major en 1657 ; décédé le 24 mai 1681, et inhumé dans la chapelle Saint-Liévin, à Saint-Étienne.

Icy repose le corps de Pierre Janssens, maître chirurgien juré de la ville de Lille, lequel est décédé le 24 may 1681, âgé de 60 ans ; et celuy de Michelle Genvare, sa compagne, laquelle est décédée le 24 d'aoust 1673, âgée de 58 ans [1].

Joyez, 129. — Chirurgien avant 1740.

Kesselaer (Thomas), 119. — Il fut maître en 1631.

Labarre (Philippe), 75. — Chirurgien avant 1720.

La Bassée (Adam de), 2. — Reçu bourgeois de Lille en 1295.

Labassée (Allard dit), 264.

Labbe (Étienne), 74, 214. — Chirurgien de peste en 1596.

Labbe (Jean), 12, 76. — Né à Selles en Artois, fils de Pierre et de Marie-Louise Blanchon, bourgeois de Lille par achat du 3 décembre 1695. Il fut reçu maître le 5 mai 1692, avec dispense de l'apprentissage.

---

1. Chan. Th. Leuridan, *Épigraphie du Nord*, t. I, p. 188. (*Mémoires de la Société d'études*, t. VIII.)

Labbe (Nicolas), 76, 220. — Chirurgien de 1731 à 1742.

La Buissière (Antoine de), 28, 76, 117 à 119, 163, 169, 171. — Ancien chirurgien aide-major de l'armée de Flandre ; maître du corps en 1747, 1758 et 1760 ; démonstrateur d'anatomie adjoint à Boucher en 1757. Il avait subi ses examens en quatre jours consécutifs, du 23 au 26 mai 1747. Les *Mémoires de l'Académie de chirurgie de Paris* (t. II, p. 298) contiennent un travail de La Buissière : *Observation sur une playe d'arme à feu à l'articulation de la jambe avec le pied.*

Lacourt (Louis-François-Joseph), de Lille, reçu le 25 janvier 1779.

Lacroix (Nicolas), 92. — Chirurgien en 1674.

Laine (Saint), 77. — Chirurgien en 1767.

Lallar (Claude), 119. — Maître du corps en 1693. Fils de Nicolas et de Marguerite Pinon, né à Lille, bourgeois par achat du 9 février 1691.

Lallar (Nicolas), 218. — Chirurgien de l'hôpital Comtesse de 1704 à 1727.

Lallar (Philippe-Albert), né à Billy-Berclau (P.-de-C.), fils de Pierre et de Jeanne Lorthioir, bourgeois de Lille par achat du 2 décembre 1695, étant « chirurgien à Lille depuis 19 ans ».

Lallar (Toussaint), né à Lille, fils de Nicolas et de Marguerite Pinon, et époux de Marie-Catherine Chamyet, et en secondes noces de Marie-Élisabeth Chombart, bourgeois de Lille par achat du 2 mars 1696.

Lambert, 221, 222. — Chirurgien de l'hôpital des Invalides, de 1736 à 1738 ; chirurgien de l'hôpital général, de 1738 à 1744.

Lambert (Jean-Baptiste), 12. — Natif d'Hastingues, diocèse Dax (*sic*), fils de Jean et de Suzanne de Sabarets, époux de Marie-Catherine Ducroqué, bourgeois de Lille par achat du 2 décembre 1712, décédé à Lille Sainte-Catherine le 25 septembre 1730. Il avait été reçu chirurgien avec dispense de l'apprentissage le 10 mai 1709.

Lambert (Michel), 119. — Maître du corps en 1747.

Laurent (André-Joseph), reçu le 12 vendémiaire an XI, se fixa à Roncq.

Laurent (Jean-Dominique), 92. — Chirurgien en 1674.

Laurent (Laurent), 92. — Chirurgien en 1674.

Laurent (Pierre), 13, 18, 21 à 23, 75, 121, 158, 159, 198, 199, 205, 244. — Reçu chirurgien le 15 juin 1719, avec dispense de l'apprentissage, chirurgien juré de 1726 à sa mort,[1] chirurgien-major de l'hôpital Saint-Louis en 1740, démonstrateur d'anatomie de 1727 à 1730, lieutenant et greffier du premier chirurgien du Roi en 1727. Il avait épousé Marie-Élisabeth Dirate, et mourut le 4 octobre 1741.

Laurent (Pierre), 205. — Chirurgien juré en 1764.

---

1. C'est par erreur qu'il figure (p. 205) comme chirurgien juré jusqu'en 1764 ; cette seconde date se rapporte à un autre Pierre Laurent.

LeBlan (Jean-Louis), 243. — Chirurgien-major de la citadelle en 1681.

Leblancq (François), chirurgien de 3e classe à l'hôpital des Sans-Culottes en 1793.

Leblancq (Louis), 92. — Chirurgien en 1674.

Le Bols (Jean), 195, 205. — Chirurgien juré en 1466.

Le Boucq (Louis), né à Boulogne-sur-Mer en 1771 ; un an d'étude chez un maître en chirurgie ; surnuméraire à l'hôpital d'Arras pendant deux ans ; a fait le service au quinzième régiment d'infanterie pendant cinq mois ; élève appointé à l'hôpital de Lille le premier juin 1792.

Lecaillez (Ignace), chirurgien à Radinghem en 1773.

Le Cocq (Gérard), 193. — Chirurgien vers 1461 ; père de Jean.

Le Cocq (Jehan), 193, 205. — Chirurgien juré en 1461.

Le Cocq (Jehan), 193. — Chirurgien vers 1461 ; oncle de Jean.

Lecomte (Pierre-Philippe), chirurgien à Lannoy en 1788.

Ledoux (François-Théodore), chirurgien à Ennevelin en 1773.

Ledoux (Pierre-François), chirurgien à Wambrechies en 1788.

Lefebvre (Germain-Joseph), chirurgien à Wambrechies en 1773.

Lefebvre (Jean), 213, 214. — Chirurgien de peste en 1617 et 1625.

Lefebvre (Joseph), 205. — Chirurgien-juré en 1692 ; né à Liévin-en-Artois, fils de Jean et de Marie Pennequin, bourgeois de Lille par achat du 5 juillet 1686 ; décédé le 27 mars 1699.

Lefebvre (Michel), 211. — Chirurgien de peste en 1493.

Lefebvre (Nicolas), 217. — Chirurgien de l'hôpital Comtesse de 1643 à 1646.

Lefranc (Pierre-Joseph), natif d'Ath, fils de Louis et de Julienne Haynau, fixé à Lille en 1688, bourgeois par achat du 6 novembre 1693.

Legillon (Cornille), 74. — Chirurgien en 1604.

Legillon (Nicolas), 74. — Chirurgien, père de Cornille.

Lehoucq (Bonaventure), chirurgien à Quesnoy-sur-Deûle en 1773.

Lehoucq (Michel-Joseph), 223. — Reçu en février 1782, se fixa à Quesnoy-sur-Deûle.

Lemaître (Jean-François), 77. — Chirurgien en 1769.

Lemarchant dit Le Waubert (Jérôme), 74. — Reçu chirurgien en 1467, était natif de Seclin.

Lemestre (Hugues), 74. — Chirurgien en 1497.

Lemestre (Pierre), 92, 218, 219. — Chirurgien de l'hôpital Saint-Joseph en 1674.

Lenfant (Chrétien), né à Ostricourt, fils de Denis et de Michelle Dubois, bourgeois de Lille par achat du 1er juillet 1650.

Lepage (Adrien-Joseph), chirurgien à Fournes en 1788.

Lepage (Alexandre-Joseph), chirurgien à Lannoy en 1773.

Lepotés (Jehan), 205. — Chirurgien juré en 1468.

Lepoutre (Antoine-François-Joseph), chirurgien à Radinghem en 1788.

Lerouge-Préfontaine (Pierre-Christophe), chirurgien à Phalempin, 1773 à 1788.

Leroux (Antoine), 21, 92. — Chirurgien en 1674 ; né à Lille, fils d'Antoine et d'Agnès Cornil, bourgeois par achat du 11 août 1679.

Lesayeux (Charles), né à Baugé (Mayenne-et-Loire) en 1768, chirurgien élève appointé à l'hôpital militaire, le 26 septembre 1792.

Lescornez (Noël-Alexandre), chirurgien à Frelinghien, 1773 à 1788.

Lescot (Antoine), 92, 219. — Chirurgien de l'hôpital Saint-Joseph de 1675 à 1717.

Lescot (Charles-Antoine), 75, 117, 119, 169, 171, 220. — Fils d'Antoine ; chirurgien en 1736 ; chirurgien de l'hôpital Saint-Joseph en 1742 ; maître du corps en 1758.

Lesecq (Pierre), né à La Bassée, fils de Simon, chirurgien ; il releva sa bourgeoisie de Lille le 5 mai 1601.

Letombe (Jacques-Philippe-Joseph), reçu le 9 mai 1765, se fixa à Armentières.

Levasseur (Jean), 193, 194, 205. — Chirurgien juré de 1451 à 1461.

Lévesque (Michel), natif de La Bassée, fils de Frédéric et d'Anne Beudart, et époux de Marie-Brigitte Cousin, bourgeois de Lille par achat du 6 février 1688.

Lignies (Mahieu de), 92. — Chirurgien en 1674.

Lœil (Benjamin), chirurgien à Wavrin, 1773 à 1788.

Lœil (Dominique-François), chirurgien à Wavrin en 1788.

Lœil (Druon-Joseph), chirurgien à Emmerin en 1773.

Lœil (Jean-Joseph), chirurgien à Marquillies, 1773 à 1788.

Lœil (Louis-Joseph), chirurgien à Emmerin en 1788.

Lœil (Pierre-François), chirurgien à Roncq en 1788.

Lombart (Mathieu-Philippe), 76. — Reçu chirurgien le 26 septembre 1747.

Lovat, 244. — Médecin-major en 1738.

Loyn (Philippe-Bernard-Joseph), reçu le 10 mars 1764, se fixa à Wattrelos.

Lusigny (Jean de), 214. — Chirurgien de peste en 1604.

Lux (Pierre-François), 244. — Chirurgien-major en 1695 ; né à Furnes, fils de Jean et de Pétronille Savary, et époux de Marie-Marguerite Van Paris ; bourgeois de Lille par achat du 4 janvier 1686. Il portait : *d'azur au chevron d'or accompagné en chef de deux étoiles et en pointe d'un trèfle du même.*

Macaigne (Joseph), chirurgien à Wazemmes en 1773.

Malequin (Firmin), 214. — Chirurgien de peste en 1666.

Mallet (Jacques), 61, 62, 217, 257. — Refusé aux examens, il fut cependant admis à la maîtrise par le Magistrat ; il fut chirurgien de l'hôpital Saint-Sauveur en 1713-1714.

Mangin (Pierre), 248, 249. — Né à Rombas (Meuse) en 1756 ; chirurgien employé à l'hôpital de Metz depuis 1773 jusqu'en 1780 ; aide-major à l'armée de Rochambeau en Amérique, depuis 1780 jusqu'en 1784 ; chirurgien-major du régiment ci-devant Mestre-de-Camp-général, cavalerie, du premier janvier 1784 jusqu'en 1792 ; chirurgien-major en chef de l'hôpital de Lille, du 28 janvier 1792.

MANNIEZ (Pierre-Joseph), 76, 117. — Chirurgien le 19 décembre 1740 ; maître du corps en 1758.

MARCHAND (Nicolas), 41, 42, 48, 77, 160, 161, 210, 217, 224. — Reçu maître en chirurgie le 27 avril 1768, proposé pour une chaire au Collège royal en 1775 et nommé l'année suivante, démissionnaire en 1785. Il fut chirurgien de l'hôpital Saint-Sauveur de 1780 à 1788 ; chirurgien des pauvres de 1790 à 1793 ; prévôt du corps en 1790 et 1792, demeurant alors rue des Malades.

MARCHE ou MARS (Philippe-Hubert), 72, 217. — Né à Béthune, fils de Jean et de Marie-Jeanne Rifflart, bourgeois de Lille par achat du 7 février 1710, chirurgien de l'hôpital Saint-Sauveur de 1715 à 1742, décédé le 6 février 1742 et inhumé dans la chapelle de Saint-Salvator en l'église Saint-Étienne, étant veuf de Marie-Thérèse Blondel.

MARSEILLE ou MARSEL (Jacques), 92, 119. — Chirurgien en 1674 ; maître du corps en 1698.

MARSEL (Michel-François), 74. — Chirurgien en 1716.

MARTEL (Pierre), chirurgien de 2e classe à l'hôpital de la Régénération, en 1793.

MARTIN (Robert), né à Douai, fils de Michel et de Marie Duquenne, époux de Charlotte-Françoise Van Belleghem, bourgeois par achat du 4 janvier 1692.

MATHIEU (François-Cécile), né à Douai, fils de Guillaume et de Marguerite Perret, bourgeois par achat du 5 décembre 1721.

MÉCHONT, 223. — Chirurgien en 1791.

MERCIER (Hubert-Joseph), 223. — Chirurgien à Verlinghem, 1788 à 1791.

MICHEL (Pierre-François, alias Barthélemi-François), 75. — Chirurgien en 1720 ; fils de Baudouin et de Marie-Angélique Bigot, époux d'Élisabeth-Claire Grisez, puis de Marie-Rose Fiévet, bourgeois de Lille par relief du 2 juin 1722 ; décédé à Lille Saint-Sauveur le 10 juin 1747.

MIDO (Nicolas), 119. — Maître du corps en 1705.

MIDY (Alexandre), natif d'Aire (Pas-de-Calais), a servi l'espace de deux ans à l'hôpital d'Aire, et dix-huit mois au sixième régiment de chasseurs à cheval, élève appointé le premier août 1792.

MILLAUD (Jean), né à Saint-Pierre en Nivernais, fixé à Lille en 1690 et bourgeois par achat du 16 avril 1694. Il était fils de Guilbert et de Catherine Micault, épousa Marie-Madeleine Demande, puis Marie-Agnès Bataille et mourut à Lille Saint-André le 8 janvier 1745.

MORAUD (Jean-François-Louis), chirurgien de 3e classe à l'hôpital de la Régénération en 1793.

MOREL (Charles-Antoine), 12. — Reçu à la maîtrise le 24 septembre 1706 avec dispense d'apprentissage.

MOREL (Jacques-Pierre-Louis), de Lille, reçu en juillet 1764.

RÉPONSES
DU CITOYEN NOEL,
CHIRURGIEN EN CHEF
DES ARMÉES DU NORD ET DE SAMBRE ET MEUSE
AUX TROIS SÉRIES,
DE QUESTIONS ÉPURATOIRES
PROPOSÉES
PAR LA COMMISSION DE SANTÉ.

Titre des « Réponses » de NOËL
Vignette de CORBET

Moriau (Michel), natif de Ville en Hainaut, fils de Claude et de Catherine Lefebvre, fixé à Lille vers 1686, bourgeois par achat le 8 octobre 1694.

Mortelette (Étienne-Joseph), 36. — Reçu le 10 juillet 1766, fixé à Houplines où on le trouve encore en 1788. — Il soutint, le 16 octobre 1782, à l'école de botanique de Lille, une thèse dédiée aux Grands-Baillis et intitulée : *Exercice public de botanique qui sera soutenu dans la salle de l'académie des arts, mercredi* 16 *octobre* 1782, *à deux heures et demie de l'après-midi, par le s*r *Étienne-Joseph* Mortelette, *chirurgien à Houplines sur la Lys, natif de Lille, élève de l'école de botanique établie en cette ville par MM. les Magistrats. — A Lille, de l'imprimerie de J. B. Henry, imprimeur de MM. les grands baillis des Etats.*[1]

Mortreul (Guillaume), 92. — Chirurgien en 1674.

Moutié (Constant), né à Liessies en 1770, en chirurgie depuis six ans ; a suivi le service de l'hôpital militaire de Lille pendant six mois ; élève appointé le premier novembre 1792.

Muller (Jacob-François-Ferdinand), né à Schuicher en Suisse le 30 septembre 1763, en chirurgie depuis 1782 ; a servi l'espace de huit ans au régiment ci-devant Courten-Suisse ; il a suivi le service dans plusieurs hôpitaux militaires, et a été nommé élève appointé à l'hôpital de Lille le premier juillet 1792.

Muyron (André), 17, 18, 75. — Originaire de Reims, époux de Marie Bailly, fixé à Lille dans les premières années du xviiie siècle, fut démonstrateur d'anatomie en 1705.

Muyron (Martin), 75. — Natif de Reims, fils d'André, et époux de Marie-Joseph-Louise Leleu, chirurgien en 1720 et bourgeois par achat du 6 mai 1726.

Navarre (Jean de), 59, 119. — Maître du corps en 1631.

Naveteur (François), 92, 119. — Maître du corps en 1673, 1676 et 1678.

Naveteur (Jacques), 92. — Chirurgien en 1674.

Naveteur (Pierre), 92. — Né à Saint-Amand, fils de Jean et de Marie Grandel, bourgeois de Lille par achat du 13 avril 1635.

Noël (J.), chirurgien en chef des armées du Nord et de Sambre et Meuse en 1792. Il avait précédemment les mêmes fonctions dans l'Inde. En 1793, on suspecta sa science et il dut passer devant la Commission de Santé un examen d'« épuration » ; cet examen donna lieu à la publication d'un opuscule dont nous reproduisons le frontispice finement gravé par Corbet.

Noël (Marc-Thomas-Isidore), chirurgien de 3e classe à l'hôpital de la Régénération en 1793.

Obeuf (Sylvestre-Robert), chirurgien à Ostricourt, 1773 à 1788.

1. Nous avons reproduit cette thèse dans notre *Histoire de la pharmacie à Lille*, p. 280.

Odoard (Guillaume), né à Briançon, fils de François et de Marthe Raule, époux de Catherine Le Mahieu, bourgeois de Lille par achat du 1er juillet 1633.

Parent (Baudouin), 74, 205. — Chirurgien juré de 1470 à 1473.

Patin (Paul), 92, 119. — Maître du corps en 1663.

Pélissot (François), chirurgien de 3e classe à l'hôpital de la Régénération en 1793.

Petit (Jean-Louis), 16 à 18, 25. — Médecin, démonstrateur d'anatomie pour les élèves chirurgiens en 1693.

Philippot (Maurice), 92. — Né à Lille, fils de Maurice et d'Anne Dewian, époux de Marie-Madeleine Lambert, bourgeois par achat du 4 mars 1667.

Picquet (Guillebert), 92. — Chirurgien en 1674.

Pinte (Antoine-Joseph), chirurgien à Wattignies en 1788.

Pinte (Michel), 92. — Chirurgien en 1674.

Pionnier (Antoine-Philippe), 76, 218. — Chirurgien en 1743 et 1745.

Pionnier (Charles-Albert-Joseph), 77, 159, 161. — Reçu chirurgien le 20 décembre 1764 ; prévôt en 1787.

Pionnier (Charles-Alexandre-Joseph), 48, 51, 52, 55, 82, 159, 161, 210, 245, 247, 249. — Surnuméraire le 16 décembre 1775 ; élève appointé par concours, où il a mérité un prix le 15 mai 1777 ; sous-aide-major à l'armée de Saint-Malo en 1779 ; aide-major à Lille en 1781 par commission ; devenu sous-aide à la nouvelle formation des hôpitaux en 1789 ; rentré dans la place d'aide-major en juillet 1792 ; maître-ès-arts et professeur en chirurgie en 1785 jusqu'en 1792. Il avait été agrégé au corps le 5 juillet 1783 et en fut receveur en 1788.

Pionnier (Charles-Joseph), 117 à 119, 160. — Il fut maître du corps de 1758 à 1760.

Pionnier (Noël-Alexandre), 77, 210. — Reçu chirurgien le 18 janvier 1753 ; chirurgien des pauvres de 1754 à 1774 ; sa veuve lui succéda en cette charge de 1774 à 1794.

Pionnier (Philippe), 74. — Chirurgien en 1720.

Plancq, 93 à 97, 167, 244, 247. — Chirurgien-major de l'hôpital militaire de 1754 à 1771. Les *Mémoires de l'Académie de chirurgie* contiennent plusieurs travaux de Plancq : *Observation sur un pouce de la main droite arraché. — Observation sur un coup de feu dont la balle se fixa sur l'os temporal. — Observation sur un coup de feu à la face. — Observation sur un coup de feu à travers l'os des îles. — Observation sur un coup de feu dans l'articulation du bras avec l'avant-bras. — Observation sur des coups de feu à la partie inférieure de l'avant-bras.*

Poissonnier (Eugène-Joseph), 77. — Chirurgien en 1753.

Pollet (Constantin-Joseph), 223, 225. — Reçu le 1er mars 1786, fixé à Seclin, où il exerçait en 1791.

Pollet (F.-J.), 223. — Chirurgien en 1791.

Pollet (Jean-Nicolas), chirurgien à Fretin, 1773 à 1788.

Pollet (Louis-Joseph), reçu le 13 mars 1790, fixé à Fretin.

Pollet (Louis-Joseph), 223, 225. — Chirurgien à Marcq-en-Barœul en 1791.

Pollet (Pierre-Jacques), 21, 119, 162, 167, 169, 217. — Chirurgien en chef de l'hôpital Saint-Sauveur, de 1747 à 1776 ; maître du corps en 1739 et 1753 ; doyen en 1765-1766. — Les *Mémoires de l'Académie de chirurgie de Paris* contiennent deux de ses travaux : *Observation sur une playe d'arme à feu à la partie inférieure de la cuisse, avec fracas au fémur. — Observation sur un coup de feu au haut du bras.*

Pollet (Pierre-Joseph), reçu le 31 mai 1790, fixé à Ennetières.

Pottier (Jean), 212. — Chirurgien de peste en 1572.

Pouchain (Jérôme), 92. — Chirurgien en 1674.

Pouchin (Jean-Baptiste-Bernard), fils de Jacques et de Jacqueline Testar, né à Lille, époux de Marie-Jacqueline Béhague, bourgeois de Lille par achat du 5 mai 1684.

Poulin (Laurent-Joseph), chirurgien à Leers en 1788.

Pourpointe (Michel), 207. — Chirurgien des pauvres en 1363.

Prévost (Alexandre-François), chirurgien à La Bassée, 1773 à 1788.

Prévost (Laurent-Lambert), 76, 119, 161, 166, 171, 200, 201, 203 à 205. — Reçu le 9 janvier 1749 ; maître du corps en 1753 et 1755 ; receveur en 1772-1774 ; chirurgien juré de 1764 à 1783.

Queste (Toussaint-Joseph), reçu le 11 mars 1774, se fixa à Erquinghem-sur-la-Lys, puis à Armentières où il exerçait en 1788.

Quittez (François-Joseph), 77, 160, 161, 210. — Époux de Françoise Grugeon, reçu le 5 avril 1762, prévôt en 1790, chirurgien des pauvres de 1774 à 1792.

Quittez (Jean-Baptiste-Ignace-Joseph), 45, 47, 51, 64, 65, 159, 161. — Nous l'avons cité plus haut comme transcripteur des cours d'Arnould en 1774 et 1775. Fils de François-Joseph et de Françoise Grugeon, il soutint sa thèse de chirurgie dédiée au Magistrat, le 9 février 1782 ; il fut proposé comme professeur le 22 juin 1782 et accepté le 18 août par M. de La Martinière ; il enseigna l'ostéologie. Élu prévôt le 10 mars 1789, il mourut en fonction le 20 septembre 1790, âgé de 30 ans.

Raoust (Jean-Baptiste-Joseph), 76. — Chirurgien en 1749.

Ratfel (Florent), né à Estaires, fils de Vincent et de Catherine Dubois, époux de Rose de Hénin, bourgeois par achat du 4 mars 1661.

Regnart (Gilles), 74. — Chirurgien en 1500.

Regnauld (Toussaint), 74, 119. — Maître du corps de 1632 à 1634.

Reigneaux ou mieux Raigniaux (Charles-Joseph), chirurgien de 3e classe à l'hôpital de la Régénération en 1793.

Reigniaux ou mieux Raigniaux (Charles-Joseph), 45 à 48, 51, 161. — Reçu le 15 février 1779, nommé professeur en 1782, enseigna la matière médicale ou thérapeutique chirurgicale, mais il fut révoqué, le 20 juillet 1785, pour les raisons que nous avons exposées plus haut. En 1791, il était prévôt. Nous possédons de lui :

Opuscules médico-chirurgiques et relatifs à la jurisprudence dans

Scheppers (Jean), natif de Courtrai, fils de Jean et de Marie François, bourgeois de Lille par achat du 5 décembre 1653.

Segard, 99, 247. — Chirurgien-major à la citadelle en 1789.

Segard (François), né à Cambrai en 1774, a commencé la chirurgie depuis deux ans ; a suivi le service de l'hôpital militaire de Lille l'espace de sept mois, et a été fait élève appointé le premier août 1792.

Sohier (Jean-Ernest), fils de Jean-François et d'Anne Desplanque, né à Lens, bourgeois par achat du 1er décembre 1724.

Solier (Allard), 213. — Chirurgien de peste en 1576.

Spelder (Adrien), 92. — Natif de Gand, fils de Joachim et d'Adrienne Cornélis alias Catalder, époux de François Bigo, fille d'Ambroise et de Péronne Lapostre, acheta la bourgeoisie de Lille le 3 juillet 1665.

Stalebonne (Gilles), 92. — Chirurgien en 1674.

Talboom (Gilles), 119. — Maître du corps en 1663. — Ne serait-ce pas le même que Gilles Stalebonne ?

Tangre (Matthieu), 74, 205. — Chirurgien juré en 1461.

Taranger (Joseph-Denis), chirurgien-major de la citadelle en 1780.

Théry (Ignace), 13, 75, 119, 167, 210, 218. — Natif d'Armentières, fils de Jacques et de Marie-Michelle Lepippre, époux d'Henriette-Joseph Descamps, puis de Marie-Thérèse Mennez ; bourgeois de Lille par achat du 7 janvier 1724. Reçu chirurgien en 1724, chirurgien de l'hôpital Comtesse de 1734 à 1765, maître du corps en 1746, chirurgien juré avant 1745, chirurgien des pauvres en 1754, décédé le 12 août 1765, âgé de 71 ans, et inhumé à Saint-Étienne dans la chapelle de l'Ange gardien. — Il a publié dans les Mémoires de l'Académie de Chirurgie de Paris : *Observation sur une playe d'arme à feu avec fracas dans l'articulation du coude.* — *Observation sur une amputation à la suite de la gangrène.*

Thiébault (Jehan), 74, 205. — Chirurgien juré en 1461.

Tilman (Mathias-Joseph), 39, 48, 53, 77, 159 à 161, 200, 201, 205, 210, 217, 222 à 224, 280. — Né à Lisbonne en 1740, reçu chirurgien le 1er mai 1770, épousa le 10 juillet suivant Marie-Madeleine-Thérèse Vandergracht, bourgeois par achat le 5 avril 1771. Il fut nommé professeur adjoint en 1773, chirurgien de l'hôpital général en 1776, chirurgien des pauvres de la Châtellenie en 1782, chirurgien juré en 1784, prévôt en 1788 et 1790. Il mourut à Lille le 30 septembre 1829, dans sa 90e année. — D'après son ex-libris que nous reproduisons, il portait : *de gueules au chevron d'argent, accompagné de trois croissants du même.*

Tilman (N.), 217. — Chirurgien de l'hôpital Comtesse de 1647 à 1649.

Tison (Pierre-Joseph), 52, 249. — Né à Fenain en janvier 1759, étudiant surnuméraire le 15 décembre 1778, élève appointé le 6 mars 1782, servit deux ans à l'hôpital de Douai, sous-aide-major le 5 octobre 1785 à l'hôpital militaire de Lille, reçu chirurgien le 30 mars 1789, professeur d'anatomie en 1797.

Trinel (Ghislain-Joseph), chirurgien à Fromelles, 1773 à 1788.

Vacher (Charles), 249. — Né à Besançon, en 1729, fils de chirurgien-major ; élève en chirurgie depuis 1753 ; licencié en médecine de l'université de Besançon ; a fait les campagnes de Hanovre en qualité de chirurgien-aide-major ; dans les deux dernières années de campagne il a été demandé par le ci-devant prince Xavier, en qualité de chirurgien-major de la division de son armée ; chirurgien-major de l'hôpital militaire de Besançon en 1760 ; supprimé en 1789, et envoyé à l'hôpital de Lille en qualité de second chirurgien-major.

Vanbelghem (Pierre-Louis), reçu le 17 juillet 1788, fixé à Bousbecque.

Van Cotem (Godefroid), 92. — Chirurgien en 1674.

Vandame (Jean-Baptiste). — Chirurgien en 1678.

Vandekeere (Guillaume-Constantin), 77, 163, 210, 220. — Reçu le 10 août 1765 ; chirurgien de l'hôpital Saint-Joseph en 1766, chirurgien des pauvres de 1774 à 1781 ; sa veuve lui succéda de 1781 à 1789.

Vandenberg (Ignace-Joseph), chirurgien à Comines en 1773.

Vandendriesse (Eustache), 76. — Chirurgien en 1746.

Vandendriesse (Philippe-François), 129. — Natif de Saint-Omer, fils de François et de Jeanne Sétin, époux d'Angélique Lion, bourgeois de Lille par achat du 7 août 1722. Il était le père d'Eustache cité ci-dessus.

Vandergracht (Augustin-François), 13, 76, 118, 119, 159, 162, 163, 167, 210, 218, 220, 223, 224, 261, 279 à 282, 285. — La requête suivante nous indique son *curriculum vitæ* :

A Messieurs, Messieurs les Mayeur et Eschevins
de la ville de Lille,

Suplie très humblement Augustin-François *Vandergracht*, natif de la ville de Gand, âgé de vingt-six ans, disant que depuis son bas âge il se seroit sans distraction toujours attaché pour parvenir à la maistrise de chirurgie ayant premièrement fait son apprentissage en ladite ville de Gand, 2° passé vingt-cinq mois sous le sieur Dupont chirurgien-juré au raport de la ville et cité de Tournay et Tournesis, 3° trois ans trois mois comme premier garçon chez le sieur *Théry* chirurgien-juré en cette ville, de l'hôpital Comtesse, celuy de Ganthois, du bailliage et des pauvres de la paroisse de Saint-Estienne comme il paroit des témoignages du sieur Dupont et *Théry*, du sieur Boucher, médecin associé à l'Académie royale de chirurgie de Paris, pensionnaire de cette ville, et de madame Comtesse et du sieur Imbert maître dudit hopital, 4° l'espace de trois ans comme chirurgien dans l'hôpital royal de la ville de Rocroy selon les certificats du sieur Delafosse premier chirurgien de la reine, inspecteur des hôpitaux militaires, du sieur Gavand commissaire provincial des guerres de la frontière de Champagne et des maire, eschevins et sindic dudit Rocroy et finalement pendant huit mois dans les hôpitaux militaires de cette ville sous le sieur *Planque* chirurgien-major desdits hôpitaux où il s'est partout acquitté.

Vu la présente requête et les pièces y énoncées, nous doyen et maistres du corps de la chirurgie consentons, sans tirer à conséquence, que le supliant soit admis audit corps en subissant les examens ordinaires. Fait à Lille le quatorze de décembre 1744. Signé : D. Dambre.

Vu l'avis nous avons admis le supliant à la franchise des chirurgiens de cette ville en subissant préalablement les examens et en payant les frais ordinaires. Fait en Conclave le 11 février 1745. Signé : H. F. Le Roy.

Vandergracht subit ses examens et fut reçu le 4 mars 1745. Il fut maître de corps en 1760, prévôt en 1766, doyen de 1782 à 1792, chirurgien des pauvres de 1754 à 1782, chirurgien de l'hôpital Saint-Joseph en 1758, chirurgien des pauvres de la Châtellenie en 1790. Il fit de la lithotomie sa spécialité (voir le chapitre XV). Les Mémoires de l'Académie de chirurgie de Paris contiennent deux travaux de Vandergracht : *Observation sur une playe d'arme à feu dans le genou.* — *Plusieurs observations sur l'amputation à la suite des playes d'armes à feu.*

Vanderhaege (Léonard), 92, 119. — Maître du corps en 1662.

Vanderhaghen (Alexandre-Louis-Joseph), 51 à 53, 55, 56, 65. — Reçu le 18 mars 1787, proposé comme professeur en 1793, puis nommé en 1797, il enseigna la matière médico-chirurgicale.

Vandevivre ou Vanvivre (Charles), 72, 92. — Natif de Courtrai, fils de Pierre et de Catherine Dhonte, époux de Catherine Deleruyelle, bourgeois par achat du 4 février 1661.

Vandrieste, 117, 119. — Maître du corps en 1758.

Vanhove (Allard), 15, 92, 119. — Maître du corps en 1864. — Né à Lille, le 6 octobre 1610, fils de Jean et de Catherine Destevele, bourgeois par relief du 8 janvier 1637, ayant épousé, le 18 novembre 1636, Marie Deligny, fille de Michel et de Marie Cuvelier.

Vanhove (Allard), dit le jeune, 75, 92, 119. — Maître du corps en 1678. — Né à Lille le 11 octobre 1645, fils d'Allard et de Marie Deligny, bourgeois par relief du 15 décembre 1671, épousa Jacqueline Petit, puis Marie-Marguerite Doudelet. Il mourut avant 1712.

Vanhove (Allard-François-Félicien), né à Lille le 2 février 1685, fils d'Allard et de Marie-Marguerite Doudelet, bourgeois par relief du 9 juillet 1714, décédé le 2 octobre 1751, ayant été marié à Catherine-Thérèse Arteman, puis à Marie-Madeleine Vanstivordt, fille de Maximilien, et enfin à Reine-Isabelle Derache.

Vanhove (Ambroise), 92. — Chirurgien en 1674. — Né à Lille le 5 décembre 1641, fils d'Allard et de Marie Deligny, bourgeois par relief du 27 mars 1670, décédé avant 1699, ayant épousé Marie-Brigitte Felman, fille de Nicolas et d'Antoinette Delecambre.

Vanhove (François), né à Lille le 18 juin 1606, fils de Jean et de Catherine Destevele, bourgeois de Lille par relief du 14 février 1632, épousa à Lille, le 31 mai 1631, Marie Pottier, fille de Charles.

Vanhove (François-Allard), né à Lille le 10 juillet 1714, fils d'Allard-François-Félicien et de Catherine-Thérèse Arteman, bourgeois par relief du 10 octobre 1741, décédé le 19 décembre 1776, avait épousé Marie-Catherine-Joseph Vossart, fille de Jean-Baptiste et de Marie-Françoise Lengrand.

Vanhove (Jean), né à Lille le 31 octobre 1583, fils de Pasquier et de Jeanne Despretz, sa seconde femme, bourgeois de Lille par achat du 5 mars 1604, mort avant 1632, époux de Catherine Destevele.

Vanhove (Louis), né à Lille le 4 mai 1608, fils de Jean et de Catherine Destevele, bourgeois par relief du 17 septembre 1639, décédé le 1er juillet 1686, ayant épousé Michelle Genuart, fille de Jacques.

Vanhove (Pierre-Joseph), né à Lille le 23 septembre 1722, fils d'Allard-François-Félicien et de Catherine-Thérèse Arteman, chirurgien au service du Roi en Amérique, où il mourut avant 1776, ayant épousé Catherine-Thérèse Pontus, fille de Nicolas, sergent de la Prévôté de Lille.

Vanhove (Vincent-Joseph), né le 27 janvier 1727, décédé à l'hospice de la Charité générale le 7 germinal an II, était fils d'Allard-François-Félicien et de Catherine-Thérèse Arteman. Il avait épousé Augustine-Joseph Cuignet.

La famille Vanhove portait : *d'azur à une étoile à cinq rais d'or, accompagnée de 3 croissants d'argent, l'écu semé de douze billettes du même, une en chef, une en pointe et cinq à chaque flanc*, 2, 1 *et* 2. [1]

Van Stienworde (A.), 214. — Chirurgien de peste, mort victime de son dévouement en 1635.

Van Stivordt (Josse), 276, 277. — Lithotomiste en 1682, fils de Marc.

Van Stivordt (Josse-Bonaventure), 119, 169, 171, 277, 279. — Maître du corps en 1746, lithotomiste, mort en 1761.

Van Stivordt (Marc), 276. — Lithotomiste, père de Josse.

Van Stivordt (Philippe), 15, 115, 119, 162. — Maître du corps en 1645 et 1664 ; doyen en 1676-1677. Il était fils de Pierre et de Madeleine Delefortrie ; sa veuve, Françoise Cousin, releva la bourgeoisie de Lille le 11 septembre 1681.

Van Wesbus (Jacques), 92. — Maître du corps en 1676-1677.

Van Wesbus (Maximilien-Joseph), fils de Jacques et d'Antoinette Gourdin, époux de Jeanne-Marguerite Le Sieur, releva la bourgeoisie le 2 décembre 1715.

Verbecq, 106. — Mort avant 1720 ; sa veuve lui succéda.

Verrin (Pierre-Joseph), chirurgien à Tourcoing en 1788.

Vincent (Claude-Joseph), 75, 169, 171, 199, 200, 205. — Chirurgien en 1731 ; chirurgien juré de 1739 à 1762.

---

1. Voir : P. Denis du Péage, *Recueil de généalogies lilloises*, t. II, p. 680. (*Mémoires de la Société d'études*, t. XIII.)

Vincent (Jacques), 21, 130. — Chirurgien en 1720, mort avant 1763 ; sa veuve lui succéda.

Vincent (Jacques-François-Nicolas), 76, 119, 169, 171, 210. — Chirurgien en 1743 ; chirurgien des pauvres en 1754 ; maître du corps en 1753 et 1755.

Viseur (François), reçu chirurgien le 19 septembre 1763, exerçait à Wasquehal de 1773 à 1788.

Viseur (François-Joseph), reçu chirurgien le 20 août 1770, exerçait à Wasquehal aux mêmes dates.

Vrau (Jean-François-Joseph), 48, 65, 272. — Reçu chirurgien le 31 juillet 1783, ayant dédié sa thèse au Magistrat ; il fut proposé comme professeur en 1785. Il était le neveu de Jean-François Vrau, dont nous avons rapporté plus haut le retentissant procès.

Warchel (Pierre), 74. — Chirurgien en 1551.

Warocquier (Arnould-François-Joseph), 14, 27 à 30, 38 à 40, 42, 45, 47, 51, 52, 77, 117, 119, 159, 163, 167, 169, 171, 224, 253, 257. — Né à Orchies, reçu chirurgien le 14 août 1752, avec dispense de l'apprentissage, maître du corps en 1758, nommé professeur d'obstétrique en 1760, passé au même titre à l'école royale en 1773, associé de l'académie de chirurgie de Paris, exerçait encore en 1791.

Warocquier (François-Joseph), 48, 51, 64, 159. — Fils d'Arnould-François-Joseph, reçu le 8 février 1782, adjoint à son père en 1785, professeur de matière médico-chirurgicale en 1787.

Warocquier (Philippe-Joseph), chirurgien à Tourcoing en 1773, à Comines en 1788.

Waton (Denis-Pierre-Marie), chirurgien de 1re classe de l'hôpital de la Régénération en 1793.

Wavrin (Auguste-Joseph), chirurgien de 3e classe au même hôpital en 1793.

Wavrin (Charles-Joseph-Désiré), chirurgien de 3e classe au même hôpital en 1793.

Wediez (Jean-Baptiste), né à Lille, fille de Gabriel et d'Élisabeth Vanstivordt, époux de Jacqueline Olivier, bourgeois par achat du 6 juillet 1696.

Willems (Jacques), 92. — Chirurgien en 1674.

TABLE DES NOMS DE PERSONNES

TABLE DES NOMS DE LIEUX

TABLE DES MATIÈRES

TROISIÈME PARTIE

Les Fonctions spéciales.

QUATRIÈME PARTIE

L'exercice illégal. — Les spécialités.

APPENDICE

TABLE DES GRAVURES

L'impression de ce second volume de « l'Histoire de la Chirurgie à Lille » *a été commencée le 20 août et achevée le 15 décembre 1912, par la maison H. Morel, de Lille.*

Cet ouvrage ne sera point mis dans le commerce ; il est réservé aux membres titulaires de la Société d'études *et aux hommages de l'Auteur.*

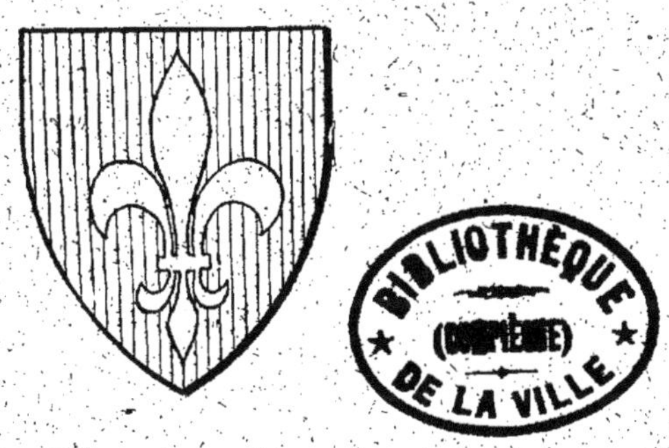

TIRÉ A TROIS CENTS EXEMPLAIRES NUMÉROTÉS

N° 176

Exemplaire de la Société historique de Compiègne

Le Président
de la *Société d'études,*

Th. Leuridan

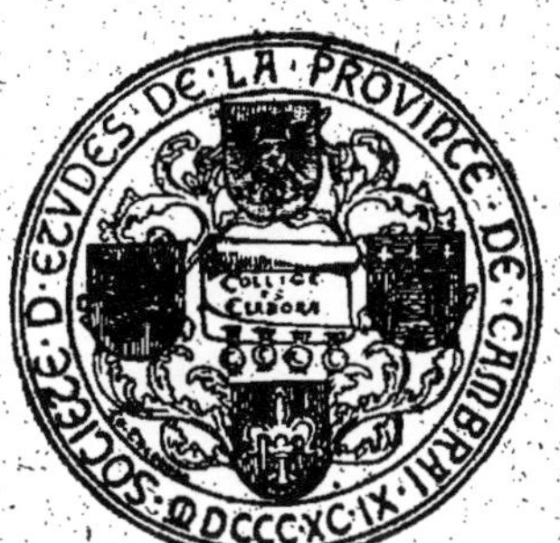

HOMMAGE DE L'AUTEUR.

www.ingramcontent.com/pod-product-compliance
Ingram Content Group UK Ltd.
Pitfield, Milton Keynes, MK11 3LW, UK
UKHW020321200726
13857UKWH00001B/255

9 782012 887534